약초로 내 몸의 병을 극복한 사람들
천기누설 7

박수경
KBS〈아침마당〉,〈TV유치원하나둘셋〉,〈후토스〉, EBS〈딩동댕 유치원〉, JTBC〈행복카페〉집필
현재—MBN〈천기누설〉,〈엄지의 제왕〉,〈나는 자연인이다〉, EBS〈모여라 딩동댕〉,〈보니하니〉,
애니메이션〈발루뽀〉작가

약초로 내 몸의 병을 극복한 사람들
천기누설 7

초판 1쇄 인쇄　2014년　7월　10일
초판 1쇄 발행　2014년　7월　15일

지은이　　　MBN〈천기누설〉제작팀
감수　　　　서재걸 김달래 이광연
정리　　　　박수경 전연주
발행인　　　곽철식
발행처　　　다온북스

출판등록　　2011년 8월 18일 제110-92-16385호
주소　　　　서울시 은평구 갈현동 327-132 301호
전화　　　　070-7516-2069　　　팩스　　02-332-7741

종이　　　　상산 페이퍼
인쇄와 제본　(주)M프린트

ISBN 979-11-953651-7-3　13510

* 이 책은 저작권법에 따라 보호를 받는 저작물이므로 무단전재와 복제를 금하며,
　이 책 내용의 전부 또는 일부를 사용하려면 반드시 저작권자와 다온북스의 서면 동의를 받아야 합니다.

* 잘못되거나 파손된 책은 구입하신 서점에서 교환해 드립니다.

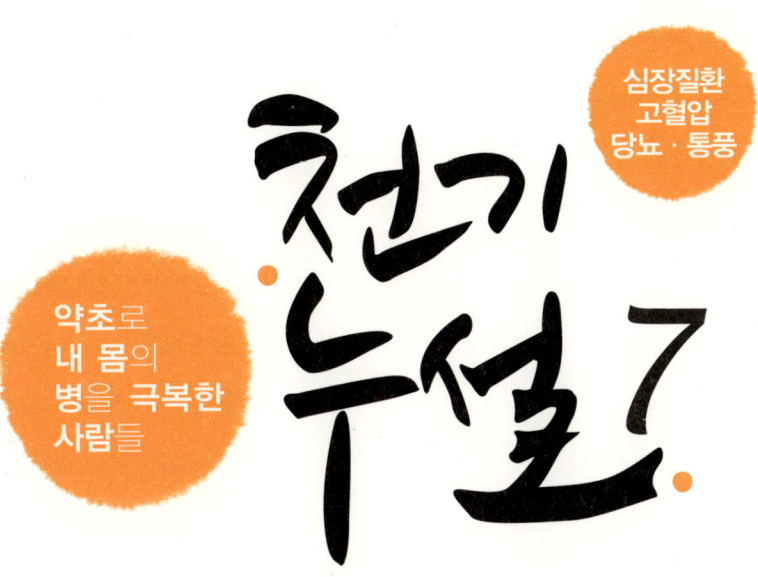

약초로
내 몸의
병을 극복한
사람들

심장질환
고혈압
당뇨·통풍

MBN 〈천기누설〉제작팀 지음 | 서재걸·김달래·이광연 감수

다온북스

약초로 내 몸의 병을 극복한 사람들

추천의 글

자연에
답이 있었다

어떤 집안에 경사스러운 일이 일어났습니다. 옆집에 떡을 만들어 전해주면서 같이 기뻐하고 축하 받는 게 인지상정입니다. 만약 이 기쁜 소식을 옆집에 안 알리고 혼자 기뻐한다면 그 기쁨이 정말 오래 갈 수 있을까요? 또 옆집에서 무슨 수로 알아서 축하해 줄 수 있겠습니까? 우리 몸속도 살아있는 생명체(세포)가 60조개나 존재합니다. 이 세포들끼리도 기쁜 소식이나 위험한 정보를 교환해야 세포들의 주인인 우리 몸도 건강할 수 있습니다.

그래서 필요한 게 자연에 존재하는 다양한 생리활성물질과 면역물질들입니다. 사람들이 자연을 멀리 하면서 경험하지 못한 일들을 식물들이 대신 자연과 접해 겪으면서 얻은 수많은 정보를 식물 자신의 몸속에 담아 동물이나 사람들을 통해 전달하고 더불어 살 수 있는 기회를 제공하는 것입니다. 또 사람들에게 부족한 면역성을 채워 줄 수 있습니다. 하지만 사람들은 자연의 파괴로 얻은 여러 원인모를 병들을 치료하지 못하고 화학약품에 의존하고 있는게 현실입니다.

좀 더 잘 찾아보면 자연에 답이 있습니다.
다만 사람에게 독이 되지 않게 약용이 되는 식물들을 얻을 수 있다면 많은 도움이 될 것입니다. 암을 포함한 많은 질병들은 결국 면역과 관련된 질환입니다. 따라서 면역기능을 항상 유지하고 있는 것이 질병 예방과 치료의 핵심이라 할 수 있습니다. 현대인들은 오래 살고 건강하게 살고 싶어 합니다. 아프지 않고 하고 싶은 일을 하고 살 수 있다면 가장 행복한 삶이 될 것입니다. 그러길 바란다면, 자, 이제 이 책〈천기누설〉에 집중을 해보는 게 좋겠습니다. 내 건강을 지켜주고 내 생각을 전달해줄 자연의 이야기가 시작되기 때문입니다. 바깥세상이 무섭다고 집에만 있으라고 강조하는 전문가들보다 바깥세상에서 살아가는 법을 알려주는 전문가가 더 필요한 세상이 되었으면 좋겠습니다. 이제 건강은 의학 전문가의 것이 아니라 나 자신의 선택과 결정에 달려 있기 때문입니다. 〈천기누설〉도 비밀이 저 멀리 하늘에 있는 것이 아니라 알고 보면 우리 가까이에 있다는 사실을 알려주는 의미 있는 책입니다.

2013년 10월 포모나자연의원 대표원장 서재걸박사

추천의 글

건강은 건강할 때
챙겨야 한다

우리나라 사람들의 평균수명은 2013년을 기준으로 이미 81세를 넘어섰고, 생명보험회사에서는 머지않아 90세에 근접할 것으로 예측하고 있습니다. 오래 사는 것은 모든 사람의 염원이긴 하지만 건강하지 않으면서 오래 사는 것은 축복이 아니라 재앙일 수 있다는 점에서 건강에 대한 관심은 어느 때보다 더 높아지고 있습니다.

　우리의 신체는 성장기를 지나 청년기가 되었을 때 가장 건강하고, 장년기가 되면 자꾸 어느 한부분에서 탈이 나기 시작하게 되며, 노년기가 되면 갑자기 동시다발적으로 몸과 마음에 이상이 나타나게 됩니다. 부모로부터 물려받은 건강은 청년기가 지날 때까지는 영향을 미치지만 장년기 이후의 건강은 스스로의 관리와 관심 여부에 따라 확연하게 달라집니다. '골골하던 사람이 80까지 살더라'라는 옛말이 있습니다. 몸이 약한 사람은 항상 자신의 건강을 생각하고 생활하고 결국 건강을 찾게 됩니다. 하지만 평소 건강을 자신하던 사람들은 몸을 함부로 굴리게 됩니다. 그래서 젊었을 때는 잠을 줄여가면서까지 공부하고, 사회생활을 하면서는 몸에 무리를 주면서까지 사업에 몰두하게 됩니다. 또 몸에 이상이 나타나도 대수롭지 않게 여기고 무시하다가 생각지도 않던 일을 겪게 됩니다.

　건강은 건강할 때 챙겨야 합니다. 또한 건강이 이상이 있다고 판단되면 그 때부터 최선을 다해 진료을 받고 스스로도 공부해야 합니다. 아무리 뛰어난 의사도 그 환자의 몸상태에 대해서까지 시시콜콜 파악하지는 못합니다. 전문의들은 그들이 전공한 질병에 대해서는 매일 연구하고 고민하지만 환자의 몸상태에 대해서는 그렇게까지 관심을 기울이지 않습니다.

손자병법에서 손무는 말합니다. "지피기기하면 백전불퇴한다"라고. 이것을 건강과 연관지어보면 결국 자기 자신을 안다는 것은 자신의 몸상태에 대해서 파악하는 것이고, 상대방을 안다는 것은 뛰어난 전문의를 만나 질병에 대해 대처하면 결국 이길 수 있다는 의미로 해석할 수 있습니다. 현재 우리가 살고 있는 사회는 지식정보화 시대입니다. 산업사회 때는 누가 최고의 전문의인지, 또 뭐가 몸에 좋은 것인지를 알 수가 없었습니다. 그래서 인맥을 동원하고 여러 의사를 직접 찾아다녀야 하는 수고를 마다하지 않았습니다. 하지만 정보화 시대가 되면서 건강에 대한 정보는 방송과 인터넷을 통해 매일 쏟아져 나오고 있습니다. 이들 정보 가운데 상당수는 괜찮은 것들이지만 또 상당수는 엉터리 정보이기도 합니다. 이를 제대로 검증하고 자신의 체질과 몸 상태에 맞게 활용하기 위해서는 전문가의 진찰이나 조언이 필수적입니다.

이번에 다온북스에서 펴낸 〈천기누설〉이라는 책은 MBN에서 방송되었던 건강과 관련된 내용 중에서 전문가의 조언과 환자들의 체험을 통해 어느 정도 검증된 것들만 모아서 책으로 엮었습니다. 더구나 이 책에서는 요즘 사람들의 폭발적인 관심을 받고 있는 암에 대한 사례가 많이 실려 있습니다. 따라서 이 책에서 사례로 든 내용 가운데 자신에게 해당되는 약재나 음식재료가 있다고 판단되면 다시 한 번 전문가와 상의한 다음에 자신이나 가족에게 적용해보시면 좋을 듯 합니다. 아무쪼록 이 책을 통해 많은 사람들이 좀 더 쉽게 건강을 회복하게 되기를 진심으로 기원합니다.

2013년 10월　경희대학교 한의대교수　김달래박사

추천의 글

이 책만 있으면 어렵지 않게
건강을 위한 음식과 약차를 만들 수 있어

MBN의 〈천기누설〉은 미스터리한 현상에 대해 다양한 방향에서의 해석과 새로운 접근방식으로 널리 알려져 있는 프로그램입니다. 몇몇 인연으로 〈천기누설〉 팀에서 간혹 저에게 의학적 검증을 위해서 인터뷰를 요청하는 경우가 있었습니다. 환자를 진료하던 중 〈천기누설〉 팀에서 인터뷰 요청 전화가 오면 깜짝깜짝 놀라고 걱정이 앞서는 경우가 많습니다. '이번엔 어떤 주제로, 어떤 질문으로 나를 괴롭히려고 그러나?' 하는 생각이 들기 때문입니다. 천기누설 팀의 질문은 다른 방송 프로그램과 달리 다양하고 자료준비도 많이 해야하고 생각을 많이 해야만하는 심도깊은 질문이 많기 때문입니다. 〈천기누설〉의 인터뷰에 임하기 위해서는 저도 잊고 있었던 자료들을 찾고, 치열하게 검증하는 수밖에 없었습니다. 그러던 오늘 연락이 온 것은 기쁜 일이었습니다. 드디어 〈천기누설〉의 방송 내용을 모아서 책으로 엮었으며, 미천하지만 저의 추천사를 부탁하는 연락이었습니다. 그동안의 〈천기누설〉 방송을 보면서 좋은 내용들을 일목요연하게 정리하여 책으로 내었으면 더욱 좋겠다는 생각이 실현된 것입니다. 기대하는 마음으로 원고를 읽다 보니 어느새 처음부터 끝까지 탐독하게 되었습니다.

암과 같은 여러 불치병으로 고통받고 있는 환자분들은 명확한 치료방법이 없기 때문에 다양한 민간요법과 식이요법을 찾게 되는 경우가 많습니다. 간혹 좋은 결과가 나오는 경우도 있지만, 때에 따라서는 자신의 체질과 질병 상황에 맞지 않는 경우에는 오히려 독이 되는 경우도 있습니다.

이 책에서는 우리 주변의 다양한 식재료들이 건강의 어떤 면에 도움이 되고, 그 이유를 과학적으로 분석하며, 동시에 많은 전문가들의 인터뷰 내용을 첨부하여 도움이 되는 부분과 주의해야 할 부분을 명확히 언급하고 있습니다. 또한, 식재료를 요리하거나 차로 만드는 방법을 사진과 함께 자세히 설명하여, 어떤 사람이라도 이 책만 있으면 어렵지 않게 건강을 위한 음식과 약차를 실생활에서 바로 만들 수 있도록 세세히 신경쓴 점이 눈에 띄었습니다. 이처럼 다양한 내용을 심도있게 정리하고 명료하면서도 이해하기 쉽도록 간결히 설명하는 옥고(玉稿)를 발간하심에 다시한번 축하드립니다.

동의보감(東醫寶鑑) 내경편(內景篇)의 신형(身形)에 보면 學道無早晚이란 말이 있습니다. 이 말은 "도(道 - 도리, 올바른 길, 양생법)를 배우는데는 빠르고 늦은 것이 없다"는 뜻입니다. 건강을 지키고 질병을 치료하는데는 빠르고 늦은 것이 없습니다. 바로 지금부터 시작하면 되는 것입니다. 이 책을 읽으시는 모든 분들께서 이 책과 함께 항상 건강하시고 행복하시길 바랍니다.

2013년 10월 이광연한의원 원장 이광연 박사

추천의 글 서재걸 대한자연치료의학회 회장 김달래 경희대학교 한의대 교수 이광연 한의학 박사

Chapter 01
: 심근경색

은행 발효액 14   연잎과 연 수액 26

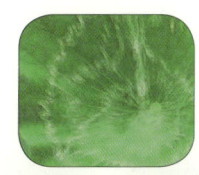

Chapter 02
: 심장협심증

칠보석 42   건해삼 52

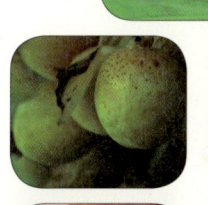
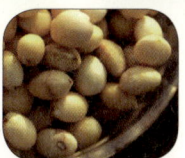
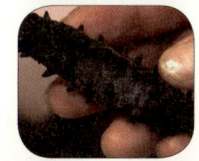
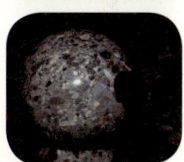

Chapter 03
: 혈소판 감소증

산사열매 I 62

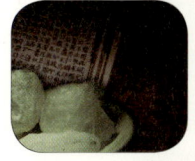
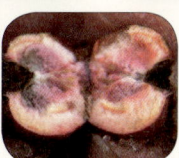
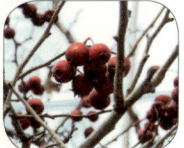

Chapter 04
: 승모판막 폐쇄 부전증

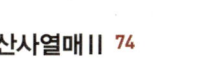

산사열매 II 74

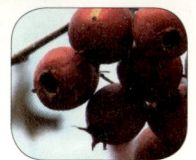
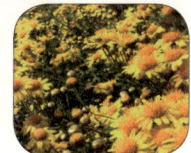

Chapter 05
: 고혈압

양파물 82   귀리 94
대추 106   감국 118
조릿대 128   천문동 138
꿀 발효액 152
그라비올라 164
오곡식초 176
얼숨법 요가 190

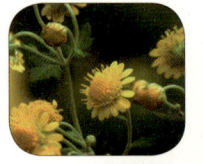
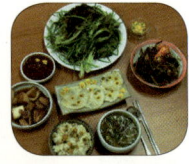
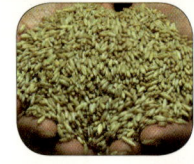
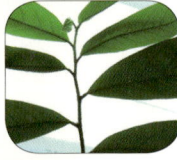
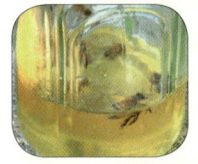
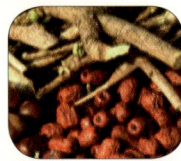

Chapter 06
: 당뇨

여주 200   홍주 210
가바쌀 220   야생초김치 232
히카마 244   토사자 256
아마란스 씨앗 268
황칠 280

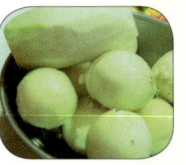
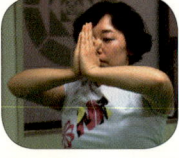
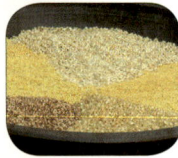
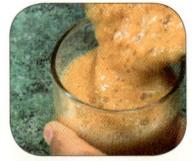
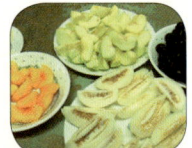
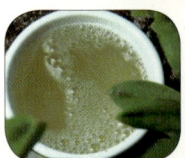
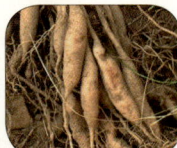
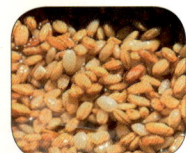

Chapter 07
: 통풍

약쑥 290   개다래 298
어성초 잎 316

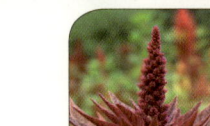
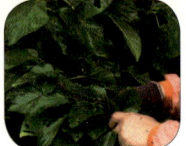

Chapter 01
심근경색

은행 발효액

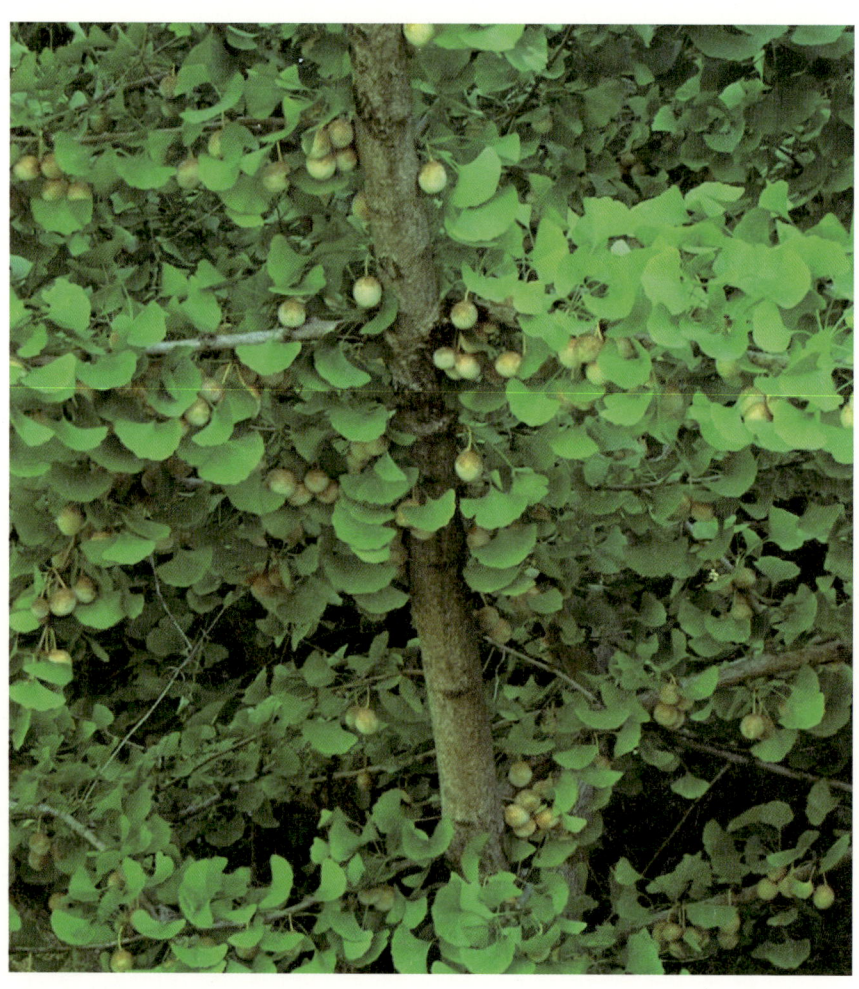

은행 발효액

은행으로
새 삶을 찾다

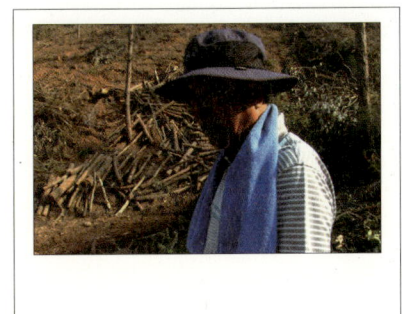

충남 예산군 벌목 현장. 이곳에서 견과류로 건강을 지켰다는 주인공을 만날 수 있었다. 65세 전범수 씨! 지금은 왕성한 힘을 자랑하지만 불과 몇 년 전만 해도 일을 포기할 정도로 몸이 안 좋았다고 한다. 병세가 너무나 심각해서 대부분의 사람들이 그가 다시 일어나지 못할 거라 생각했다고 한다.

"여러 병을 가지고 있었어요. 제대로 걷지도 못하고 꼬부라져서 다니고 밥도 먹으려면 기어 올라갔는데, 다들 죽는다고 했죠."

"이것이 치료한 진료증입니다. 여기에 병명이 5~6가지가 쭉 나와 있습니다."

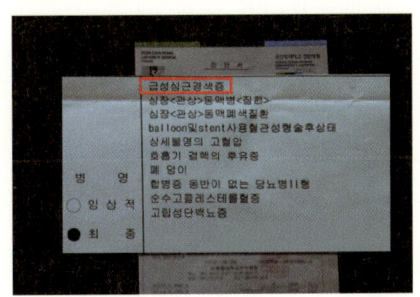

| 진단서

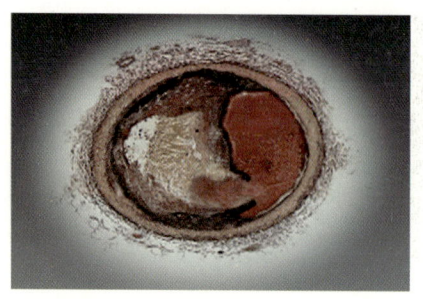
| 혈관에 혈전이 쌓이는 모습

폐결핵 후유증도 심각했지만, 당뇨와 고혈압 등의 성인병 때문에 급성 심근경색으로 생사의 갈림길에 서 있었다고 한다.

"심근경색 환자의 경우에는 응급실에 제 시간에 도착해서 치료를 받지 못할 경우 사망률이 높고 적절한 치료를 받고 퇴원할 시에도 심부전이나 부정맥으로 고생할 가능성이 많습니다."

이용구 심장내과 전문의

심장은 크게 3개의 관상동맥에 의해 산소와 영양분을 공급 받는다. 이 중 어느 하나라도 혈전으로 인해 급성으로 막히게 되면 심장으로 가야 하는 산소와 영양이 급격하게 줄어들고, 그로 인해 심장이 죽는 상황을 '급성 심근경색'이라고 한다.

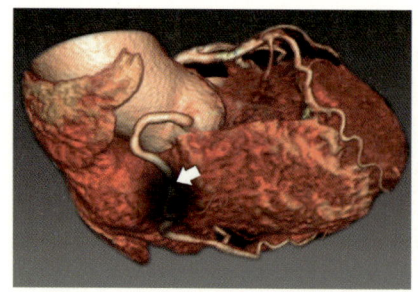 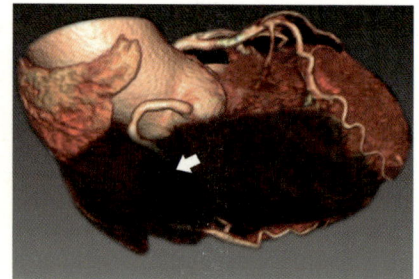
| 심장에 혈관 좁아지고(좌) 괴사하는(우) 심장

"내가 2011년 12월 3일에 산에서 일을 하고 내려오는데 몸이 안 좋았어요. 팔이 저리고, 가슴이 답답하고. 그 다음엔 토해요. 그리고 결국엔 팔다리가 마비 되더니 온몸이 다 마비가 되더라고요. 제가 그 상태로 병원에 갔어요. 1시간만 늦었어도 지금 이 세상에 없는 사람이죠."

다행히 발견이 빨라 혈관 수술을 무사히 마쳤지만 그로 인한 후유증은 엄청났다. 몸무게가 30킬로그램대로 떨어지면서 몸에 기력이 없어 지팡이가 없으면 걷는 것조차 힘에 부쳤다.

수술 후, 수족처럼 지니고 다녔다는 지팡이. 하지만 지금은 내팽개쳐져 있다.

"이걸 내던지고 이제 운동도 하는데, 환자가 이런 운동 합니까? 못 합니다. 누가 보면 저를 환자로 보겠습니까? 건강합니다."

심각한 후유증으로 기어 다녀야 했다는 전범수 씨. 그런데 집에 돌아와

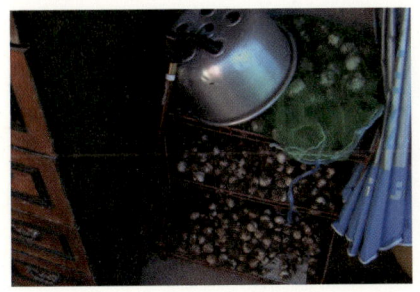
| 구석에 있는 지팡이

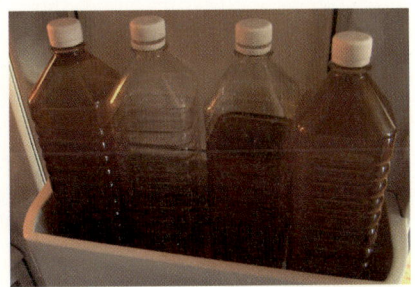
| 냉장고에 가득한 은행 발효액

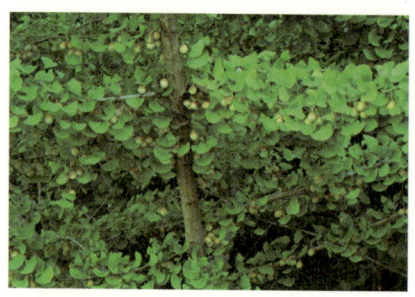
| 은행나무

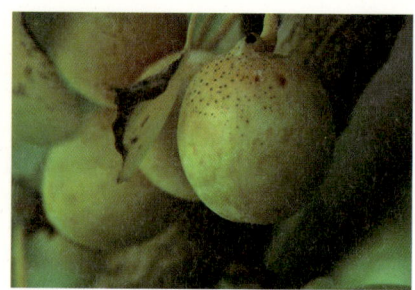
| 은행

3개월 만에 자리를 털고 일어나, 그 힘들다는 벌목 일을 다시 시작했다고 한다. 과연 그를 일으켜 세운 비법은 무엇일까?

"이거 나 혼자 먹는 비법이야. 산삼보다 더 좋아. 이거 아니면 죽었어. 의학이 다 좋다고 해도 다 필요 없어. 이게 최고야, 최고!"

일터뿐 아니라 그의 집에 있는 냉장고를 가득 채운 물!

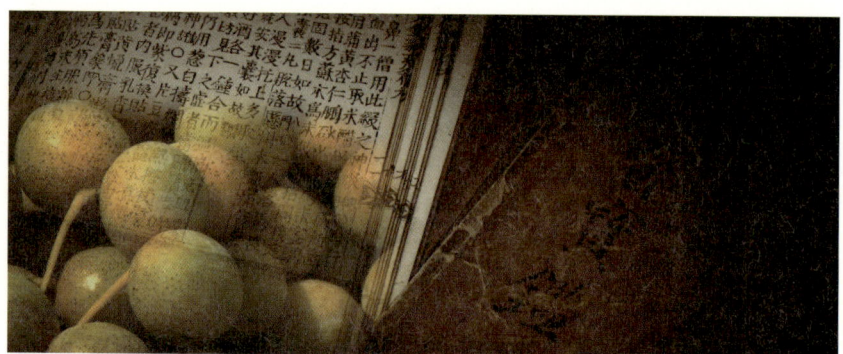
| 〈동의보감〉에 기록된 은행의 효능

매일 곁에 두고서 수시로 마시고 있었는데, 과연 이 물의 정체는?
"이게 내 몸을 살린 발효액, 은행 발효액입니다."

살아있는 화석이라 할 만큼 중생대 쥐라기 이후부터 현재까지 생존하여 가장 오래된 식물의 하나인 은행나무. 은행이라는 이름은 은빛이 나는 살구씨 모양의 열매라는 의미인데 〈동의보감〉에서는 은행을 백과라 하여 성질이 차고 맛은 달며, 폐의 탁한 기를 맑게 해 숨이 찬 것과 기침을 멎게 한다고 기록돼 있다.

죽음의 고통을 은행으로 이겨낸 후, 가을이면 노랗게 익은 은행을 따는 것이 그의 중요한 일과 중 하나가 됐다. 그만큼 은행 사랑에 푹 빠져 있었는데. 그리고 그는 먹는 방법도 남달랐다.

"이게 딱 하면 알맹이가 들어 있거든. 이게 진짜야. 이거 고소하네."

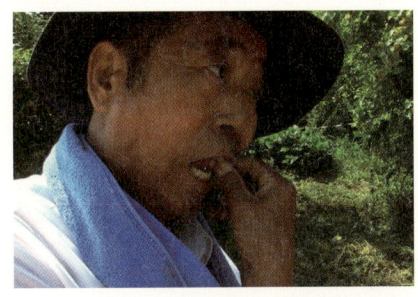
| 알맹이 깨무는 주인공

은행은 독성 때문에 대부분 익혀서 먹는데 그는 껍질을 깐 은행을 생으로 즐겨 먹고 있었다. 독성뿐만 아니라 악취 때문이라도 쉽게 먹을 수 없는 은행을 이렇게 생으로 먹어도 괜찮은 것일까?

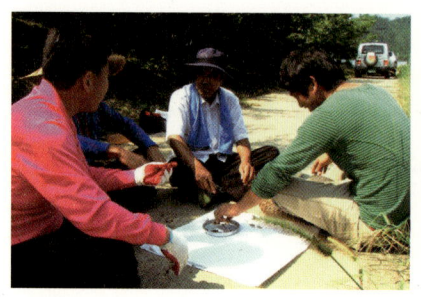
| 은행구이 먹는 사람들

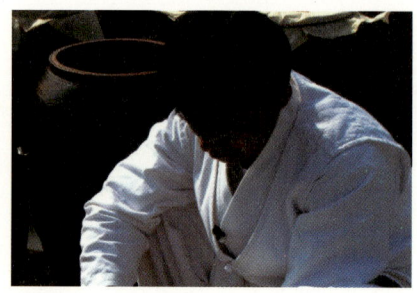
| 한두진 씨 사진

"은행 열매 겉껍질에서 나는 심한 냄새는 다른 동물로부터 종자 보호를 하기 위한 독성 물질입니다. 이 물질의 성분은 시안배당체와 메칠피리독신인데 독성이 있어 중추신경계에 이상을 일으킬 수 있기 때문에 과잉 섭취 시 두통이나 복통, 발열, 호흡곤란과 같은 증상이 나타날 수 있습니다. 따라서 은행은 생으로 먹기보다는 꼭 조리를 해서 먹고 이 경우에도 10개 이상을 먹지 않는 게 좋습니다."

심경원 가정의학과 전문의

가을이 되면 온 동네 사람들이 모두 모여서 갓 딴 은행으로 은행구이를 즐긴다. 그런데 이렇게 은행구이를 먹는 사람들을 뒤로 하고 전범수 씨가 향하는 곳은 따로 있었다.

그가 수시로 마시던 은행 발효액! 거동이 불편한 그에게 은행 발효액을 알려준 사람은 같은 마을에 사는 한두진 씨였다. 그는 왜 은행으로 발효액을 만들게 되었을까?

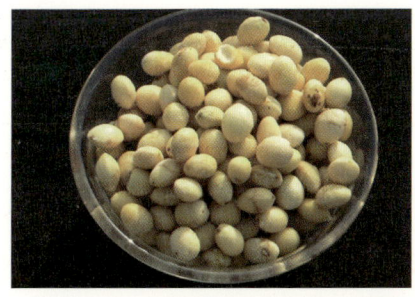
| 은행 껍질 벗기고 난 모습

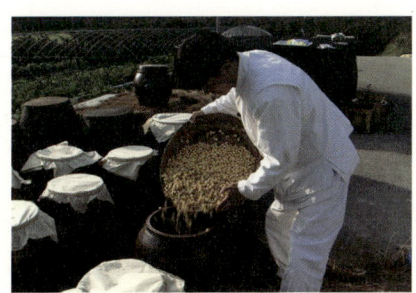
| 항아리에 붓는다.

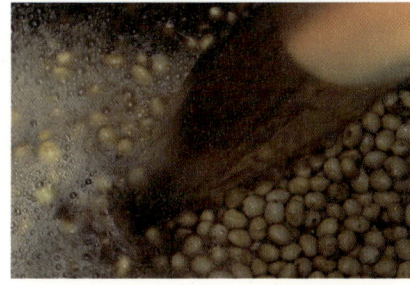
| 액체를 붓는다.

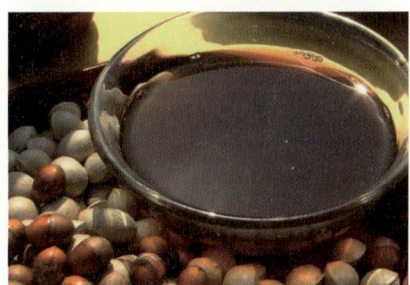
| 은행 발효액

"아버님께서 위장병과 천식이 아주 심하셨는데. 아버님이 은행 발효액을 드시고 좋아지는 걸 보고 좋다는 걸 느끼고 만들게 되었습니다. 일반 겉껍질에는 냄새도 날뿐더러 독성이 있기 때문에 제거를 해야 합니다."

은행 껍질에는 옻과 같이 피부에 닿으면 염증을 일으키는 비오볼이라는 독성이 있어 속껍질까지 깨끗이 제거해서 발효액을 담근다고 한다. 껍질을 제거한 은행을 항아리에 담고 설탕 대신 예전에 만들어뒀던 발효액을 활용한다. 이렇게 하면 설탕의 양을 줄일 수 있어 좋다고 한다.

은행 발효액을 담근 후, 처음 15일은 잘 저어주고 3~6개월이 지나면 은행을 건져내고 2차 숙성을 시킨다. 1차와 2차 숙성이 끝나고 은행의 건강함을 가득 담은 은행 발효액이 완성되는데, 이것과 물을 1:5 비율로 섞어 하루에 2~3잔 정도 마신다고 한다.

하루 먹는 양을 정해놓고 조금씩 자주 마셨다는 전범수 씨. 과연 은행 발효액이 그의 혈관 건강에 도움을 줬을까?

"은행을 발효하게 되면 먹기 용이할 뿐만 아니라 발효되는 과정에서 수많은 미생물이 생겨나는데요. 젖산균, 효모 등 유익균의 숫자가 늘어납니다. 이렇게 만들어진 은행 발효액은 항산화, 항암작용을 하는

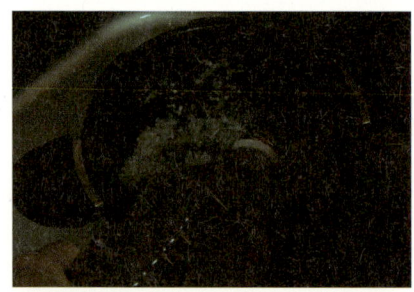
| 은행발효액으로 밥 짓고

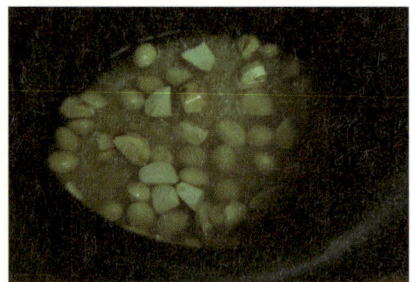
| 은행도 넣는다.

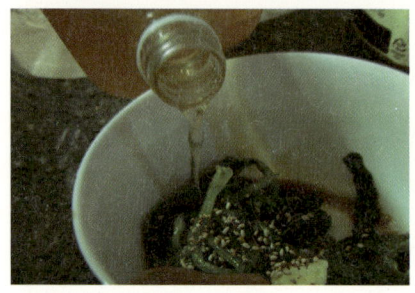
| 발효액 넣고 나물을 무친다.

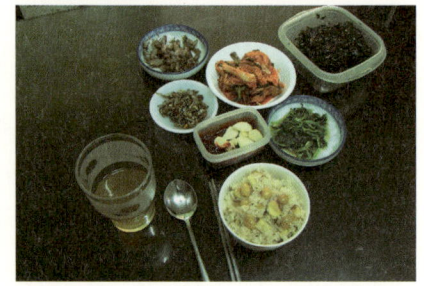
| 은행 밥상

생리활성물질이 들어 있기 때문에, 혈액순환을 촉진시켜 주고 몸 속 노폐물을 촉진할 뿐만 아니라 성인병 예방에도 효과가 있습니다."

김소형 한의사

집에서도 계속 되는
그의 은행 사랑!

씻은 쌀에 물 대신 넣는 것이 바로 은행 발효액이다. 2012년도부터 1년 넘게 은행 발효액으로 지은 밥을 먹고 있었다. 이렇게 먹으면 큰 거부감 없이 누구나 먹기 편하다는데. 그것도 모자라 은행을 5~10알 정도는 꼭 넣어서 밥을 한다. 그래서 이 집엔 쌀은 떨어지더라도 은행 떨어질 날은 없다고 한다.

은행 발효액에는 은행 특유의 향이 전혀 없어 나물을 무칠 때도 넣어주는데, 그 어떤 양념보다 깔끔한 맛을 낸다. 윤기가 자르르 흐르고 노릇노

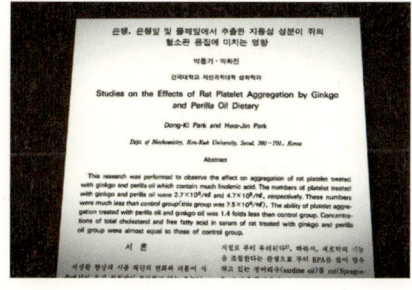

| 은행, 은행잎에서 추출한 지용성 성분이 쥐의 혈소판 응집에 미치는 영향

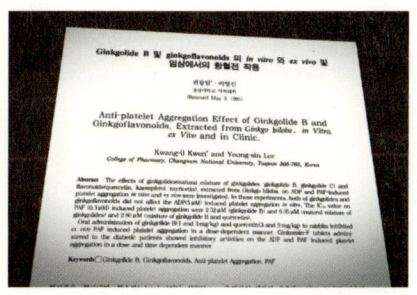

| 징코라이드 B 및 징코플라보노이드의 항혈전 작용

룻하니 맛있게 익은 은행밥은 건강도 건강이지만, 없어진 입맛도 돌아올 만큼 그 맛이 일품이라고 한다.

매일 은행을 끼고 살았기 때문에 다시 살아날 수 있었다고 믿는 전범수 씨.
그는 어떤 효과를 경험한 것일까?

"폐도 안 좋았는데 그것도 좋아지고, 기침이 자주 나오고 호흡이 가쁘고 했는데 그것도 좋아져서 산에도 잘 다닙니다. 혈관도 막혔던 것이 뚫려서 내 살색이 원래대로 돌아오고. 모든 것이 다 좋아진 거예요. 은행을 오랫동안 먹을 마음을 먹고 있습니다."

은행 성분에 관한 연구 논문에 따르면 은행에 함유된 리놀렌산과 징코라이드 등이 혈전의 원인이 되는 혈소판 응집을 막는데 효과가 있다고 한다.
하지만 독성이 있기 때문에 개수를 제한해서 먹어야 한다. 그리고 또

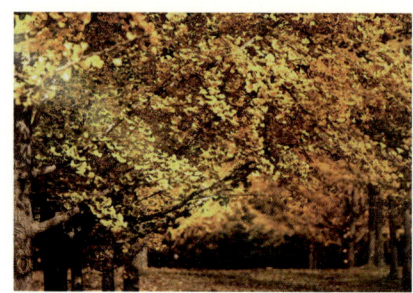

은행 가로수

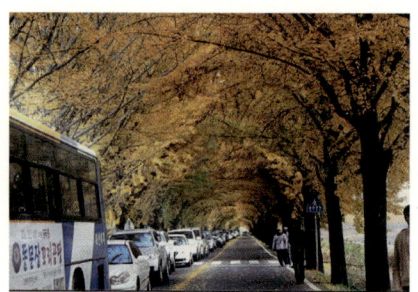

| 은행나무에 차 지나다니는

다른 주의사항이 있다.

"이러한 것은 보조적인 수단일 뿐 근본적인 치료가 되지 않기 때문에 심근경색이나 심혈관 계통의 질환이 있는 분은 반드시 전문의와 상의해서 복용하는 것이 좋습니다."

심경원 가정의학과 전문의

병충해와 공해에 강해 가로수로 사랑 받는 은행나무! 가을의 전령사답게 거리에 노랗게 익은 은행들이 우수수 떨어지면 은행을 줍는 사람들이 많이 보이는데.

길거리의 은행, 과연 먹어도 되는 것일까?

서울시를 비롯해 각 지방자치단체 별로 매년 가로수에서 열리는 은행이 식품으로써 안전한지 여부를 확인하기 위해 중금속 검사를 시행하고 있다. 하지만 허가 받지 않고 무단으로 은행을 채취하면 처벌을 받을 수 있다.

연잎과 연 수액

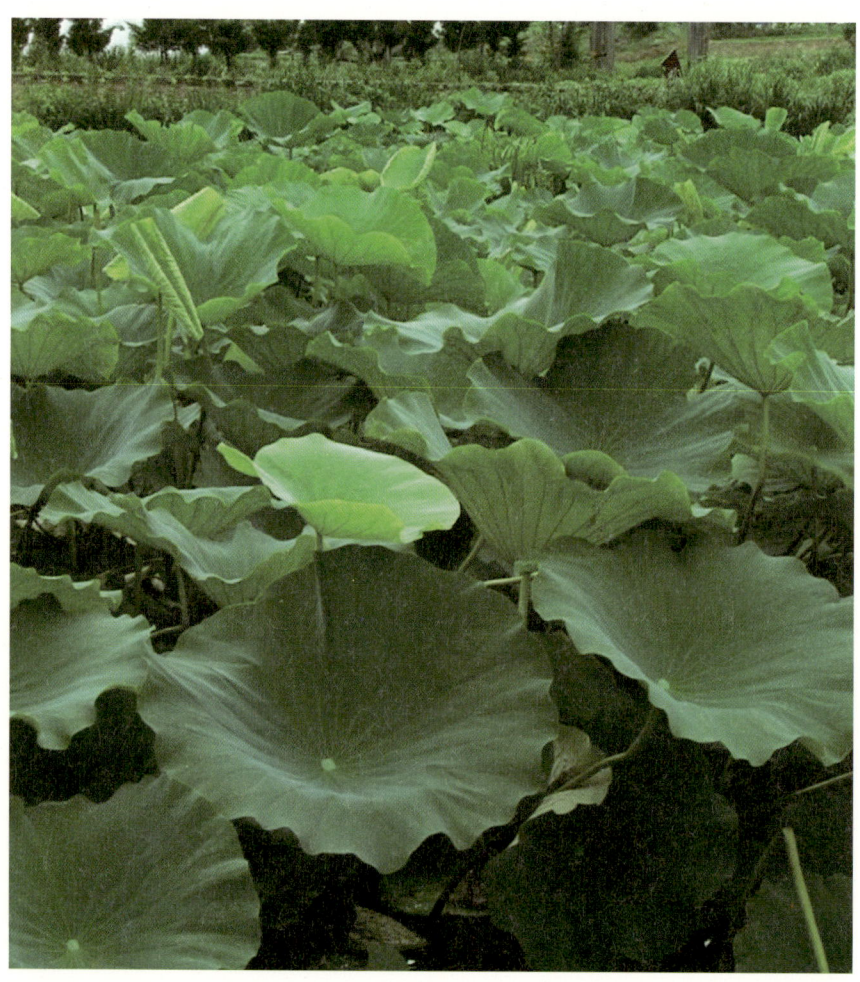

죽음 앞에서 일어서다!

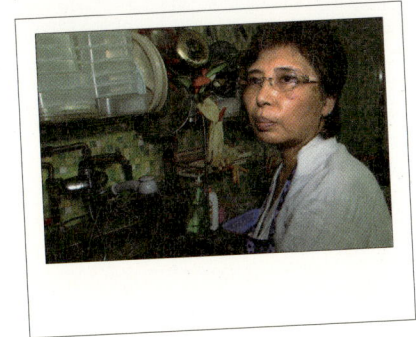

경기도 파주의 한 식당. 올해로 10년 째 식당을 운영하고 있는 장은주 씨.

그녀는 식당 일이 힘들 법도 한데, 오히려 일을 할 수 있어 행복하다고 한다.

"이게 뭐가 힘들어요? 맨 처음에는 누워만 있었는데 이렇게 한다는 게 행복이죠. 움직여서 음식 한다는 게 기적이죠."

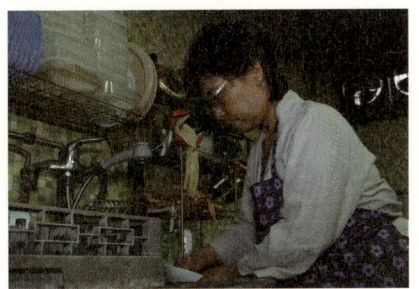

| 장은주 씨 사진

잃었던 건강을 되찾았다는 주부. 그런데 걸음걸이가 조금 불편해 보인다. 과연 그녀에게 어떤 사연이 있었던 걸까?

"7년 전에 이 자리에서 쓰러진 거예요. 뇌경색 때문에 반신불수가 돼

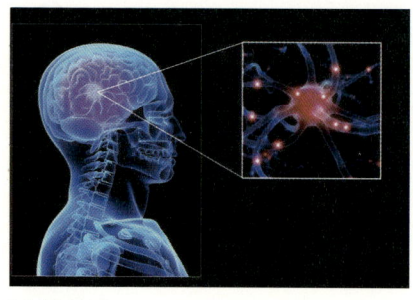
| 뇌경색CG

서 몸을 못 쓰고 팔 다리를 못 움직였어요."

허혈성 뇌졸중인 뇌경색은 뇌혈관이 막혀 발작이 일어나거나, 뇌 조직이 괴사하는 위험한 질병이다.

어느 날 갑자기 찾아온 뇌경색은 단란했던 장은주 씨의 삶을 송두리째 바꿔놓았다고 한다.

급기야 장애등급까지 받을 만큼 건강 상태는 악화됐는데.

"제가 얼마나 심각했으면 뇌병변 1급 판정을 받았겠어요."

"뇌병변 1급 장애는 제일 심한 게 한쪽 팔다리 마비가 심각하게 와서 혼자서 걷기가 불편한 정도, 언어장애도 심해서 다른 사람하고 의사소통이 어려운 현상이 왔을 때 1급 장애가 됩니다. 1급 장애인 경우 금방 일어나서 움직이기가 어렵죠. 거의 영구적인 장애를 남긴다고 할 수 있습니다."

김달수 신경외과 전문의

남편의 도움 없이는 단 한 발짝도 움직일 수 없었다는 장은주 씨. 혼자서 걷지도 못하고, 심지어 화장실도 갈 수 없는 절망적인 상황이었다.

"스스로가 못 일어나고 대소변을 다 받아내야 하니 사람이 미치죠. 그거만큼 막막한 게 어디 있어요? 혼자서 할 일을 못하니까."

몸이 마비돼 의사소통조차도 힘들었다는 장은주 씨.

벌써 5년 째 하루에 2리터 이상을 꾸준히 마시고 있다는 특별한 물..

그녀는 이 물을 마시는 것뿐만 아니라 밥을 지을 때도, 찌개를 끓일 때도 활용하고 있는데.

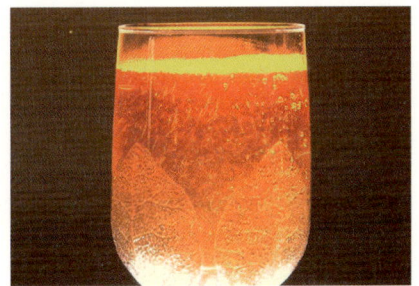
| 주인공이 마신다는 물

"이게 물 대신 먹으면 이뇨작용에 좋다고 하더라고요. 소변이 많이 마렵죠."

이 뿐만 아니라 가루로도 먹고 있다는데. 과연 뇌경색으로 굳었던 그녀의 몸을 풀리게 한 이것의 정체는 무엇일까?

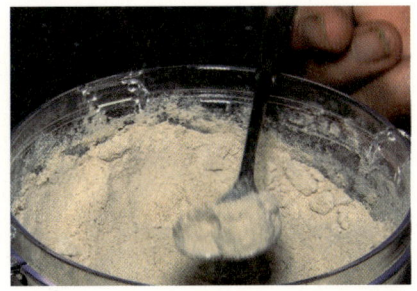
| 연 가루

29

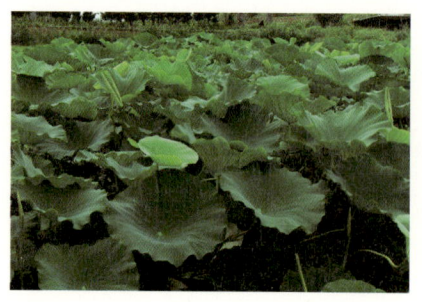 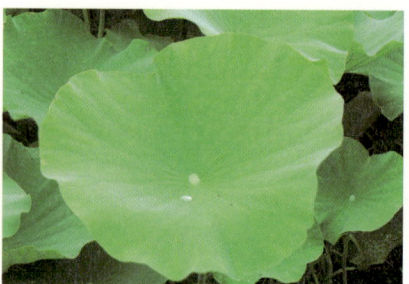

| 연

"다 달라 보이지만 한 가지예요. 한 여름 호수에서 나오는 연이에요."

뇌경색을 이겨낸 비결은 바로 연!

연은 열대성 수생식물이기 때문에 한 여름에만 볼 수 있는데 이 맘 때 뿌리로 많은 물을 끌어올려 잎과 약성을 키운다고 한다.

〈동의보감〉에는 연이 독성을 없애고, 나쁜 피를 제거한다는 기록이 있다.

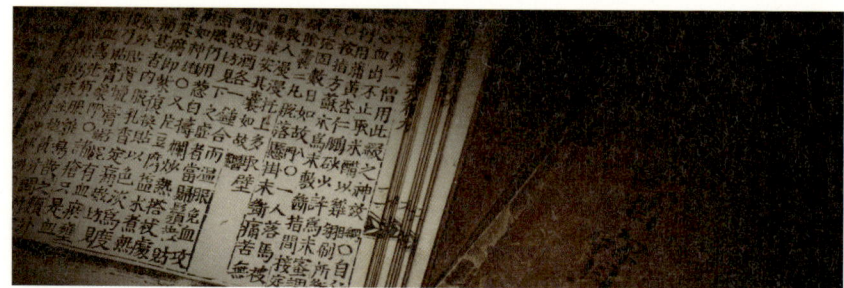

| 〈동의보감〉에 기록된 연

연잎과 연 수액

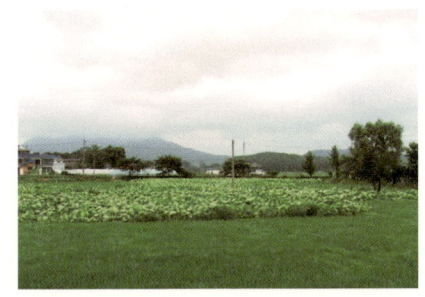 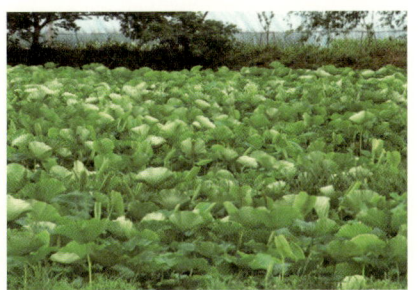

| 연 밭

"연에 함유된 플라보노이드 계통이나 식물성 식이섬유는 체내에 쌓인 지질을 배출시켜 혈중의 지질, 콜레스테롤을 감소시켜주기 때문에 건강 측면에서는 좋은 식품으로 알려져 있습니다."

강순아 교수 / 호서대학교 식품영양학과

다양한 효능이 있다는 연을 찾기 위해 도착한 곳은 강화도.

제철을 맞아 호수 위에 드넓게 핀 연이 푸른 자태를 뽐내고 있다. 이곳에서 연잎을 수확하고 있는 한 스님이 있었다.

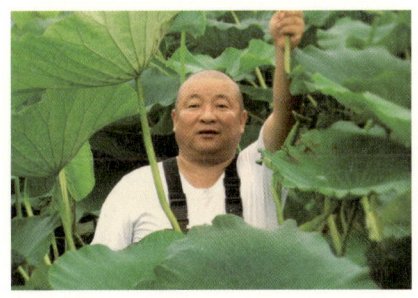 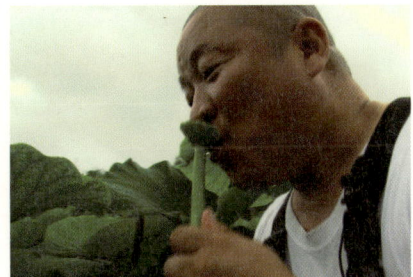

| 연 줄기를 빨아 먹는 스님

연잎 전도사, 성원 스님!

연은 호수의 흙탕물 속에서 자라지만 물을 정화시켜 흡수하기 때문에 잎은 언제나 깨끗한 상태를 유지한다. 그런데, 연잎을 수확하다 말고 갑자기 연 줄기를 빨아먹는 성원 스님. 마치 빨대로 음료수를 마시듯, 계속해서 연 줄기를 빨아 먹는데.

과연 그가 마시는 물의 정체는 무엇일까?

"이게 생명을 살리는 감로수입니다. 1년에 한 번 볼 수 있는 거죠. 연 농사를 짓는 사람들은 1년에 한 번 보고 일반인들은 감히 볼 수 없죠. 연잎을 따야만 나오는 수액이니까."

연잎을 자르면 흘러나오는 이 하얀 수액. 끓임없이 물을 끌어올리는 연의 성질 때문에 연근에 있는 뮤신 성분이 올라오는 것이라는데. 이 시기 아니면 볼 수 없는 귀한 것이라고 한다.

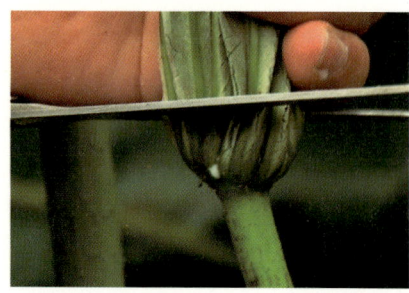
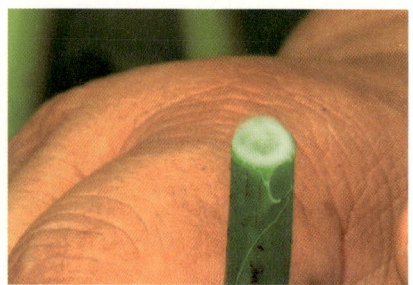

| 연잎을 자르면 나오는 하얀 수액

"연은 열대국가에서 자라는 수생식물로 알려져 있는데. 우리나라에서 재배할 경우 가장 일기가 맞는 계절은 초복부터 말복 사이죠. 그러다 보니까 여름에 연꽃이 가장 보기가 쉽고 왕성해요. 이 시기에만 볼 수 있어요. 다른 때는 연잎이 클 수가 없어요."

초복부터 말복까지 활짝 피어나는 연잎에, 신비한 기능이 있다.

물방울이 잎을 적시지 않고 주르르 흘러내리는, 일명 '소수성 작용'. 이는 물을 배척하는 기능으로 오염 물질까지 쓸어 버려 노폐물 정화작용과 살균작용까지 한다. 연잎 표면을 확대해 보면, 표면 전체를 작은 돌기가 덮고 있기 때문에 생기는 현상이다.
게다가 연잎에는 음식을 상하지 않게 하는 방부작용까지 있어 천연 방부제로 쓰이기도 한다.

"이 연잎 쌈은 변비 있는 사람한테 좋고, 당뇨 있는 사람한테도 좋고 만병통치에요."

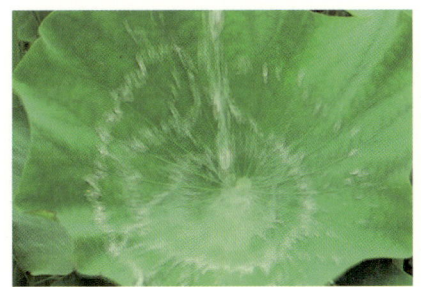 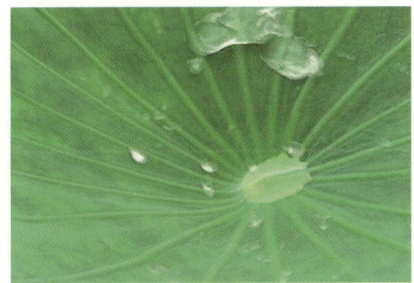

| 연 잎의 소수성 작용

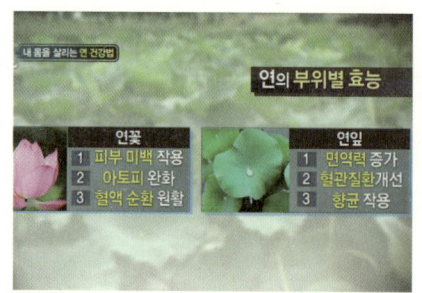 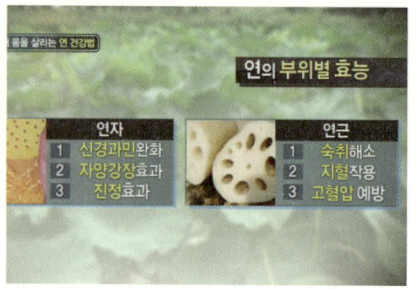

| 연 부위별 효능

 연잎뿐 아니라, 연꽃, 연근, 연의 씨앗이 들어있는 연자육까지 버릴 것 하나 없이 쓸모가 있고 각 부위마다 효능이 다르다.

 벌써 10년 째, 여름이면 연을 수확한다는 성원 스님은 연과 남다른 인연이 있다고 한다.

 "저도 이걸 먹고 살았거든요. 마흔 살 못 넘긴다고 유언장 썼는데 연수액이나 연잎 먹고 살았어요. 그러니 평생 연을 떠날 수가 없어요."

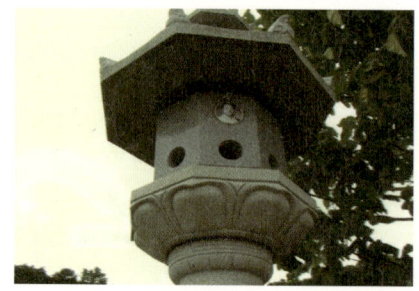

| 납골탑

성원스님이 주지승으로 있는 이 강화도의 사찰에는 그의 아픈 사연이 숨겨져 있었다.

"제가 서른아홉 때 만들어 놓은

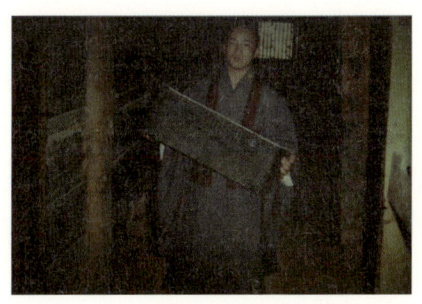 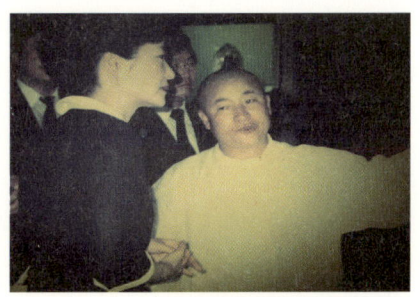

| 팔만대장경을 들고있는 스님 | 박 대통령과 함께 찍은 사진

납골탑이에요."

죽은 사람의 유골을 묻는 납골탑. 스님은 그 젊은 나이에 왜 납골탑을 만든 것일까?

"미리 납골탑을 만드는 경우는 사실 거의 없죠. 나는 내가 언제 갈 거란 걸 늘 준비해둔 상태였으니까 만들어 놓은 거죠. 심장병이 그 정도로 심각했거든요."

사찰의 중요한 업무를 수년 동안 도맡아 왔다는 성원 스님. 계속 되는 과로와 스트레스는 결국 병을 불러왔다. 그의 병명은 심장질환 중 하나인 확장성 심근병증!

"심장이 확장되고 심장의 펌프 기능이 저하되면서 신부전이나 전신 혈색증 같은 것이 발생할 수도 있습니다. 전신 혈액순환에 문제가 생기고 더 나아가서는 심장 이식을 하지 않은 경우 대부분 사망할 수 있

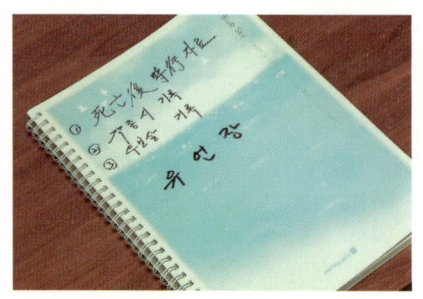 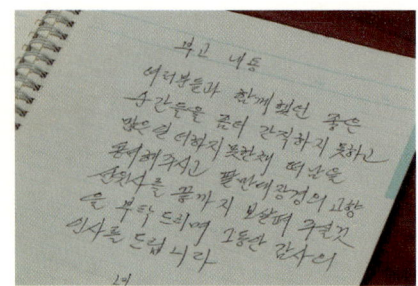

| 성원 스님의 유언장

는 무서운 질환입니다."

양종욱 내과전문의

심장 이식만이 그가 살 수 있는 유일한 방법이었기에, 유언장까지 쓰며 죽음을 준비할 만큼 포기 상태였다.

"급소를 한 대 맞으면 숨을 한참 못 쉬고 고통스러워하는 것처럼 그게 밤낮으로 연속됐어요. 심장이 뻐근해서 말할 때나, 가만있을 때나, 숨이 가빠서 말하는 것도 힘들고. 일 하는 건 상상도 할 수 없었어요."

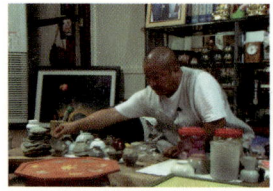 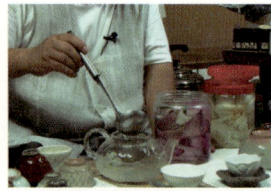 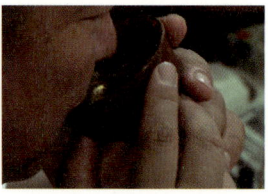

| 다과 준비하는 성원 스님 | 차를 주전자 따르는 스님 | 차 마시는 성원 스님

연잎과 연 수액

그러던 중 연이 심장병에 좋다는 것을 책에서 보게 됐고, 연에 대한 공부를 시작한 성원 스님.

10년 동안 연을 먹고 연구하면서 지금은 스님만의 연 활용 방법을 개발하게 됐다. 보통 끓는 물에 연꽃을 우려내 먹는 연꽃 차와는 달리, 온전한 향을 느끼기 위해 찬 물에 연꽃을 담가 우려 마신다는데.

"꽃을 물속에 담가서 하룻밤을 재우면 향기가 물에 우러나와요. 이 향기의 맛은 어떤 것에 비유할 수 없을 만큼 정말 맛있어요."

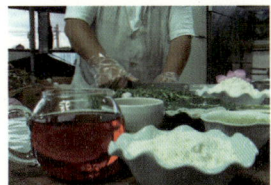 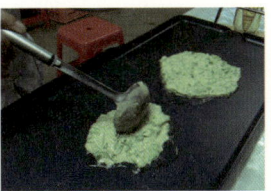 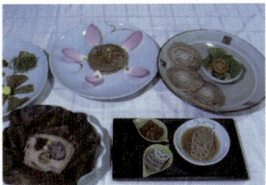

| 다과 준비하는 성원 스님 | 차를 주전자 따르는 스님 | 차 마시는 성원 스님

이 차뿐만 아니라 다양한 방법으로 연을 즐긴다는 성원스님.

즐겨먹는 밀가루 음식에는 연잎 가루와 연잎 차를 빼놓지 않는다고 한다.

"연잎 자체에 방부작용이 있어서 밀가루와 골고루 안 섞여요. 근데 가루로 만들면 밀가루와 잘 섞이더라고요."

연잎으로 요리를 하게 되면 플라보노이드라는 성분 때문에 지방을 분해해 주고, 음식의 부패를 막아줘 여름철 오래 두고 먹기 좋다.

아름다운 연을 닮은 성원스님의 밥상, 연의 향긋함이 피어 오른다. 식단을 바꾼 뒤로 꾸준히 연 음식을 먹어오면서 그의 삶은 놀랍도록 바뀌었다고 한다.

"예전에는 심장이식 수술을 해야 하고, 장애 3급 판정을 받아서 장애자 신분을 못 면했는데, 지금은 장애자도 면하고 심장이식 수술도 취소됐습니다."

시한부 삶으로부터 탈출할 수 있게 도와줬다는 연. 과연 어떤 성분이 심장병 극복에 도움을 준 것일까?

국내 한 연구결과에 따르면 실험 쥐에게 연잎 추출물을 먹인 후 변화를 관찰했는데 고지혈증과 동맥경화가 개선되고, 혈액순환을 촉진한다는 사

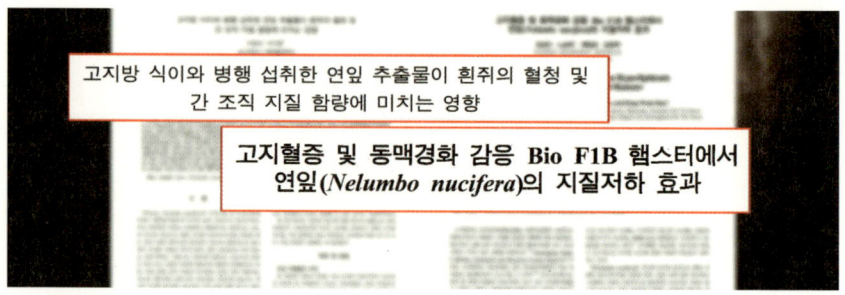

| 연잎의 효능에 대해 발표된 논문

실이 밝혀졌다.

"현대 논문에 연잎 속 천연 리스판 효능이 고지혈증이나 지질이나 콜레스테롤을 낮춘다고 보고돼 있고, 이것은 심혈관 질환에도 응용할 수 있는 약용식물 중 하나입니다."

양웅모 교수 / 경희대학교 한의과대학

그렇다면 성원 스님이 앓고 있던 확장성 심근병증에도 도움이 된 것일까?

"연을 먹고 콜레스테롤이나 중성지방이 낮아져 혈액순환에 도움이 됐다면 심근병증의 진행이나 합병증 예방에 도움이 될 수 있습니다. 하지만 연 하나만 가지고 그 치료가 됐다고 보기에는 무리가 있습니다. 혈액 순환에 도움이 되는 적절한 유산소운동과 식이조절, 스트레스를 덜 받게 하는 생활 습관들이 중요하다고 볼 수 있습니다."

양종욱 내과전문의

Chapter 02
심장협심증

칠보석

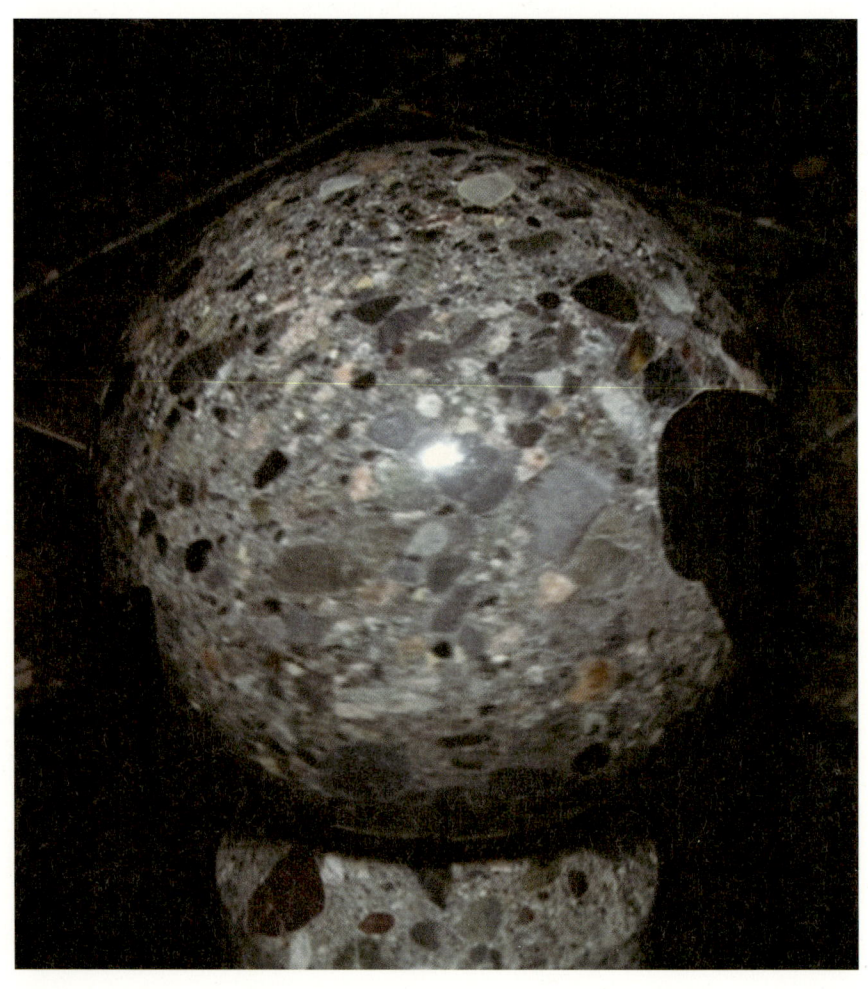

돌로 되찾은 건강

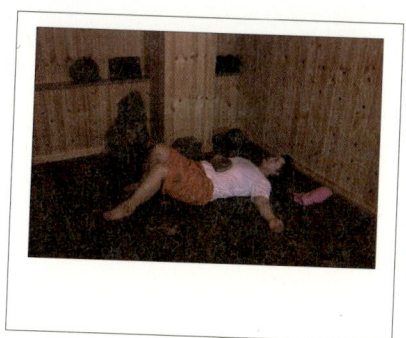

흔히 볼 수 있는 수천 가지의 돌들! 우리가 무심코 지나친 돌들 중에서 약이 되는 돌이 따로 있다는데, 과연 많은 돌 중에 어떤 돌이 약이 되는 것일까?

"돌은 광물이죠! 광물이 한 천칠백 여 종 되는데 그 가운데 약으로 쓸 수 있는 것은 한 삼백 여 종 된다고 보시면 됩니다. 〈동의보감〉이나 〈본초강목〉, 〈방약학편〉이라는 고서가 있어요. 동·식물의 효능보다 광물의 효능이 뛰어나게 많은 게 많습니다!"

김동섭 / 한국 운석 광물 연구소 소장

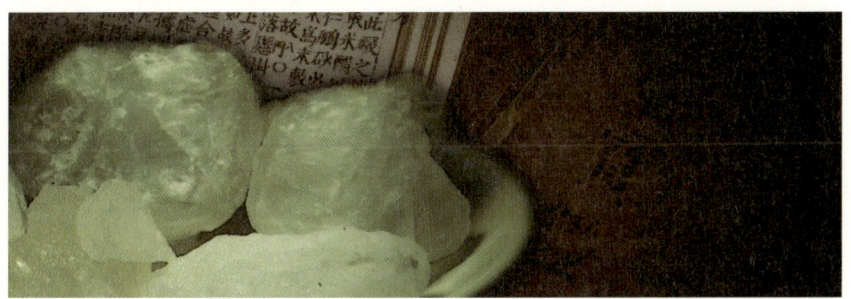

| 〈동의보감〉에 기록된 칠보석

실제로 옛 고서들을 찾아보면 광물약재에 대한 기록들을 어렵지 않게 찾아볼 수 있다.

그런데 여기, 돌의 효과를 제대로 보고 있다는 주인공이 있다. 배위에 돌을 올리고 수련을 하는 듯 하염없이 돌을 만지고 있는 이 사람.

"이 돌이 내 건강을 지키고 있어요."

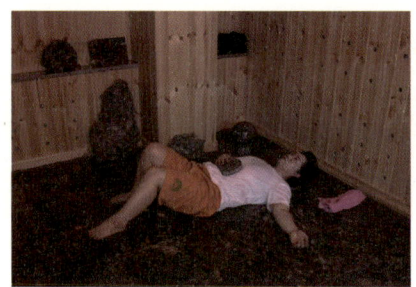
| 돌 찜질하는 여성

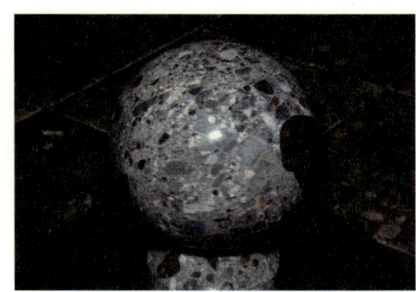
| 칠보석

돌이 건강을 지켜준다고 믿고 있는 이란이 씨. 365일 하루도 빠짐없이 항상 돌을 지니고 다닌다는 그녀! 돌이 깨질세라 애지중지 하고 있는데 이 돌의 정체는 무엇일까?

"이거는 그냥 돌이 아니고요. 내 몸을 지켜주는 보약이에요. 특별한 돌, 7가지 색을 낸다고 해서 칠보석이라고 해요."

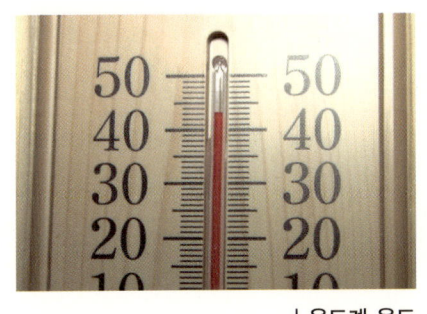 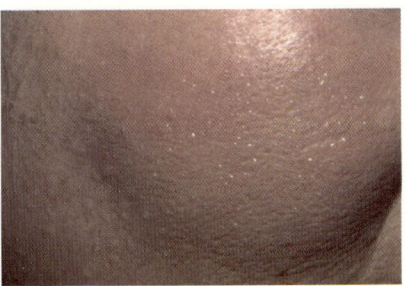

| 온도계 온도　　　　　　　　　　| 여자 얼굴

　　퇴적암의 일종인 칠보석은 적색, 홍색, 갈색, 회색, 녹색 등과 같은 7가지 색깔로 이루어진 광물로 사람의 기를 증진시키는 효과가 있다고 하는데. 때문에 하루도 빠짐없이 칠보석 찜질을 하고 있다는 그녀!

　　"원래는 땀을 많이 흘리지 않는데요. 여기는 낮은 온도에도 불구하고 이렇게 땀이 많이 나요."

　　일반 찜질방보다 현저히 낮은 온도 임에도 불구하고 땀방울이 금방 맺히기 시작한다.

　　"맥반석 또는 황토 흙, 자수정, 옥 이런 것처럼 칠보석은 기가 강하고 원적외선이 많이 나옵니다."

　　　　　　　　　　　　　　　　김동섭 / 한국 운석 광물 연구소 소장

　　"원적외선은 인체에 도움이 되는 물질이 순환하는 일을 돕는 유익한 광선으로서 피부 속 40mm까지 침투해서 인체의 모세혈관을 확장시켜 혈액순환을 원활하게 하고 신진대사를 촉진시켜 주기 때문에 혈액 순환 장애나 당뇨에 좋은 효과를 가지고 있습니다."

이광연 한의사

몸에 좋은 기를 발산 한다는 칠보석! 자신의 건강을 되찾아준 칠보석이 사랑스러울 수밖에 없다는 그녀. 그런데 찜질만으로 건강을 되찾은 것은 아니라고 한다.

"칠보석 찜질이 전부가 아니고요. 제가 칠보석을 활용한 또 다른 비법을 보여드리겠습니다."

남편보다 아낀다는 칠보석 침대는 그녀의 보물 1호다. 심지어 관상용 돌까지 칠보석이다. 그리고 그녀가 건강을 위해 마신다는 특별한 물! 물 속에 수많은 돌, 이것 역시 다 칠보석이라는데.

"물속에 칠보석을 넣어서 칠보석 물이라고 해요. 제가 자주 마시는 물이거든요."

| 칠보석 침대

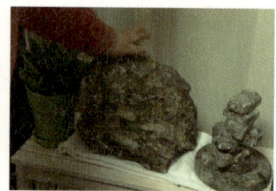
| 관상용 돌

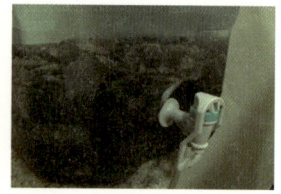
| 칠보석수 물통

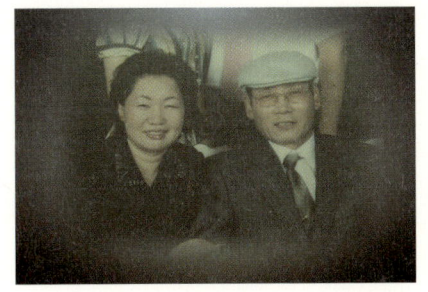
| 가족사진

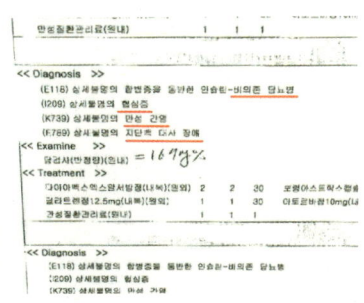
| 진단서

　매일매일 하루에 꼭 2리터씩 챙겨 마신다는 칠보석수! 칠보석의 건강한 기운이 물에 담겨 자신의 건강을 지켜주고 있다고 믿고 있었다.

　건강했던 그녀가 한 순간에 이토록 칠보석 사랑에 빠진 데는 이유가 있었다.

　"한 순간에 종합병원이 되어버렸어요. 제가 병원에서 진단받은 병명이 심장 협심증, 당뇨, 쓸개 담석 있는 걸로 진단을 받았죠."

　어느 날 찾아온 가슴통증으로 병원을 찾게 됐다는 그녀! 건강에 확실히 이상신호가 오게 된 순간부터 순간순간 찾아오는 고통들은 그녀의 평범한 일상조차 뺏어가 버리고 말았다.

　"조금만 움직여도 숨이 차고, 몸이 붓고, 굉장히 무겁고, 몸을 가눌 힘이 없을 정도였어요. 의사가 그러더라고요. 심장협심증은 어느 순간 돌연변이가 생길 수도 있고, 가슴이 조이면서 숨을 쉬지 못하는 그런 증상

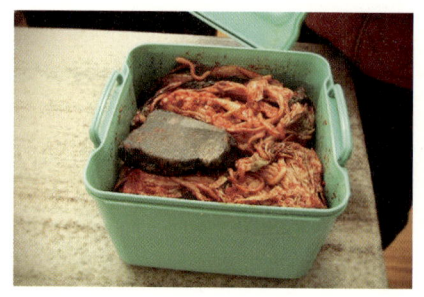
| 돌 김치
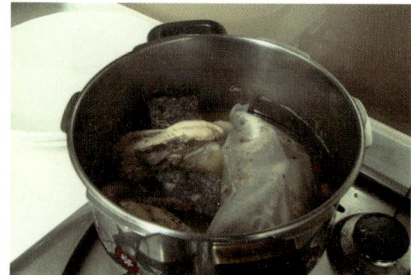
| 돌 닭백숙

이 나타날 수 있다고 하더라고요. 그래서 길가에 지나가다 쓰러지면 바로 하늘나라로 갈 수도 있고. 그러기 때문에 늘 불안한 마음을 늘 갖고 있었죠."

늦은 오후 가족과의 식사 준비를 위해 분주한 이란이 씨. 그런데 김치통에 돌이 들어있다!

칠보석 김치에도 그녀만의 건강비법이 숨겨져 있다는데 과연 그 맛은 어떨까?

"너무 맛있어요. 신선도가 오래가서 끝까지 신선한 맛이 있어요."

그리고 닭백숙에도 돌을 넣는다. 백숙에 칠보석을 넣게 되면 닭의 기름기를 잡아주어 닭 본연의 맛을 제대로 느낄 수 있다고 한다. 이제는 가족 전체가 칠보석 없이는 식사를 할 수 없을 정도가 됐다.

"돌을 좋아하다 보니까 음식에도 같이 넣어서 먹게 되고 이게 생활이 되어버렸어요."

"처음엔 이상했죠. 일단 먹는 음식에다가 돌을 넣어서 먹는다는 게 정상은 아니잖아요. 좀 이상했는데. 자꾸 먹고 하다 보니까 오히려 입맛에 맞는 것 같아요." (아들)

남들에게는 평범한 돌이지만 그녀에게 있어 칠보석은 제 2의 인생을 살게 해 준 너무나도 중요한 존재였다.

그리고 그녀에게 칠보석이 가져다 준 놀라운 효과가 또 하나 있었다.

"가장 중요한 건, 제가 체중이 줄어들었어요. 그렇게 다이어트를 했는데도 지금까지 효과가 없었어요. 제가 특수체질이거든요. 오죽했으면 병원에 갔을 때 제일 무서운 게 주사 맞는 거와 피 빼는 거예요. 살이 단단해서 주사 맞다가 바늘이 부러진 적도 있거든요. 사실은 창피하지만 75kg에서 68kg까지 2~3개월 사이에 살이 쫙 빠져버렸어요."

칠보석을 만난 후 몸무게 변화가 가장 빨리 왔다는 이란이 씨!

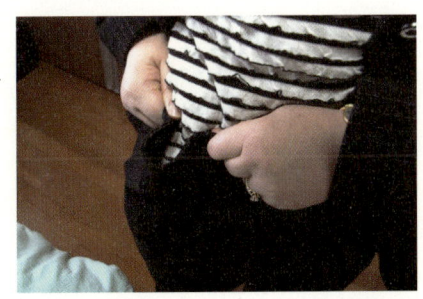

| 커진 예전 옷

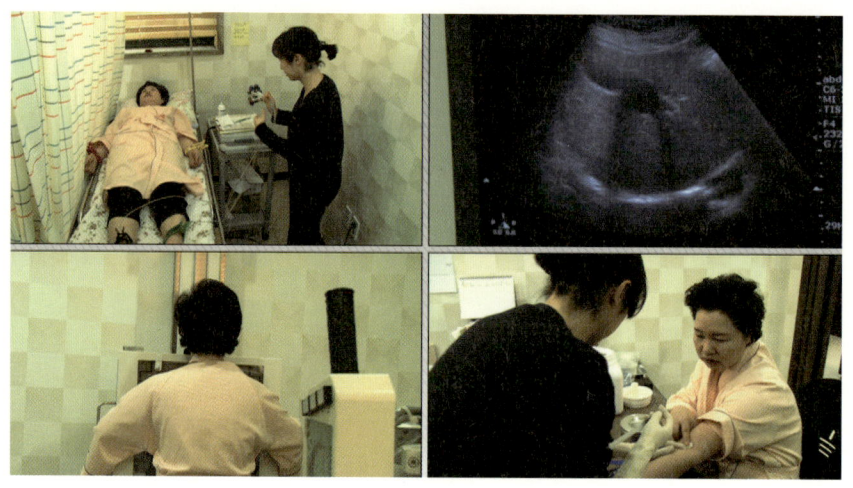

| 검사 받는 주인공

불과 3~4개월 전에 입었던 옷들이라고 믿어지지 않을 만큼의 놀라운 결과다. 엄마 그리고 아내의 이름으로 살았던 그녀! 이제, 다시 여자로서의 삶을 되찾기 시작했다.

"하루하루가 이렇게 변하는 것이 정말 느껴지고, 실상으로 제 모습이 변했고, 또 건강도 활력소가 생기면서 피곤하지 않고요. 그래서 요즘에는 신나고 일에 대해서도 자신감이 있어요."

칠보석으로 새 인생을 찾게 됐다고 굳게 믿는 그녀! 그렇다면 현재 이란이 씨의 몸 상태는 어떨까?

다양한 정밀 검사를 통해 그녀의 몸 상태를 체크해 보았다.

"혈액 검사로는 환자가 가지고 있었던 당뇨, 혈압이나 협심증 부분은 객관적인 혈액 지표상 모두 정상상태로 양호하신 편입니다. 하지만 알고 계셨던 간석회화라든가 쓸개에 있는 담석은 차이가 없이 거의 비슷한 수준으로 보입니다."

김은주 내과 전문의

당뇨나 협심증과 달리 간석회화와 담석은 큰 차이를 보이지 않았다. 그렇다면 그녀가 느끼는 몸의 변화는 어떻게 된 것일까?

"제일 중요한 부분은 환자분이 예전보다 살이 많이 빠지셨어요. 일단 체중감소가 있으면 당뇨나 협심증 증상은 굉장히 개선이 됩니다. 찜질요법도 많이 하고 몸도 따뜻하게 해주면서 혈류도 굉장히 개선이 되는 그런 부분이 현재 이런 좋은 상황을 만들어 낸 것 같습니다."

김은주 내과전문의

건해삼

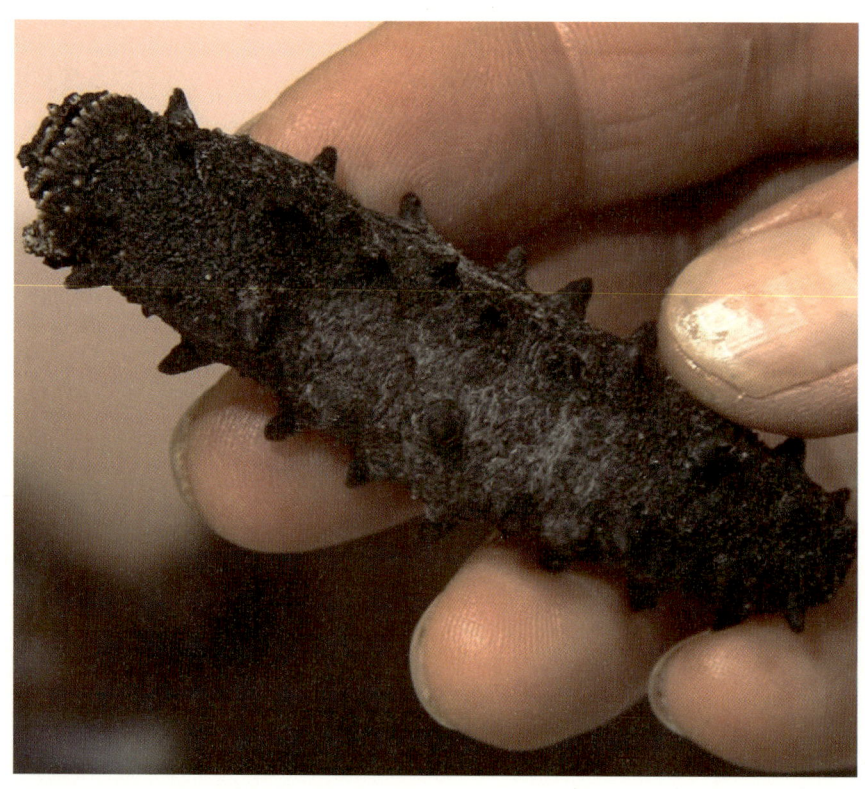

건해삼

건해삼의
놀라운 효능으로
새 삶을 찾다

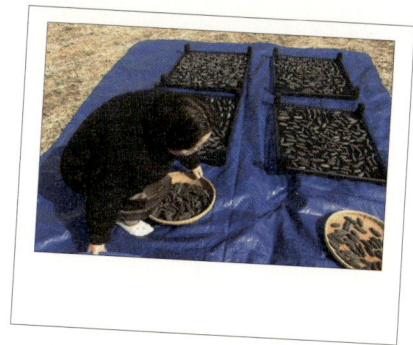

경상남도 김해시. 더할 나위 없이 화목해 보이는 가족들. 그런데 얼마 전까지는 아주 힘든 날들을 보냈다고 한다.

"어머니가 이렇게 좋아질 줄은 상상도 못 했었고요. 의사 선생님도 그렇고 주위 사람들이 봤을 때도 믿기지 않을 정도로 건강해졌으니 참 대단한 일이라고 생각해요."

예순 셋의 나이가 믿기지 않을 만큼 건강해 보이는 배순희 씨.
그녀가 앓았던 질병은 무엇일까?

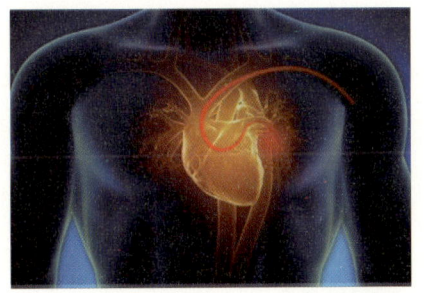

| 심장 협심증

"2001년도 10월에 테니스 치다가 쓰러졌어요 그때 쓰러져서 병원 진단할 때 결과가 협심증이란 진단을

받았어요."

협심증은 심장에 산소와 영양이 제대로 공급되지 않아, 호흡 곤란과 통증이 발생하는 무서운 질병이다.

"협심증은 갱년기 여성을 노린다는 말이 있어요 에스트로겐 때문에 혈관보호, 지방분산 작용이 있었지만 갱년기 이후에는 그런 작용이 약해지면서 협심증의 원인 인자가 될 수 있는 동맥경화나 비만 등이 유발되기가 아주 쉬워요."

한지영 한의사

협심증을 시작으로 배순희 씨의 몸은 걷잡을 수 없이 무너져 갔다.

"제가 협심증 시술을 3번, 뇌하수체 종양, 위암수술, 허리 디스크 수술은 3번이나 했고요. 편도선 수술, 맹장 수술, 치질 수술도 했고. 세상의 병이란 병은 제가 다 수술을 해본 것 같아요."

9년 동안 무려 11번의 수술을 한 그녀. 입·퇴원 기록만 총 100건이 넘고, 매일 36알의 약을 먹었다. 배순희 씨는 지금 자신이 살아있는 것이 기적 그 자체라고 했다.

젊은 시절에는 사계절 내내 등산을 즐겼던 배순희 씨. 그만큼 건강에 자신이 있었는데 어떻게 그렇게 무너져 내렸을까?

"아마 51세. 그 정도였을 것 같아요 그 나이가 되면 여자들한테는 갱년기가 오는데, 아마 제 생각에는 그 당시에 갱년기가 오면서 그런 병들이 한꺼번에 다 오지 않았을까 싶어요."

"갱년기가 되면 호르몬 부족과 함께 노화가 시작되는 시기 아니겠습니까? 그래서 첫째는 순환장애로 인한 뇌졸중, 뇌경색, 치매, 심장질환 등등, 그 외에도 전반적으로 면역성이 저하되기 때문에 다른 질환들이 많이 동반될 수가 있겠습니다."

황경진 산부인과 전문의

그런데 어떻게 해서 배순희 씨는 지금의 건강을 되찾을 수 있었던 것일까?

이들 가족이 식사하는 자리. 오리백숙을 먹는데 오리 뱃속에서 꺼낸 거무튀튀한 물체! 정체 모를 검은 음식은 배순희 씨에게 전부 모아 주고 백숙만 먹는 가족들. 반대로 오리 고기는 입에도 대지 않고, 의문의 검은 음식만 꼭꼭 씹어 먹는 배순희 씨!

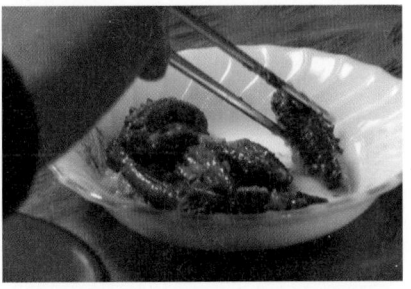

| 백숙은 먹지 않고 해삼만 골라 먹는다.

"이게 없었으면 어머니가 지금처럼 건강하게 생활하지 못 하셨을 거예요."

"제가 갱년기 때 죽을 고생을 했는데 이걸 먹고 나았어요."

검은 물체의 정체는 바로, 바다의 인삼으로 불리는 해삼!

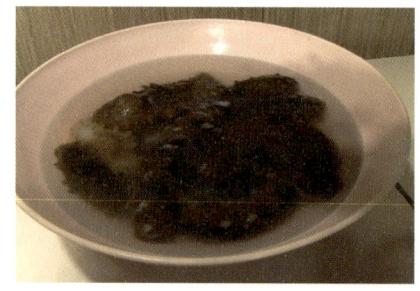
| 생해삼

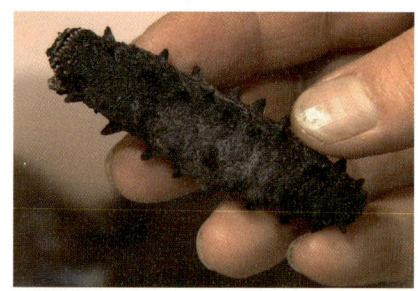
| 건해삼

"해삼인데요. 저는 생으로 해삼을 먹는 게 아니고 말려서 건해삼으로 먹어요."

배순희 씨가 해삼을 말려서 먹기 시작한 것은 지금부터 3년 전으로 거슬러 올라간다.

"남동생이 인도네시아에 있었어요. 그곳에서 동생이 해삼을 삶아줘서

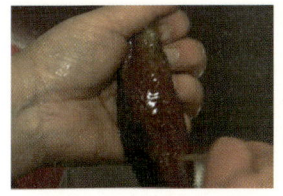 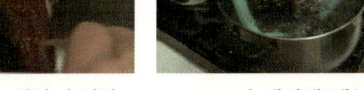 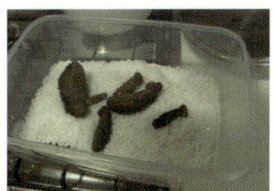

| 해삼 손질하고　　| 냄비에 해삼 붓고　　| 소금 통에 옮겨 담는다

먹었는데 먹었을 때는 별로 효과가 있을 거란 생각을 못 했죠. 4개월 정도 먹고 나니까 통증이 몸에서 거의 사라지더라고요."

협심증 통증이 완화된 것을 느낀 후, 직접 해삼을 말려서 먹기 시작한 배순희 씨. 내장을 제거한 해삼을 삶아서 24시간 동안 염장하면 미생물이 자라는 것을 막아, 오래 보관할 수 있다고 한다.

"염장하고 그 이튿날 다시 씻어서 삶아요. 그렇게 20~30일 정도 삶고 말립니다. 굉장히 수고로움이 들어가죠."

매일 건해삼을 먹어야 하다 보니, 해삼 말리는 장소를 따로 두고 있는 그녀.

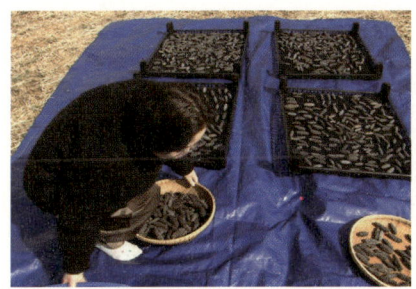 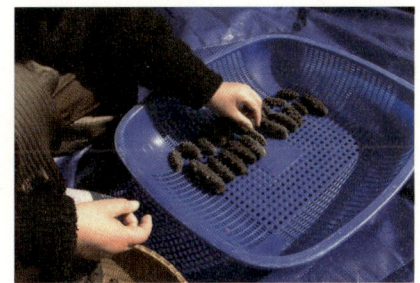

| 해삼 말리는 주인공

"이건 어제 삶았던 것을 다시 한 번 더 삶아서 지금 말리는 작업을 시작하고 있는 거예요."

해삼은 여름에는 활동하지 않아, 겨울에 많이 잡히는데 그 때문에 요즘이 해삼을 건조시키기에 가장 좋은 때라고 한다.

"이건 거의 다 말랐어요. 한 이틀 정도만 하면 거의 다 마를 것 같아요."

손질부터 염장, 건조까지 꼬박 한 달이 걸리는 건해삼! 하지만 배순희 씨는 그 시간들이 전혀 아깝지 않다.

"생으로 해삼을 먹었을 때 보다 건해삼을 먹었을 때 흡수율이 좋다고 그러니까. 저는 꼭 수고스럽지만 건해삼으로 먹고 있어요."

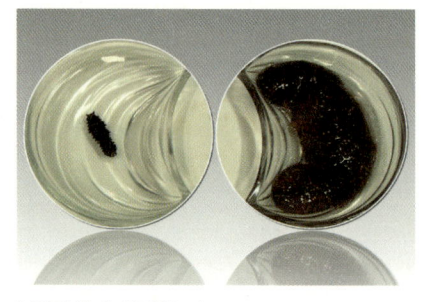

| 건해삼과 생해삼 비교

싱싱한 생(生) 해삼보다 말린 건해삼이 더 좋다!

"생 해삼을 먹게 되면 흡수율이

63% 되는데 건해삼을 먹게 되면 90% 이상으로 흡수율이 좋아지고, 또 단백질이 20배 정도 늘어나고 칼슘과 철분도 50배 정도 늘어나는 데요. 생 해삼을 먹는 것보다는 건해삼을 먹는 것이 갱년기 여성분들 한테 큰 도움을 줄 수가 있습니다."

김영성 교수 / 신흥대학교 식품영양학과

해삼은 말렸을 때 크기가 20분의 1로 줄어들면서 성분에도 큰 변화가 일어난다. 건해삼이 생 해삼보다 열량과 영양 면에서 월등히 높은 수치를 보인다.

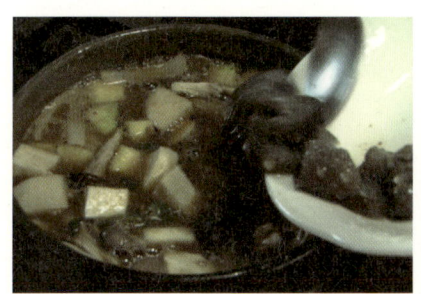

| 건해삼 뚝배기에 넣는

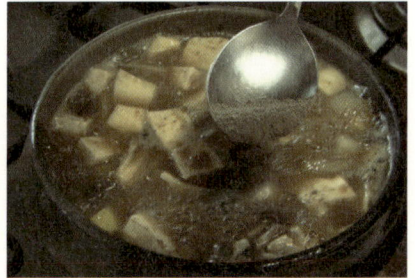

| 가루 넣고

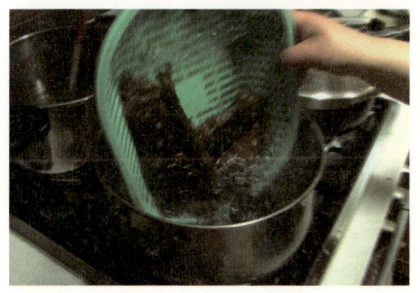

| 냄비에 넣는 해삼

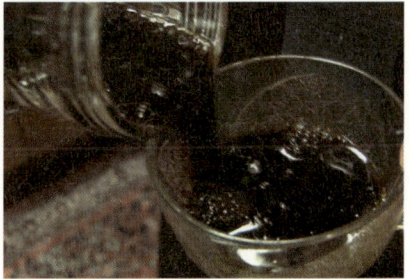

| 해삼탕

일 년 내내 건해삼을 먹는다는 배순희 씨. 말린 건해삼은 딱딱해서 그냥 먹을 수가 없다. 그래서 물에 불려 요리를 해 먹는다. 12시간 동안 불려놓은 건해삼은 식감이 부드러워 어떤 요리에나 잘 어울린다고 한다.

"저는 된장을 끓여도 그냥은 안 끓여요. 해삼을 넣어서 끓이거든요."

찌개를 끓일 때는 맨 마지막에 건해삼을 넣은 다음 반드시 해삼 말린 가루를 넣어준다.

"건해삼을 사용했을 때는 불려서 먹는 수고로움도 있고 이건 간단하게, 편안하게 어디든지 가져가서 먹을 수가 있으니까 좋은 거 같아요."

건해삼을 간편하게 먹기 위해서 다양한 시도를 했던 그녀. 그 결과 지금은 자신만의 해삼탕을 만들어 마시고 있었다.

"해삼을 넣어서 약을 만들어 먹다 보니, 어느 순간에 제가 구급차를 타고 병원을 안 다니고 있더라고요. '어머나, 한 달을 안 갔네. 두 달을 안 갔네.' 지나고 나중에 생각이 들더라고요. 그렇게 한 게 4개월 지나니까 협심증 통증이 싹 사라졌어요."

매일 한 잔씩 해삼탕을 마시자, 불시에 오던 통증이 사라지고 일상생활을 할 수 있게 됐다는 것이다. 당귀, 황기 등 17가지 한약재와 불린 해삼을 넣고, 끓이기만 하면 되는 해삼탕!

"한 10시간 정도 끓이면 다 녹아요. 그러면 해삼도 녹고 약초도 어느 정도 녹은다음에 짜면 해삼 건강탕이 나오죠. 최고의 명약이죠, 나를 살린 해삼이니까요."

그렇다면 정말 배순희 씨의 협심증을 완화시키는 데 건해삼이 도움이 됐을까?
전문의를 찾아가 확인해보기로 했다.

"현재 협심증과 심장기능이 저하되는 소견은 여전히 나타나고 있지만 그전의 양상에 비해서는 워낙 많이 좋아졌기 때문에 굉장히 건강관리를 잘 하신 분이라고 볼 수가 있어요."

한지영 한의사

건해삼으로 인해 새 삶을 살게 된 배순희 씨.

"저와 같이 아팠던 사람들한테 나눠주고 싶어요. 제가 아마 죽는 날까지는 이 건해삼을 먹지 않을까 하는 생각이 드네요."

Chapter 03
혈소판 감소증

산사열매 I

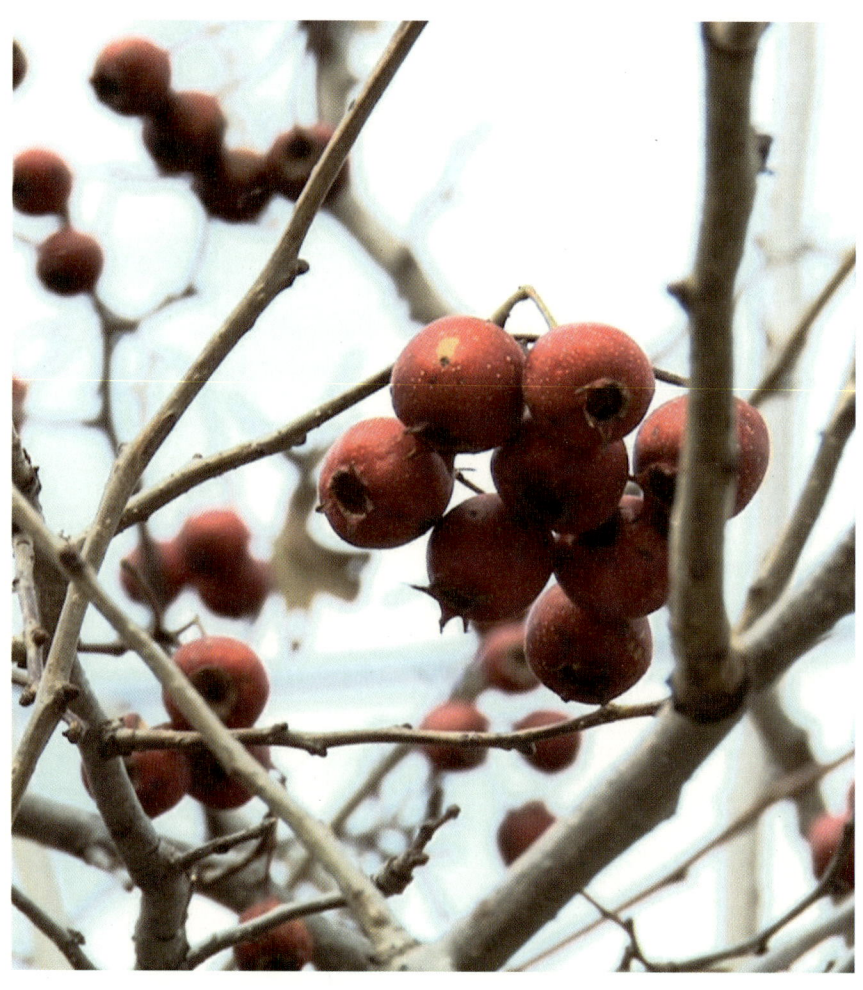

산사열매 I

산사열매로
병을 치유할
힘을 얻다

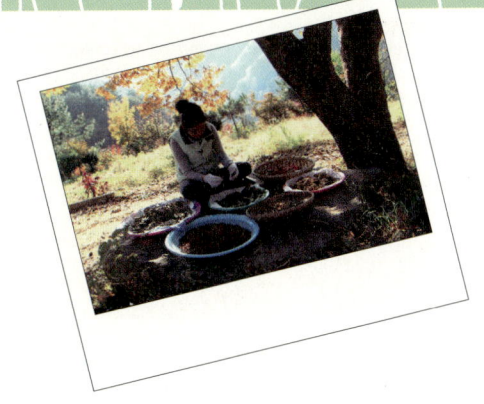

곱게 물든 단풍으로 자연의 운치를 자랑하는 강원도의 한 산골마을. 우리는 이곳에서 열매로 건강을 지키고 있다는 윤명희 씨를 만날 수 있었다!

올 가을 자연이 내어준 다양한 산열매를 정성스럽게 손질하고 있는데 그 종류도 참 다양했다.

"이건 이제 해당화 열매고요, 이건 꽈리고요. 이건 해바라기, 이건 쥐똥나무 열매에요. 또 이건 마가목 열매에요. 말려서 차로 쓰고요. 여러 가지 필요한데 쓰기 위해서 말리는 작업이에요."

건강을 위해 도시생활을 접고 산으로 들어왔다는 그녀에게 산사열매

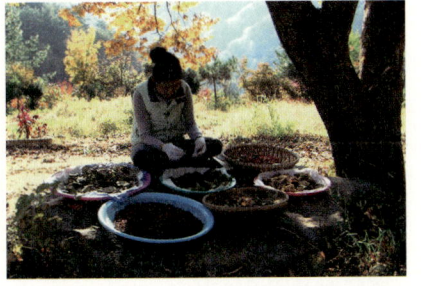

| 열매 손질하는 주인공

65

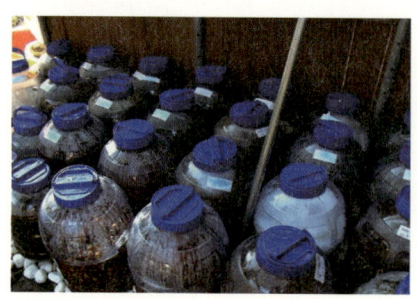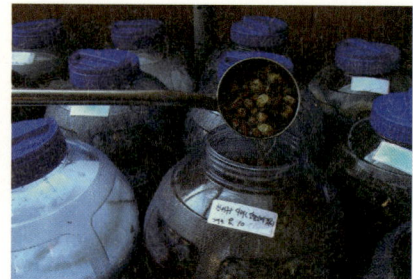

| 참다래 발효액

는 없어서는 안 될 귀한 약재라고 한다.

"이게 제가 담은 발효액들이에요. 열매로 만든 것들이에요."

열매 저마다 고유의 효능을 가지고 있어 일일이 따로 발효액을 담가두었다. 피로회복과 골다공증에 도움이 된다고 전해지는 다래를 비롯해 다양한 열매들이 모두 그녀의 건강 지킴이라는데!

"처음에는 그냥 호흡곤란과 현기증인줄 알았죠. 그런데 제가 119에 실려 가서 막상 검사 해 보니까 생사를 오갈 만큼 큰 병 이었습니다.".

6년 전, 갑자기 정신을 잃고 구급차에 실려 병원을 찾았다는 윤명희 씨. 입원치료는 물론, 수혈까지 받아야 했다.

"일상생활을 하다 보면 문에 받혀도 멍이 들고, 흉이 생기는 거예요.

홍도 안 사라지고, 어지럽고, 멍이 들어서 오래 가고. 거의 한 달 가까이 그러는데 제가 빈혈도 심한 게 이상하구나 하는 생각은 있었죠.

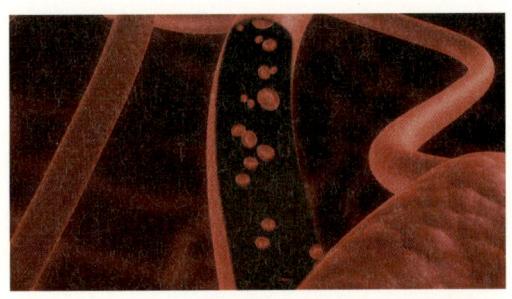

| 혈소판* 정상 혈액 속 혈소판 1㎕
* 혈소판 감소증 : 혈소판이 10만개 이하

혈소판 감소증과 빈혈이라고 하더라고요."

그녀가 대수롭지 않게 생각한 증상들이 혈소판 감소증의 전조 증상이었다.

희귀질환 중 하나인 혈소판 감소증은 혈액응고를 관여하는 세포인 혈소판이 급격히 줄어드는 것으로 피부에 멍이 잘 들고, 몸에 작은 출혈성 반점이 생기거나, 잇몸과 코에서 피가 자주 나고 멈추질 않는 증상을 보인다. 자칫 목숨까지 위협할 수 있다고 한다.

"혈구들이 감소하게 되면 가장 위험한 것은 감염과 출혈입니다. 감염이 되면 우리 몸의 면역기능이 떨어지게 되니, 세균감염 혹은 진균감염 이런 것으로 사망하게 되고요. 혹은 출혈 증상 중에서는 가장 무서운 게 뇌출혈, 위장관 출혈 이런 것 때문에 사망하게 됩니다."

김호영 교수 / 한림대학교 혈액종양내과

빈혈 증세까지 심했던 그녀는 점차 몸이 쇠약해졌고 급기야 움직이기도 힘들만큼 건강이 악화되었다.

"물만 먹어도 토하는 거예요. 움직이지를 못 하니까 몸은 일어나지질 않고 자꾸 가라앉으니까 뒤로 쓰러지고 그냥 넘어가고요. 점차 몸에 중심이 없는 거예요. 이제 끝이구나, 바깥도 못 보는구나, 현관문도 못 열고 그러니까. 아, 죽는구나 이것뿐이었죠. 그때는 화장실 소변도 못 누러 갔을 정도였어요. 그랬던 것 같아요. 죽는구나."

그때 생각난 것이 '산'이었다. 어릴 적 산에서 산야초 다루는 일을 하는 할아버지를 보고 자랐다는 그녀는, 건강을 지킬 수 있는 답을 산에서 찾기로 결심하고 4년 전부터 산골 생활을 시작했다. 그런데 그 이후부터 점차 건강이 회복되었다.

심한 어지럼증으로 몸조차 가누질 못했다는 사실이 무색할 만큼 지금은 건강한 모습을 자랑하고 있었다. 이제는 하루에 12시간씩도 거뜬히 산을 탈만큼 몸이 많이 회복됐다는 윤명희 씨! 그녀가 이렇게 건강을 되찾기까지는 깊은 산중에 자라고 있는 다양한 산야초들과 산열매들이 큰 힘이 됐다고 한다.

"제가 산을 이렇게 매일매일 오르고 산야초랑 산열매를 꾸준히 먹다 보니까 저도 모르게 몸이 좋아졌고요, 그 중에서도 꼽자면 아주 특별한 열매 하나가 제 몸을 좋게 했다고 생각합니다."

온갖 종류의 산열매를 먹고 있는 그녀가 특별히 그 효험을 봤다고 주장하는 열매는 바로 작은 사과 같은 열매였다.

"산사라는 열매인데 이맘때 진짜 많이 나거든요."

바로 산사나무의 열매 '산사자'이다.

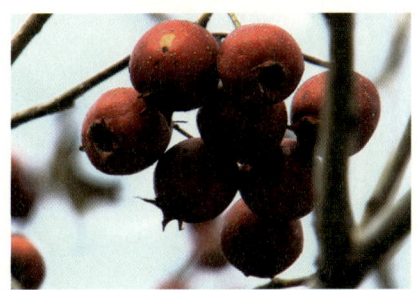

| 산사 열매

예로부터 산사나무는 귀신으로부터 집을 지킨다는 주술의 의미도 담겨 있어 동서양에 걸쳐 집집마다 울타리에 심었다고 한다. 또한 그리스 로마 시대에는 축복의 의미를 담아 이걸로 신부의 화관을 만들기도 했으며, 기독교 신앙에서는 거룩한 가시나무로서 중요한 의미가 담겨 있다고 한다.

흔히 아가위로도 불리는 산사자는 예로부터 한방에서 약재로 널리 쓰인 약용열매인데, 그녀에게는 어떤 도움이 된 것일까?

"몸이 일주일 안에 5~7kg는 기본적으로 빠져서 제가 38kg까지 내려간 적이 있었어요. 먹지를 못 하니까 간호사들이 혈관을 못 찾는 거예요. 도저히 안 되니까 발등에다가 칼로 찢어서 주사기를 넣더라고요. 그것 조차도 도저히 너무 아파서 못 견뎠어요."

뭐라도 먹어야 병을 이겨낼 힘이 생길 텐데 전혀 먹질 못하니 몸은 점점 말라갔고, 건강은 더욱 악화됐는데! 바로 그때 집 주변에서 우연히 발견한 것이 산사 열매였다.

"다른 건 아무것도 먹지 못했는데 이걸 먹고 난 뒤에는 물을 마시고, 그리고 음식도 당기기 시작하고, 체기도 없어지더라고요. 그래서 제가 아주 좋아하게 됐어요."

그녀가 음식을 섭취하는데 큰 도움을 받았다고 주장하는 산사 열매. 사실 임금님의 소화를 돕기 위해 수라상에 올리는 음식에 산사자 달인 물을 사용했다고 할 만큼 소화에 많은 도움을 준다.

한방 소화제라고 불린 만큼 예전부터 소화를 돕는 한약재로 널리 쓰였으며, 그 효능이 〈동의보감〉에도 언급되어 있다.

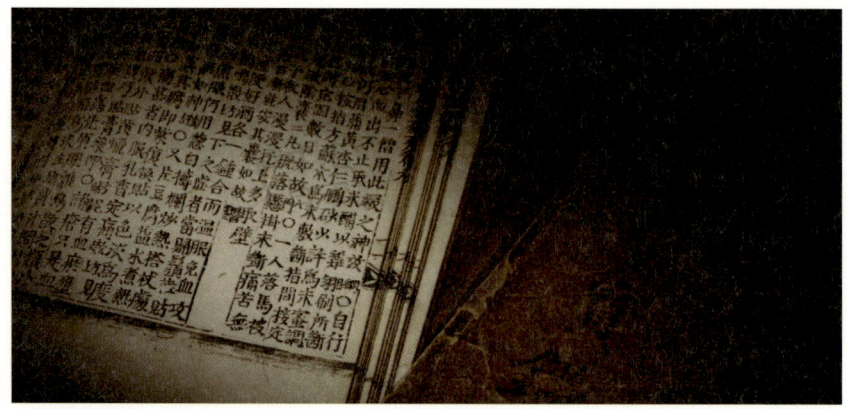

| 〈동의보감〉에 언급된 산사 열매

"오랜 체기를 풀어주고, 기가 몰린 것을 잘 돌게 해 주면서, 가슴을 시원하게 하고 또 소화기를 튼튼하게 하면서 이질을 치료한다고 이렇게 기록이 되어 있습니다. 이 소화기를 건강하게 해서 음식물을 섭취했을 때 그 영양소를 잘 흡수 하게끔 도와주는 그런 효능이 있다고 보시면 되겠습니다."

이광연 한의사

소화기능에 탁월한 산사자의 효과 덕분이었을까? 점차 음식 섭취량이 늘었다는 그녀는 산사가루를 이용해 죽을 끓여 즐기는가 하면, 이제는 고기까지 먹을 수 있게 됐는데. 고기를 먹을 때는 소화가 잘 되도록, 반드시 산사열매 발효액을 넣어 준다고 한다.

밥이 보약이라는 말이 있듯이 밥을 먹기 시작하면서 그녀는 다시 산을 타고 다양한 산야초와 산열매로 건강을 회복할 수 있게 되었다. 그렇다면 소화에 도움을 주는 산사 열매가 그녀의 혈소판 감소증에도 도움을 준 것일까?

"아무 의학적인 치료 없이 환자가 좋아졌다는 건 설명하기 어려운 부분입니다. 하지만 환자가 초기에 빈혈증상과 더불어서 소화 불량 같은 증상들을 호소하였는데, 그런 것들이 산속에서 지내면서 좋은 열매나 이런 것들을 먹으면서 몸의 기능이 전반적으로 회복이 되어 영양상태가 많이 좋아진 것 같습니다. 그로 인해서 그 전에 있던 증상들이 어느 정도 호전을 느낄 수는 있을 것 같습니다. 하지만 질병이 완전히 좋아졌다고 볼 수 없습니다. 따라서 반드시 병원에서의 검사 혹은 의학적 치료와 동반해서 건강관리가 꼭 필요합니다."

김호영교수 / 한림대학교 혈액종양 내과 전문의

Chapter 04
승모판막 폐쇄부전증

산사열매 II

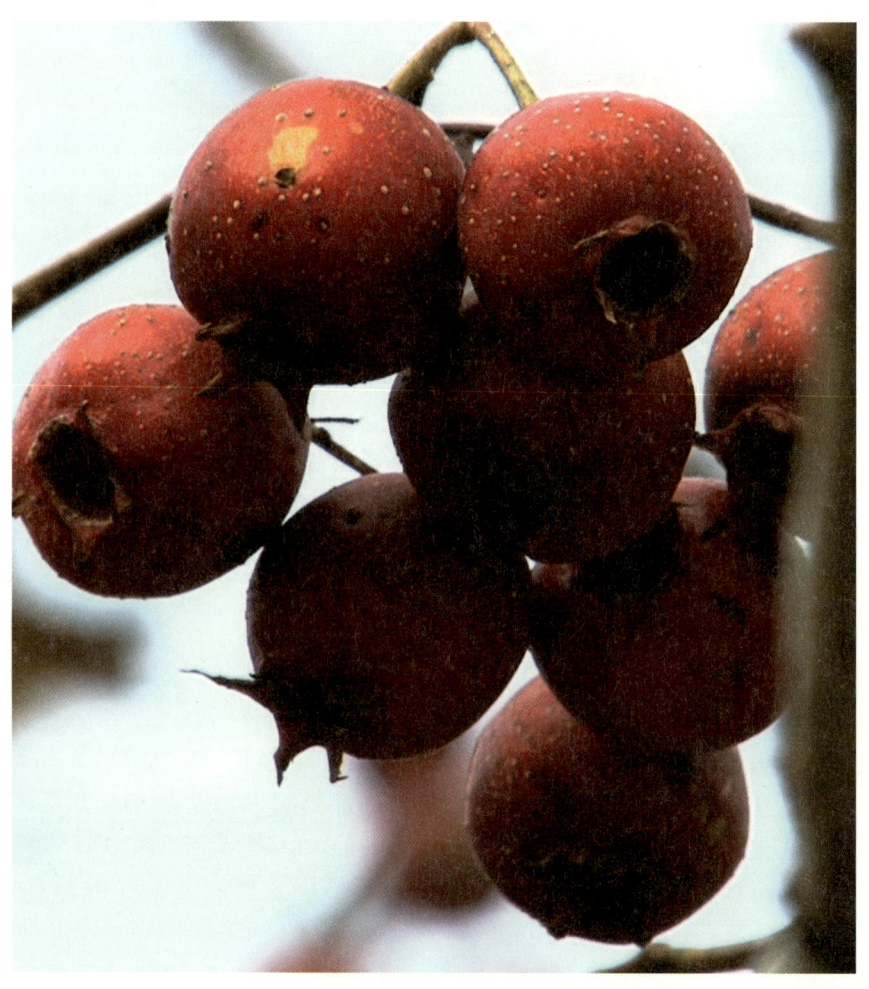

고향의 산사열매로
건강을 되찾다

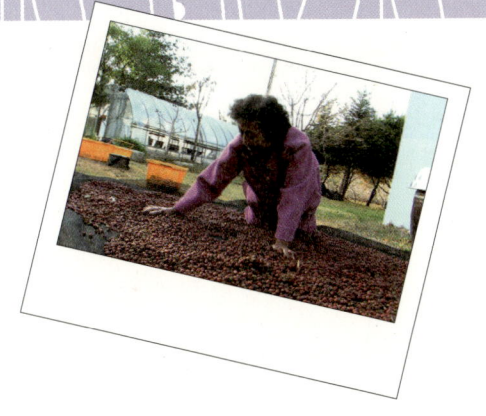

그런데 여기, 강원도 홍천에 산사나무가 유독 많아 예로부터 산사골이라 불린다는 마을이 있었다.

"여기 사람들은 그 열매를 안 먹은 사람이 없어요. 집집마다 한 나무, 두 나무 있으니까 이 골짜기가 옛날에는 전부 그 나무뿐이었어요." (마을 어르신)

집집마다 상비약처럼 심어두고, 체기가 들 때면 어김없이 산사열매 차를 마셨다는 마을 주민들. 맛이 새콤해서 먹을 것이 다양하지 않던 시절에는 아이들의 유용한 간식거리이기도 했다고. 그 중 10년 전 고향에 내려와 산사열매를 접하게 됐다는 안금자 씨에게는 산사 열매가 더욱 특별하다고 한다.

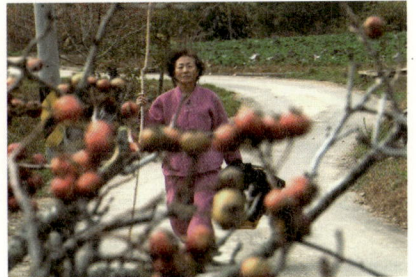

| 안금자 씨

"이게 혈관에도 좋고, 심장에도 좋다고 하길래 여기 와서 계속 먹었더니 이제 그냥 먹거리가 됐어요."

안금자 씨는 10여 년 전 승모판 폐쇄 부전증이라는 진단을 받았다. 이는 심장에서 피를 한쪽 방향으로만 흐르게 하는 4개의 판막 중 승모판에 이상이 생겨 혈액이 역류하는 질환으로, 혈액순환이 원활하지 않아 핏덩어리인 혈전이 생기기도하며 이것이 뇌혈관을 막아 뇌졸중으로 이어질 수 있는 무서운 질환이다.

오랜 직장 생활로 제대로 몸을 챙기지 못해 이미 건강이 많이 악화된 상태였던 그녀는 서울 생활을 모두 접고 고향마을로 내려왔다. 이곳에서 산사열매가 심장과 혈액순환에 도움이 된다는 주변의 말을 듣고 먹기 시작해 지금까지 꾸준히 즐기고 있다고 한다.

혈액순환 장애로 뇌졸중으로 이어질 수 있는 승모판 폐쇄 부전증을 앓고 있는 그녀에게 산사열매는 많은 도움이 됐다는데! 안금자 씨는 산사

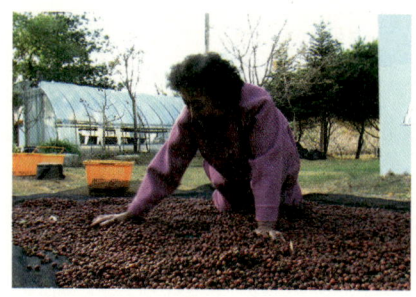

| 열매 말리는 주인공

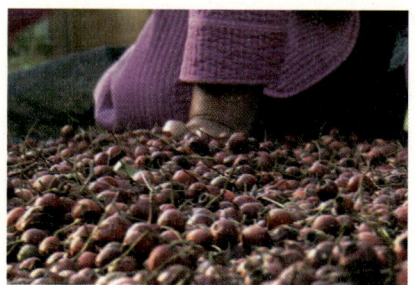

열매를 말려서 차로도 즐겼지만, 주로 발효액을 만들어 먹었다.

"오늘 해가 좋아서 잘 마르네요. 가을 한철 나는 열매이기 때문에 정성껏 손질해서 건조 시켜야 일년 내내 두고 먹을 수 있거든요. 그래서 이렇게 온 정성을 다해서 말리는 거예요. 차로도 끓여먹고 여러 가지 용도가 많아요. 발효액을 하면 이게 진액이 다 빠져 가지고 그대로 먹을 수 있으니까. 그리고 씨를 발라내는 게 보통 일이 아니거든요."

산사자 열매는 크기가 작지만 씨가 유독 많은데, 이 씨에 스트레스와 긴장완화에 도움이 되는 효과가 있어 열매를 통째로 넣어 발효액으로 만들면 더욱 좋다고 한다.

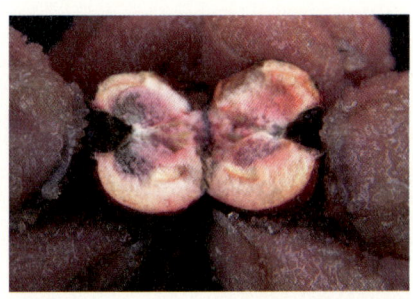

| 반으로 쪼갠 산사열매

산사열매와 함께 자연과 더불어 살아온 지난 10년 간 그녀의 건강의 몰라보게 좋아졌다고 한다.

"맨날 약봉지를 달고 살았어요. 여기 와서는 약 같은 건 절대 안 먹고, 남이 안 먹는 것, 좋은 것만 먹죠. 건강해져서 행복해요."

승모판 폐쇄 부전증은 심장 구조의 문제라 완치가 어려우나, 다행히 10년이 지난 지금까지 잘 관리되고 있다고 한다. 그런데 건강을 회복한

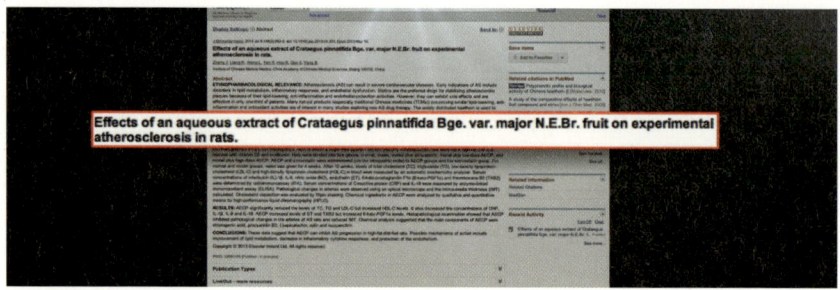

| 산사열매의 효능에 대해 기재된 논문

것이 정말 산사열매 덕분이었을까? 산사열매의 어떤 성분이 그녀의 심장 질환에 도움을 준 것일까?

우리는 최근 한 연구결과를 통해 새로운 사실을 확인할 수 있었는데 산사열매가 소화 효능뿐만 아니라, 동맥경화와 고지혈증에 효과가 있다는 사실을 확인할 수 있다.

"산사열매에는 크리세틴이나 루틴, 그 다음에 플라보노이드 성분 같은 것들이 많이 들어 있기 때문에 심장을 튼튼하게 하는 역할이 있고요. 혈액순환을 잘 돌게 해주면서 혈액 중에 나쁜 콜레스테롤을 떨어트리고 그 다음에 혈압을 낮추는 작용이 아주 뛰어납니다."

이광연 한의사

실제로 산사나무 열매는 세계 각국에서 혈액순환 개선제와 심장 강화를 돕는 강심제의 재료로 사용되고 있다고 한다.

하지만 산사열매는 모든 사람에게 좋은 약성을 지니는 것은 아니다.

"산사열매는 신맛이 나기 때문에 위산분비를 촉진해주는 효과가 있습니다. 따라서 평소에 위산 과다증이 있거나 위궤양이 있는 분들의 경우는 산사열매를 드실 때 적게 드시는 것이 좋겠습니다. 또 변이 묽은 분들 같은 경우 역시 산사열매의 양을 적게 드시는 것이 좋겠습니다."

이광연 한의사

Chapter 05
고혈압

양파물

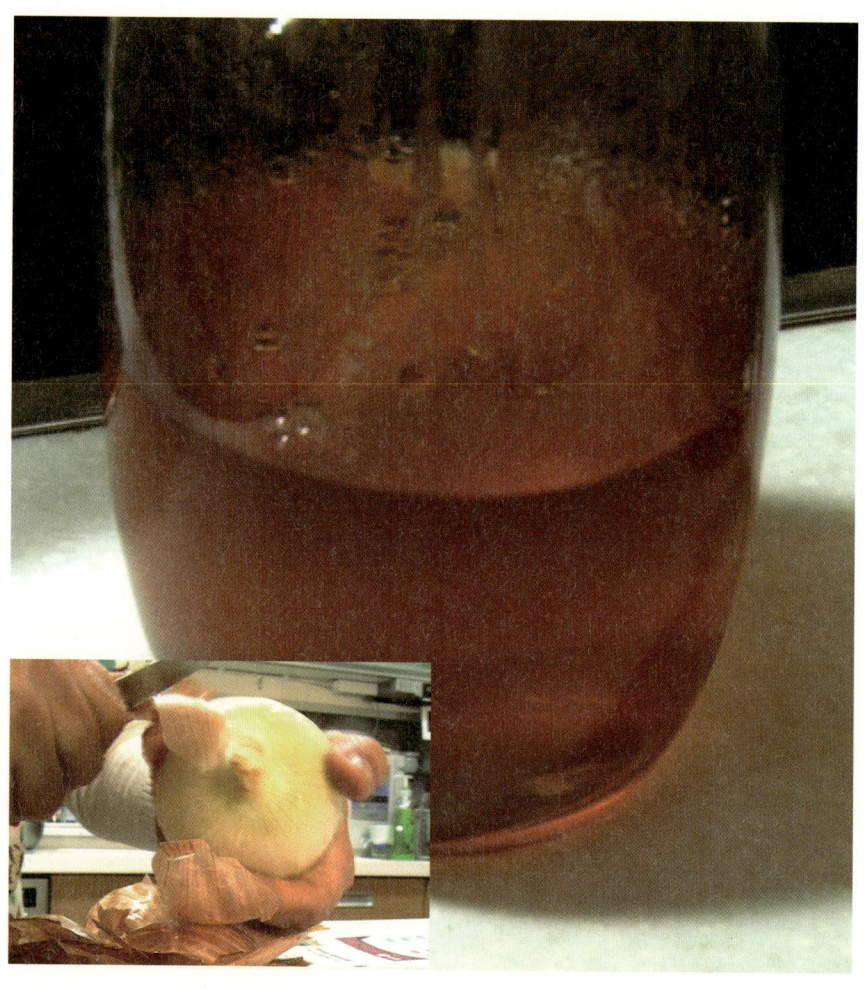

평범한 양파가 고혈압을 잡다!

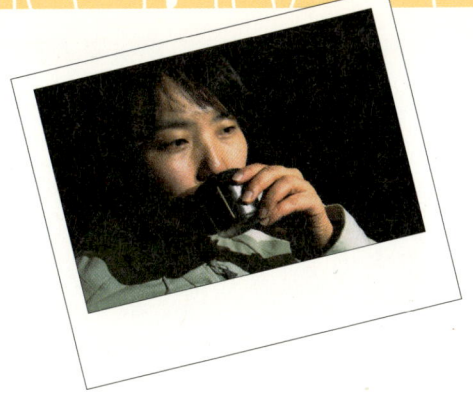

밤이면 밤마다 운동을 즐긴다는 최지은 씨. 밤마다 운동을 하러 나오는 그녀에겐 어떤 특별한 사연이 있는 것일까?

"직장을 다녀서 아침이나 낮에 운동을 할 시간이 없고, 혈압에는 과격한 운동보다 간단하게 걷기가 좋다고 해서요."

30대 중반 혈압을 신경 쓰기엔 아직 이른 나이지만 혈압 때문에 밤마다 운동을 하고 있다는 최지은 씨! 혈압을 챙기기 시작하면서 운동과 함께 매일 빠뜨리지 않고 마신다는 특별한 물이 있었다.

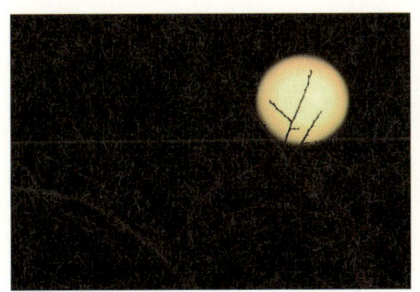
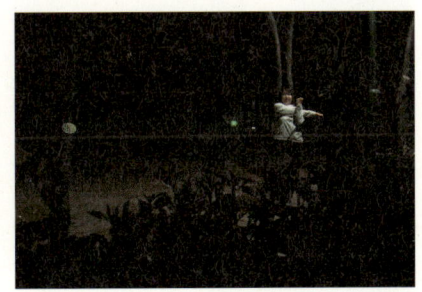

| 밤에 운동하는 주인공

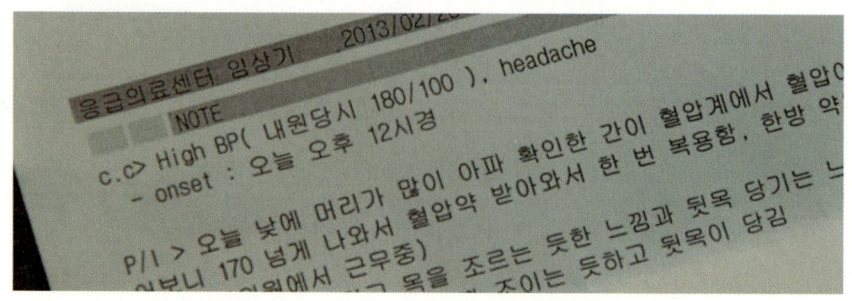

| 진료 기록 : 내원 당시 180/100mmHg 〈고혈압 진단 140/90mmHg 이상〉

"혈압에 좋다는 양파물이요."

"갑자기 누가 목을 조르는 것처럼 숨을 잘 못 쉬겠고 뒷목이 뻐근하고 너무 불편했어요. 자다가 가까운 응급실 가서 혈압을 재보니깐 최고 혈압이 180mmHg 넘게 나오더라고요."

어느 날 갑자기 찾아온 고혈압의 공포!

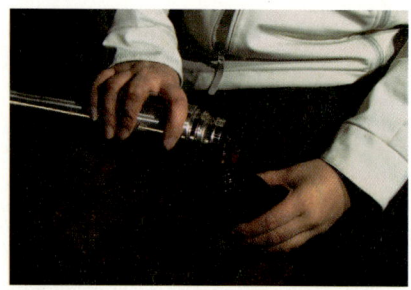

| 양파물

응급실에 실려 갈 정도로 높았던 당시 혈압. 혈압 수치만 높은 것이 아니라 당시 그녀의 혈관은 시한폭탄을 안고 있는 상태였다고 했다.

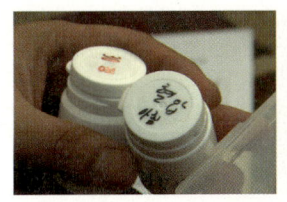 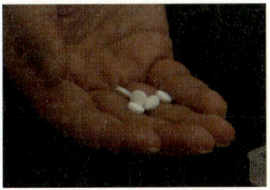 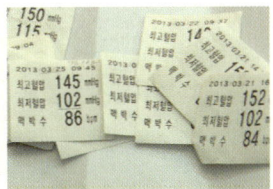

| 혈압약과 혈압 수치들

"180/100mmHg 정도 수치는 급성 고혈압으로 진단할 수 있습니다. 급성 고혈압 환자의 경우 두통이나 어지럼증, 가슴통증, 심하면 실신까지 할 수 있으며 심혈관 질환이나 뇌질환을 야기할 수도 있습니다."

강철 한의사

고혈압 약을 평생 먹어야 한다는 진단을 받고 꾸준히 약을 먹었지만 한 번 올라간 혈압은 쉽게 떨어지지 않았다.

"저희 집에 고혈압 때문에 고생하는 사람이 없는데, 결혼도 안 한 딸이 혈압이 높다 하니깐 걱정이 많이 되죠."

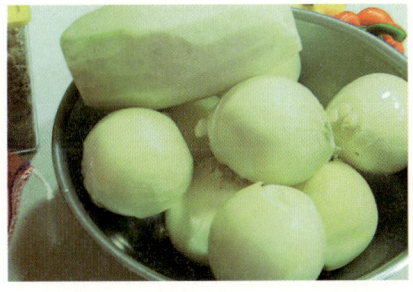 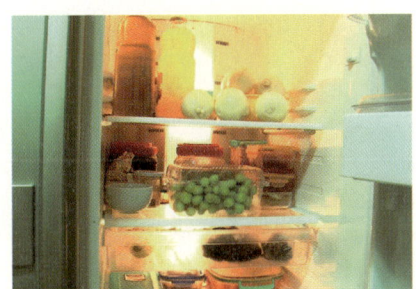

| 식탁 위의 양파 | 냉장고 안 양파

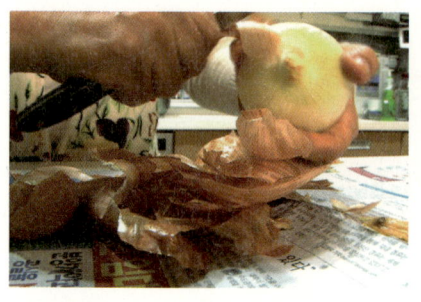
| 양파 껍질

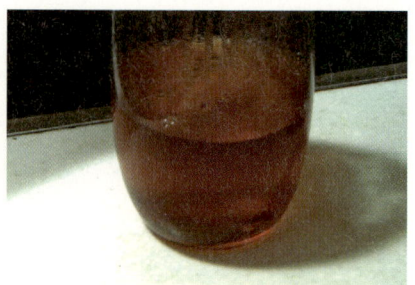
| 양파껍질 끓인 물

주방 곳곳에 보이는 양파들. 최지은씨의 어머니는 딸의 혈압을 잡아보고자 양파를 먹이기 시작했다.

그런데 양파 껍질을 정성스레 까더니 버리지 않고 모아둔다! 우리가 흔히 버리는 양파의 겉껍질을 우린다는 것! 양파 껍질의 붉은 빛깔이 고스란히 배어 나온다고 한다.

"양파 전체를 끓인 것보다 양파 껍질을 끓인 게 몸에 좋대요."

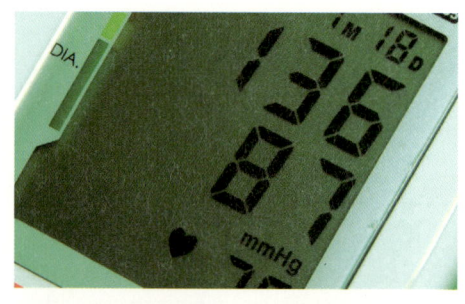

깨끗이 씻어서 말린 양파 껍질을 달인 물! 이 물로 최지은 씨는 혈압 건강을 지켜가고 있다고 했다.

| 혈압 수치 136/87mmHg 〈정상혈압 120/80mmHg〉〈고혈압 진단 140/90mmHg 이상〉

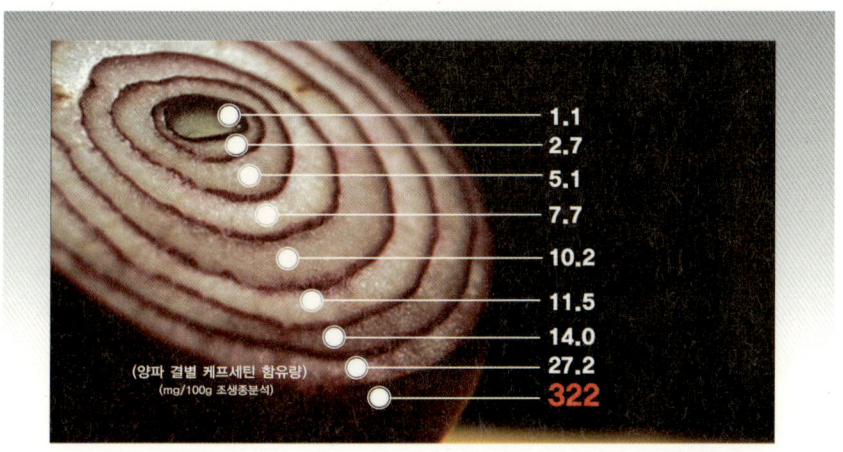

| 양파 겉껍질과 8겹

"혈압이 낮아진 게 최우선이죠. 두통에 얼굴 화끈거림, 이쪽으로 열이 많이 올랐는데 그런 게 거의 없어요."

꾸준히 양파 껍질 물을 마시면서 조금씩 혈압이 내려갔다는 최지은 씨.

정상 혈압은 아니지만 2개월 전보다 많이 좋아진 상황이었다. 그런데 과연 그녀의 믿음대로 양파 껍질이 혈압 관리에 도움이 된 것일까?

"양파 껍질에 포함돼 있는 케르세틴 물질이, 혈관의 확장과 수축을 담당하는 혈관 내피 세포 기능을 조절함으로써 혈압을 낮출 수 있는 효과가 있는 것으로 입증돼 있습니다. 또한 양파의 설폭사이드 물질이 당뇨도 낮출 수 있다고 보고돼 있습니다."

김석연 심혈관센터장

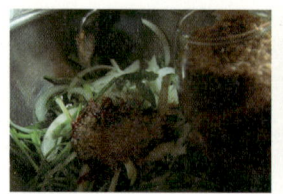 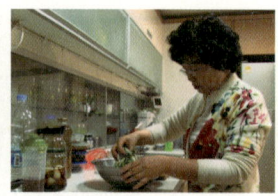 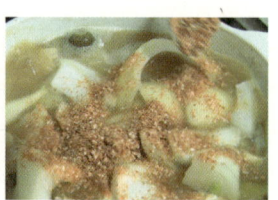

| 음식에 넣는 모습   　　　| 무치는 모습   　　　| 찌개에 넣는 모습

    양파의 겉껍질에는 혈압을 낮추는 케르세틴 함유량이 양파의 8겹을 합친 것보다 무려 4배 이상 높기 때문에 양파보다 겉껍질을 먹어야 혈압을 낮추는 효과가 높다는 것이다.
    딸의 건강을 위해 절대 버리지 않고 모아둔다는 양파 껍질! 음식의 맛을 내는 조미료도 된다고 한다.

    "양파를 쓸 때마다 껍질까지 깨끗하게 씻어서 양파 껍질을 모아둡니다. 말린 양파 껍질을 빻아서 조미료로 사용하고 있어요."

    잘 말린 양파 껍질을 곱게 빻아서 냉장 보관하면 일주일은 두고 먹어도 된다고 한다. 이 양파 껍질 가루를 무침이나 국에 넣으면 맛도 맛이지만

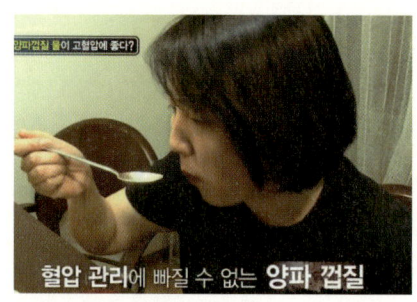 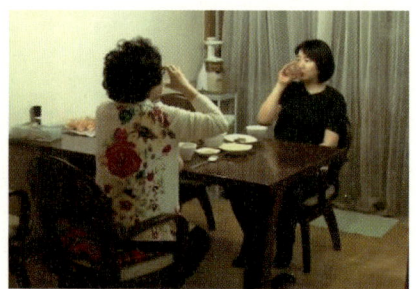

| 양파 껍질로 혈압 관리를 하는 주인공

양파의 단맛 때문에 설탕을 줄일 수 있어 좋다는데.

혈압약 대신 양파 껍질로 혈압 관리를 하고 있는 최지은 씨. 이대로 건강에 문제는 없는 것일까?

"아무래도 40~50대 고혈압 환자들에 비해서, 20~30대 고혈압 환자들의 경우에는 병을 앓아온 기간이 짧기 때문에 운동과 균형 잡힌 식생활을 통해서 훨씬 더 빨리 좋아질 수 있습니다."

강철 한의사

고혈압을 예방하려면 깨끗한 혈액과 혈관을 유지해야 한다. 지방을 녹여 피를 맑게 한다고 알려진 양파를 꾸준히 섭취하면 혈관 건강을 지킬 수 있는 것일까?

같은 양의 기름을 물과 생 양파 즙에 섞어서 분리되는 과정을 지켜본

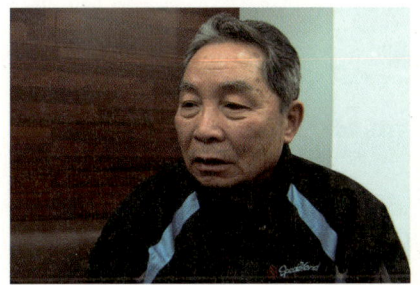

| 박진식(74)
고혈압 5년 차/혈압약 복용 중
145/85~160/95mmHg
〈정상 혈압 140/80mmHg〉

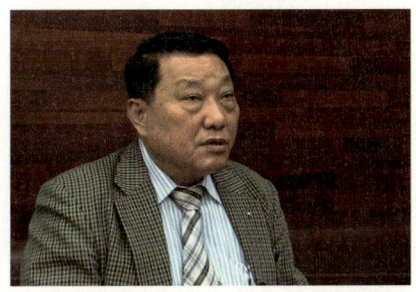

| 김삼빈(67)
당뇨 4년 차/인슐린 투여 중
식후 2시간 혈당 160~200mg/dL
〈정상 식후 2시간 혈당 139mg/dL 이하〉

결과, 물과 기름은 바로 나눠졌지만 생 양파와 기름은 한참 뒤에야 분리되는 것을 확인할 수 있었다. 즉 양파가 핏속에 있는 지방이나 혈전을 녹여 혈관건강에 도움을 줄 수 있다는 것이다.

양파 껍질 물의 효능 실험

그렇다면 이 양파 껍질 물이 혈관 질환을 앓고 있는 다른 사람들에게도 효과가 있을까? 우리는 두 명의 사례자와 실험을 해 보기로 했다.

"5년 전에 위 내시경을 하려고 갔는데, 혈압이 높아서 내시경을 못했어요. 그때 당시에 169/98mmHg이라고 하더라고요." (박진식 사례자)

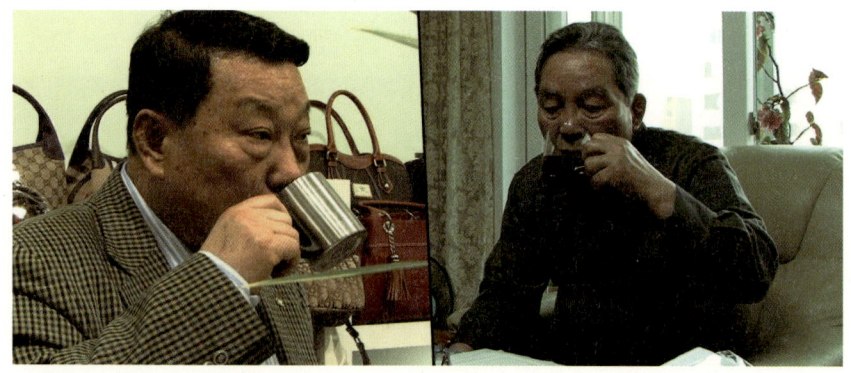

| 양파즙 복용하는 참가자들
4월 5일~12일, 8일 동안 양파즙(양파껍질 포함) 120ml를 하루 3~5회 복용
* 실험자 동의 하에 진행하였으며, 전문가와 상의하여 기존에 드시던 약과 양파즙을 함께 복용하였습니다.

"당뇨약을 먹기 시작하니까 아침에 공복혈당이 90mg/dL까지 떨어지고, 밥 먹고 나면 식후 2시간 혈당이 160mg/dL, 때에 따라서 200mg/dL까지 올라갑니다. 당뇨병으로 시력이 안 좋아지고, 상처가 나면 얼른 낫지를 않습니다." (김삼빈 사례자)

김삼빈 씨는 인슐린 주사를 맞고 있지만 식후 혈당이 200까지 오르고 있었고 박진식씨도 고혈압 약을 꾸준히 먹어왔지만 혈압 관리는 잘 되지 않고 있었다.

일주일 동안 평소에 먹던 약과 함께 양파 껍질 달인 물을 하루에 3회에서 5회 정도 마시게 했다.

"양파 즙을 마시고 나니까 두드러진 효과는 모르겠지만 저녁에 잠을 잘 때도 딴 때보다 편하게 잡니다. 배변은 틀림없이 좋아졌습니다."

실험자들 모두 몸이 좋아졌다고 느끼고 있었는데 실제로 혈관에도 효

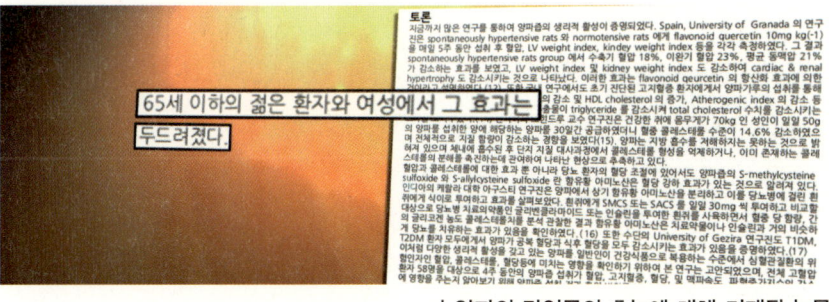

| 양파의 달인물의 효능에 대해 기재된 논문

과가 있었을까?

"김삼빈 환자는 처음에는 식전 혈당이 100mg/dL, 식후 혈당이 200mg/dL 사이였습니다. 이번에 양파즙을 먹고 나서, 물론 1~2회 검사로 정확하게 진단하기 어렵지만 식후 혈당이 150mg/dL 이하로 잘 조절되는 것 같습니다. 박진식 환자는 혈압이 160/100mmHg으로 높게 유지되던 분인데, 현재 혈압은 110/80mmHg 정도로 정상 혈압에 가깝습니다. 현재 고혈압 약을 복용 중이기 때문에 양파즙 때문에 떨어졌다고 확신할 순 없습니다."

고재기 내과전문의

고혈압, 당뇨병과 같은 성인병에 양파가 좋다는 연구 결과가 나와 있었는데 실제 서울의 한 병원에서 고혈압 환자 62명을 대상으로 양파 달인 물의 효능을 확인한 결과, 혈압이 감소하는 효과를 확인했다고 한다.

"50대 후반의 여성분이었는데 실험 전에 혈압약과 콜레스테롤 약을 드시던 분이었습니다. 한 달간 양파즙을 먹고 나서 실험 전과 후를 비교했을 때, 콜레스테롤 수치가 50mg/dL 감소했고, 수축 혈압은 20mmHg, 이완 혈압은 10mmHg 정도 감소했습니다. 혈압약과 콜레스테롤 약을 중단하는 굉장히 극적인 효과를 본 예도 있었습니다."

김석연 심혈관센터장

간단하다면 간단할 수 있는 방법이 매우 심각한 병을 잡아주기도 한다.

그러나 중요한 것은 건강한 생활 습관과 함께 하는 꾸준한 약 복용일 것이다.

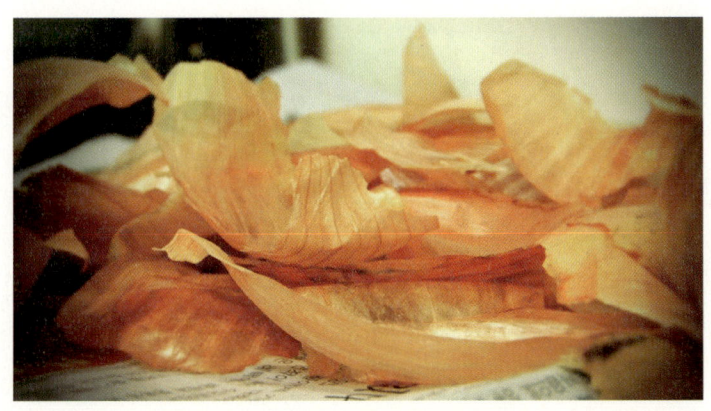

귀리

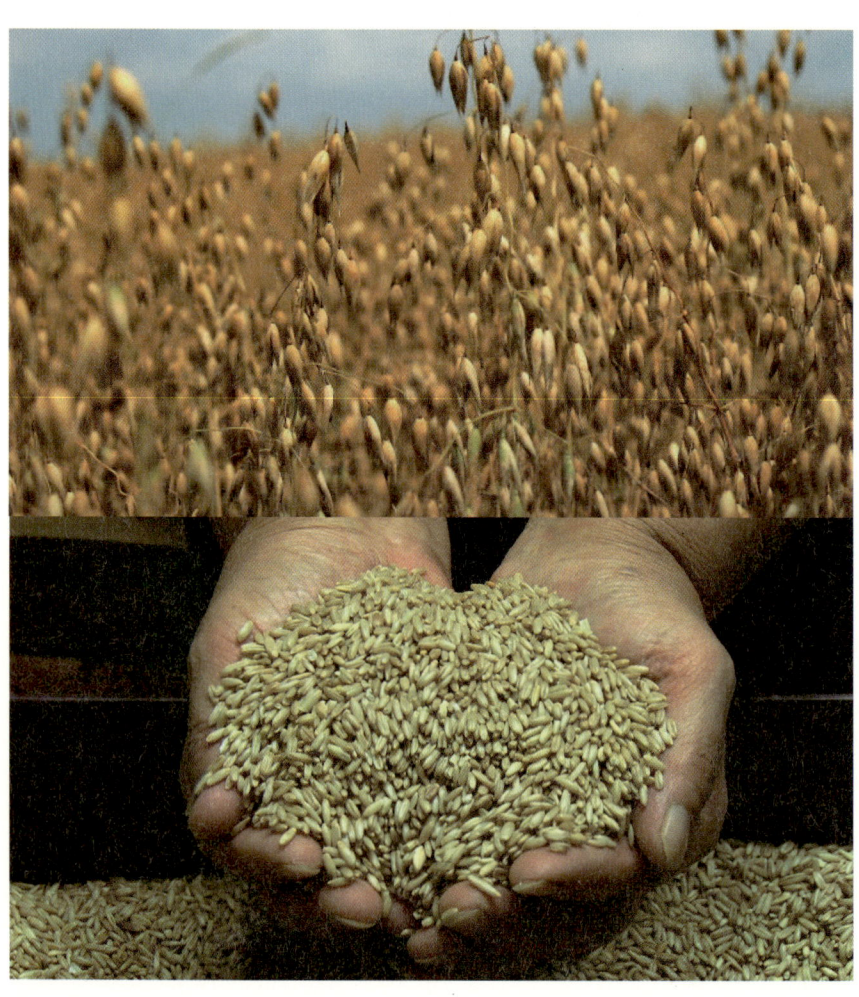

혈압 약을
대신한
특별한 곡물

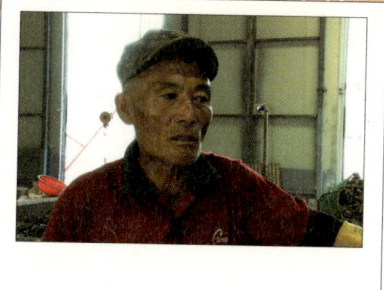

경상남도 통영시. 든든한 바다를 삶의 터전으로 삼고 살아가는 이곳 사람들. 그런데 이곳에서 특별한 곡물로 건강을 되찾은 주인공이 있다.

이제 막 수확이 시작된 굴 작업 현장. 싱싱한 굴의 알맹이를 분리하는 작업으로 모두들 손이 분주해 보였는데. 이들 속에서 비지땀을 흘리며 작업에 열중하고 있는 탁장호 씨! 예순이 넘는 나이에도 불구하고 체력을 많이 요하는 작업을 거뜬히 소화해 내고 있었는데 그에겐 어떤 사연이 있는 것일까?

"몇 년 전엔 몸이 안 좋아서 일하는데 상당히 힘들었어요. 못 움직이게 될까 봐 한스러운 그런 것도 너무 심각했고요. 의사가 화를 내더라고요. '당신 고혈압 알아요?' 큰일 날

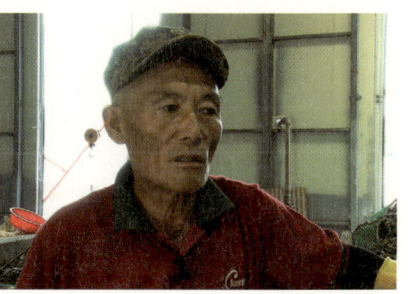

| 굴 포대 주인공

사람이라고 빨리 약 타 먹으라고 그러더라고요."

몸에 이상을 느꼈지만 뒤늦게야 병원을 찾았다는 탁장호 씨.

"어느 날 거울 보니까 이게 많이 튀어 나왔어요. 터질 것 같았어요. 뒷목이 갑자기 이상하고 이런 거죠. 이런 일이 없었거든요. 열이 나는 것 같고. 밥을 먹질 못하겠더라고요. 밥이 안 넘어가요. 그래서 뭔가 이상하다 싶었죠."

온몸에 힘이 없고 뒷목이 당기는 등 평소에는 느끼지 못했던 이상한 증세들이 계속 그를 따라다녔다. 자칫 고혈압 증상을 무심코 넘길 경우 위험한 상태에 이를 수 있다고 한다.

"혈압이 140/90mmHg 이상 지속되다 보면 혈관에 문제가 생기죠. 머리에 생기면 중풍이나 뇌졸중이 되고, 심장에 생기면 심근경색이나 협심증이 되고. 만성 합병증까지 나타나면 무섭게 되는 거죠."

최진욱 내과전문의

지난 30년 간 굴 작업 현장에서 고된 일도 거뜬히 해내며, 건강 하나에는 그 누구보다 자신이 있었다는 탁장호 씨. 때문에 갑자기 찾아온 고혈압은 그의 어깨를 강하게 짓눌렀다. 뒤늦게 운동을 시작하며 건강관리에 힘썼지만, 상태는 쉽게 호전되지 않았다.

"종합검진을 해보니까 당이 있고, 고지혈증까지. 합병증 때문에 돌아가신 분들 많이 봤습니다. 간이 철렁했었죠. 이러다가 저한테도 합병증이 오지 않을까 생각했었죠. 병원 한 번도 안 가보고 건강한 사람이 갑자기 고혈압이라고 하니까 마음이 많이 괴로웠어요."

그를 지켜보는 가족의 염려는 점점 커졌고, 더 이상의 합병증을 막기 위해서라도 고혈압 약을 복용할 수밖에 없었다.

"이걸 한 번 먹으면 평생 먹어야 한다는 중압감에 부담스러웠어요. 그런데 지금은 혈압약을 안 먹은 지가 6~7개월 됐어요. 혈압약을 먹지 않아도 지금은 정상입니다."

3년 동안 먹어왔던 고혈압 약을 이제 더 이상 먹지 않게 됐다는 탁장호

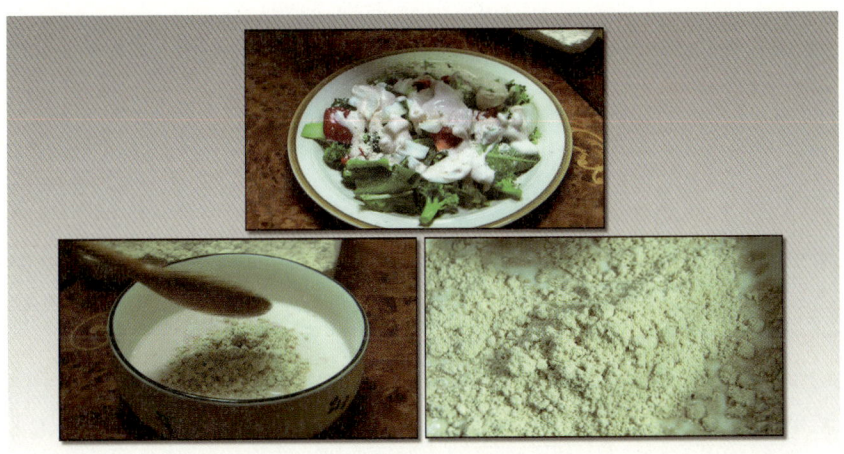

| 귀리 가루 넣는 모습

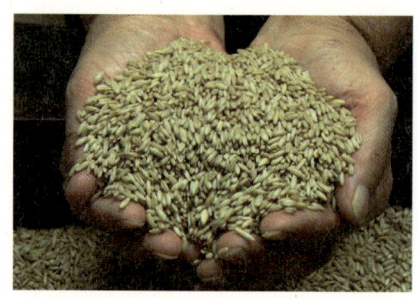 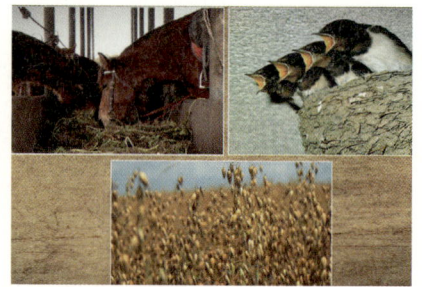

| 가축, 새 먹이로 쓰였던 귀리

씨. 그렇다면, 고혈압 약을 끊게 만든 대단한 비법은 과연 무엇일까?

그런데 식사를 준비하는 주방에서 계속 쓰이고 있는 노란 가루! 여러 음식에 정체 불명의 노란 가루가 계속 들어가고 있었다.

"이게 우리 남편의 고혈압을 잡아준 곡물가루입니다."

노란 빛을 띠면서 길쭉한 겉모양이 마치 도정되기 전, 벼의 낱알처럼 생겼는데. 이것은 대체 무슨 곡물일까?

"쌀보다 귀한 우리 집에선 없어선 안 될 곡물, 귀리예요. 쌀 없이는 살아도 귀리 없이는 못 살 것 같아요."

귀리는 벼 과에 속하는 이년생 초본식물로 겉껍질이 단단하며 잘 벗겨지지 않는 것이 특징이다. 현재 귀리 생산의 90% 이상이 전북 지역에서 이뤄지고 있는데, 국내에 처음 보급 된 것은 고려시대에 원나라 군대의

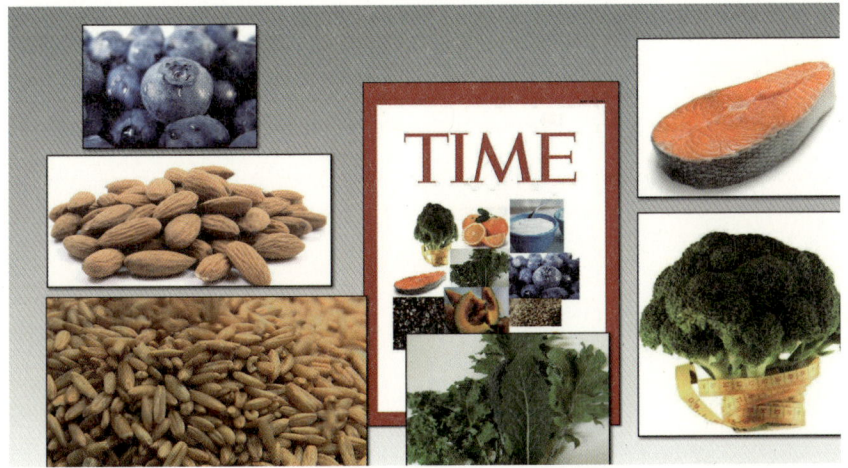

| 타임지가 선정한 10대 건강식품 중 하나인 귀리

말 먹이로 가져온 게 시초라고 한다.

실제로 참새가 잘 먹기 때문에 연맥이라고 불린다. 귀리는 대부분 가축의 사료로 쓰이며 그 가치가 많이 알려지지 않았는데, 최근 미국 타임지가 블루베리, 아몬드, 연어 등과 함께 영양성분이 뛰어난 귀리를 세계 10대 건강식품으로 선정하며 주목 받기 시작했다.

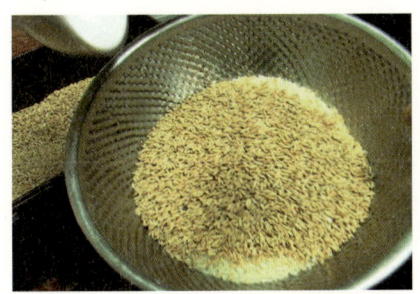

| 쌀과 함께 섞어 밥을 짓는다.

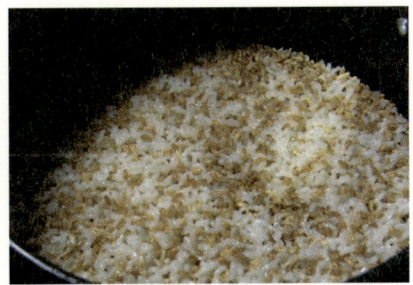

| 밥 완성

그런데 탁장호 씨는 어떻게 해서 귀리를 먹기 시작했을까?

"아는 지인이 소개를 했어요. 처음엔 이게 무슨 약도 아니고 곡물인데, 이게 내 몸에 맞을까 반신반의 했죠. 답답한 사람이 먼저 우물 판다고 내가 일단 몸이 안 좋으니까 먹어보자고 생각해서 먹기 시작했죠."

평생 고혈압 약을 먹어야 한다는 중압감에 시달려야 했던 탁장호 씨. 밑져야 본전이라는 심정으로 귀리를 먹기 시작했다고 한다. 우선 밥을 지을 때 귀리와 쌀을 섞어서 밥을 했다.

"씹히는 게 톡톡 튀니까 부드럽게 하려고 쌀과 섞어요. 먹기도 좋고 하니까 섞어서 해 먹어요."

쌀을 섞어 지은 밥. 귀리 특유의 구수한 향과 담백한 맛이 더해져 밥맛을 좋게 한다고 한다.

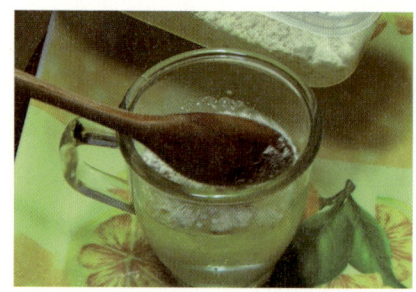 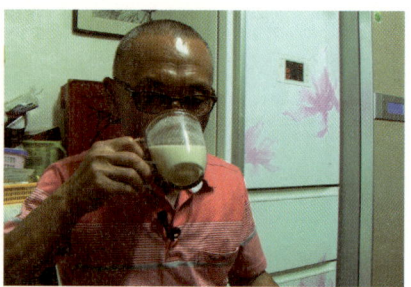

| 귀리 가루 우유에 타서 마시는 모습

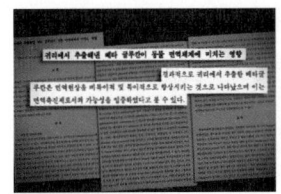 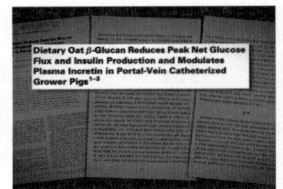 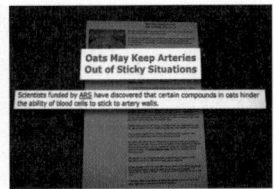

| 귀리 관련 논문들

"이 귀리 자체가 쌀처럼 도정이 잘 안되니까 거칠어요. 이걸 먹으면 약간 톡톡 튀는 맛이 특이해요."

그는 이 귀리를 섞은 밥으로 혈압을 바로잡은 것일까?

"사실 제가 이렇게 매번 챙겨먹어야 하는데, 직업상 어쩔 수 없이 한 끼 밖에 못 먹어요. 그래서 따로 하는 방법이 있어요."

그것은 바로 볶은 귀리 가루를 물이나 우유에 타서 수시로 마시는 방법이었다. 이른 새벽부터 일터에 나가 있는 직업 특성상 귀리 가루를 탄 물을 하루에도 서너 번씩, 특히 공복 중에 꼭 챙겨먹는다고 한다.

탁장호 씨는 귀리 섞은 밥과 귀리 가루를 먹으면서 고혈압의 공포로부터 벗어날 수 있었다고 하는데. 그렇다면, 귀리에는 어떤 성분들이 들어있는 것일까?

실제로 귀리 속에 함유된 유용한 성분들에 대한 연구는 계속해서 보고되고 있다.

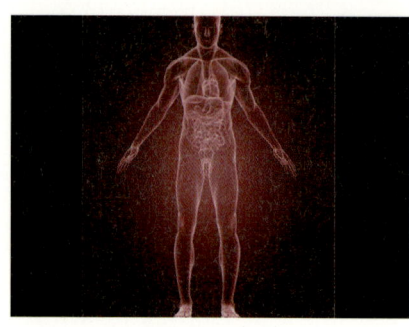
| 귀리 성분이 혈관에 인체CG

하루에 3g의 귀리를 한 달간 복용할 경우 혈액 속의 나쁜 콜레스테롤을 낮춰준다는 연구 결과는 물론, 귀리에 함유된 일부 성분들이 혈관 질환 개선에 도움을 줄 것이라고 미국 연구팀이 발표한 바 있다.

"귀리에는 수용성 식이섬유인 베타글루칸이 있는데요. 이는 혈당과 혈중 콜레스테롤을 감소시키는 효능이 있습니다. 주목할 만한 것은, 혈관 질환에 도움을 주는 칼륨 함량이 다른 곡물보다 많이 들어있어 체내 나트륨을 배출해주고 혈압의 상승을 막는데 도움을 준다는 점입니다."

변정수 가정의학과 전문의

체내에 칼륨이 부족하게 되면 골밀도 감소는 물론 고혈압의 원인이 된

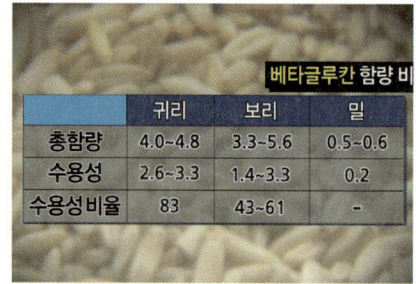
| 귀리, 칼륨함량 | 베타글루칸 함량 비교

다. 그렇다면 귀리에는 나트륨의 배설을 증가시킨다는 칼륨이 얼마나 들어있다는 것일까?

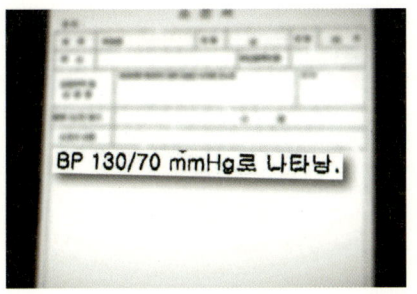
| 현재 진단서 130/70mmHg

실제로 귀리는 다른 곡물에 비해 다량의 칼륨을 함유하고 있었는데, 뿐만 아니라 혈중 콜레스테롤을 감소시키고 혈압을 낮추는데도 효과적인 베타글루칸도 풍부한 것으로 나타났다.

귀리를 먹으면서부터 고혈압 약을 끊고, 예전의 건강을 되찾았다고 주장하는 탁장호 씨.

현재 그의 혈압 수치는 130/70mmHg 더 이상 혈압약을 먹지 않고도 정상에 가까운 수치를 유지하고 있었다.

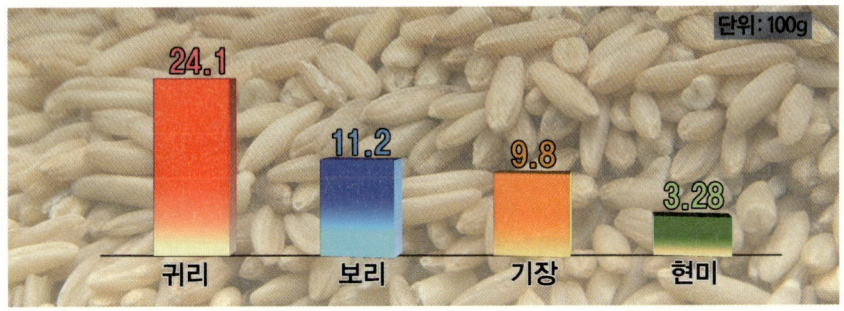
| 귀리의 식이섬유 함유량

"3개월, 6개월 먹을 때마다 다르고 계속 좋아졌어요. 혈압뿐만 아니라 모든 몸이 엄청 좋아진 상태예요."

탁장호 씨의 혈압을 낮춘 고마운 곡물, 귀리. 귀리에는 또 다른 효능이 있다고 하는데!

극심한 변비로 고생이 이만 저만이 아니었다는 이웃 어르신은 귀리 가루 물을 마신지 3일도 안 돼 만성변비에서 벗어날 수 있었다고 한다.

"관장시키고 이러는데 심할 때는 7~8일은 안 나오니 이러다 죽겠다 싶었어요. 그만큼 욕 많이 봤는데 이거 먹으면서는 병원 약은 아예 안 먹고 변을 잘 봐요." (이웃 어르신)

정말 귀리가 할머니의 변비에도 도움을 준 것일까?

실제로 귀리는 식이섬유 함유량 또한 다른 곡물이나 과일에 비해 월등히 높은 것으로 나타났다.

"이렇게 다량 함유된 식이섬유는 배변을 자유롭게 하고 장에 자극을 덜 주고 장을 건강하게 해줍니다."

변정수 가정의학과 전문의

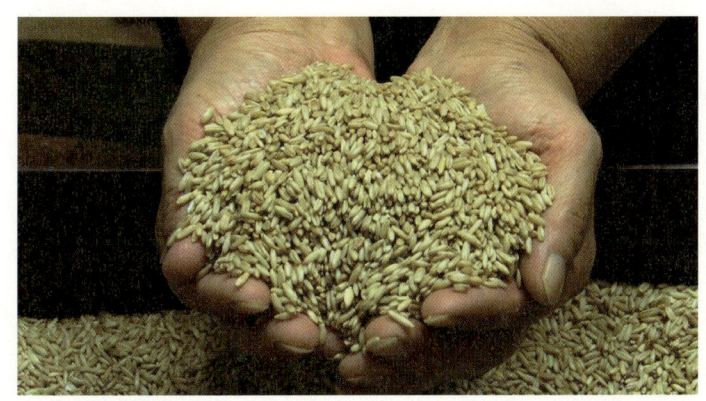

대추

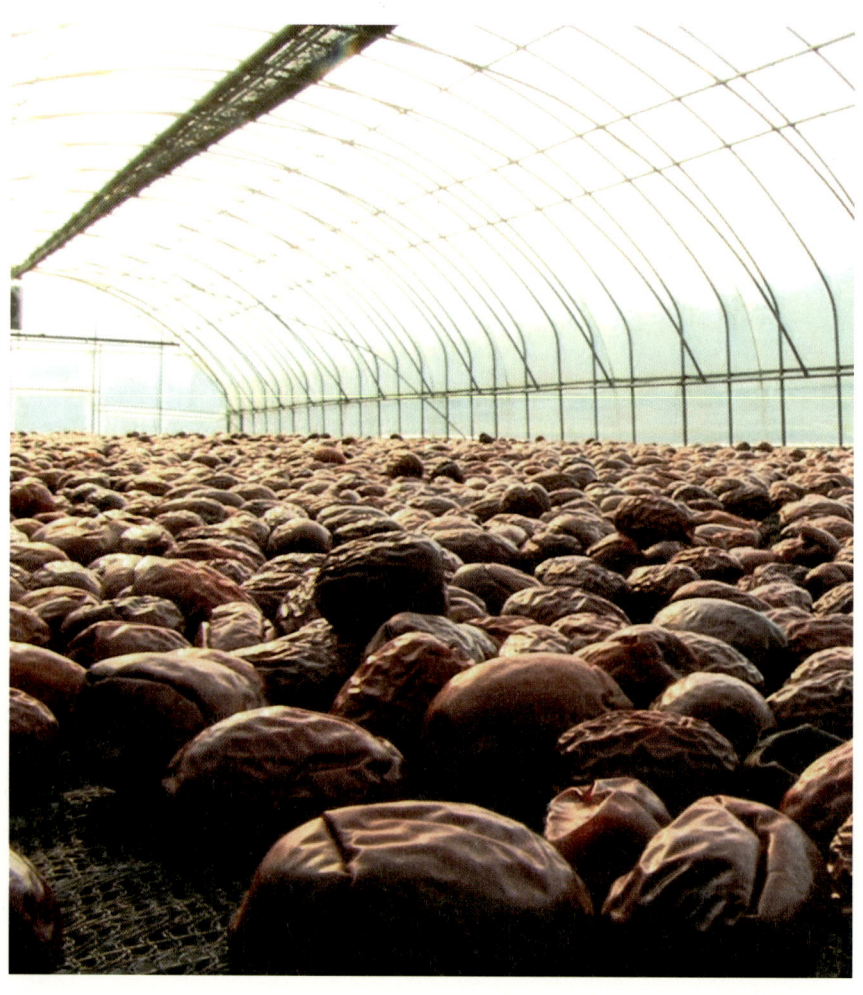

약 없이 고혈압을 극복하다!

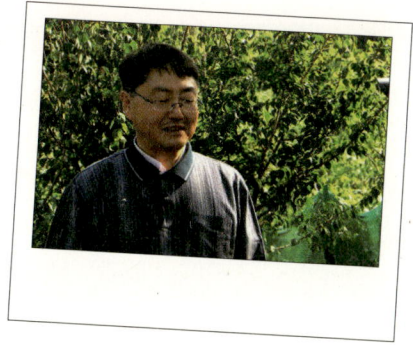

충북 보은의 한 마을. 말린 대추로 혈압을 극복했다는 주인공이 있다.

"몸에 이상증세가 많았어요. 아파트 계단 올라갈 때도 숨이 너무 차고 뒷골도 좀 당기고. 또 힘든 일 하면 쉽게 피곤도 느끼고, 그래서 보건소 가서 혈압을 재봤더니 165mmHg까지나 나오는 거예요."

정상수치를 훌쩍 넘은 수치 고혈압이었다.

세계보건기구의 통계에 따르면 고혈압은 전 세계 성인인구 3명 중 1명이 앓고 있을 정도로 대표적인 성인 질환이자 만병의 근원으로도 알려져 있다.

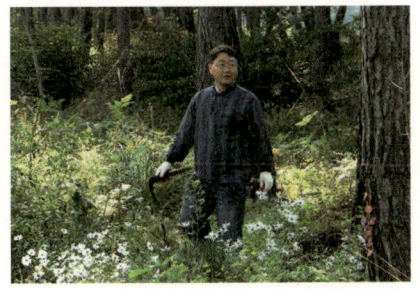

| 주인공 사진

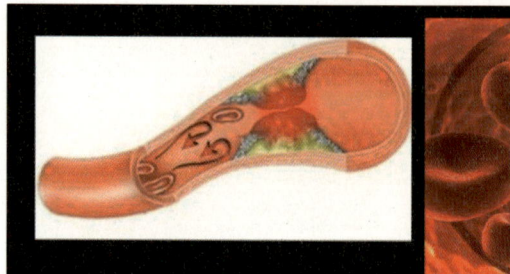 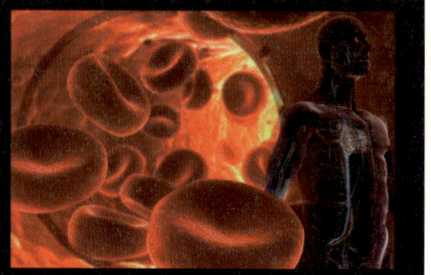

| 고혈압 설명CG

"고혈압은 전조증상이 없기 때문에 '소리 없는 살인자'라고 보통 우리가 얘기를 하는 거죠. 심근경색이라든지 심부전이라든지 혹은 뇌경색이라든가 이런 위험한 합병증을 초래하기 때문에 우리가 당연히 혈압이 위험하다고 얘기를 하는 겁니다."

김영민 내과전문의

류호정 씨 역시 3년 전 가만히 앉아있기만 해도 불편할 정도로 고혈압 증세가 심각했었다고 한다.

"주변에 길에서 절뚝절뚝 걸으면서 다니시는 어르신 분들 보면 뇌출혈이나 뇌경색을 겪으셨던 분들이거든요. 그런 분들 보면서 혹시 내가 저렇게 되지는 않을까 걱정이 돼서 술과 담배도 끊고 이러면서 관리를 해왔습니다."

관리를 하며 더 지켜보기로 했지만 좀처럼 떨어지지 않았다는 혈압. 가족들의 걱정은 날로 커져만 갔다.

"말로 표현을 못하죠. 자식이 아플 때는 그렇게 가슴이 아릴 수가 없고 속상한 마음을 모두 말할 수가 없었어요."

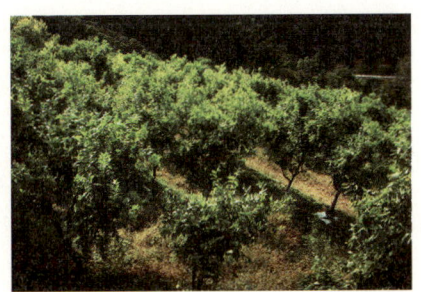
| 대추나무

그랬던 그가 지금은 농장 일도 거뜬히 할 정도로 건강해졌다고 한다. 그의 혈압을 잡아준 비법은 무엇일까?

"대추입니다."

흔히 차례상에 올리거나 폐백을 할 때 자손의 번창을 상징하는 의미로 던져 주는 대추! 어떻게 이 대추가 고혈압을 극복하게 해준 특별한 치유제가 될 수 있었을까?

"대추는 우선 접하기가 쉬웠고, 고혈압 치료를 위해서 특별히 약 처방을 받아서 약을 먹은 적이 없었고 주로 많이 먹은 게 대추였거든요. 그래서 이 대추를 오랫동안 먹은 것이 혈압을 낮추는 그런 역할을 하지 않았을까, 저는 그런 생각을 합니다."

한의학에서 대추는 몸을 따뜻하게 해주는 효능이 있는 것으로 알려져 있고 〈동의보감〉에는 대추가 속을 편안하게 해준다고 기록되어 있다.

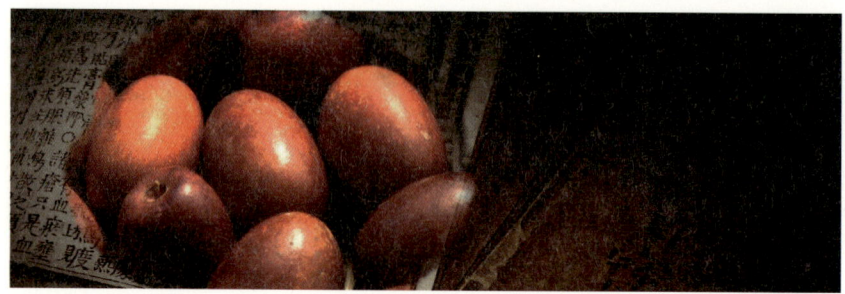
| 〈동의보감〉에 기록된 대추

그렇다면 대추에 혈압을 낮추는 성분도 있는 것일까?

"대추에는 칼륨이 풍부하기 때문에 우리 몸 속에 나트륨을 배출시켜 주고 콜레스테롤 같은 나쁜 이물질을 없애주는 효과가 있습니다. 사포닌이나 비타민P 같은 성분은 혈압을 낮출 뿐만 아니라 모세혈관을 튼튼하게 하면서 동맥경화를 예방하기 때문에 중풍을 예방하거나 혈압을 낮추는데도 도움이 되는 겁니다."

이광연 한의사

가을 햇살을 그대로 머금고 있는 대추. 이 대추로 고혈압을 극복했다는 류호정 씨.

"생 대추는 먹는 기간이 한정되어 있어요. 오랫동안 보관을 못하기 때문에 긴 시간 동안 먹을 수 있는 방법으로 이걸 먹어왔습니다."

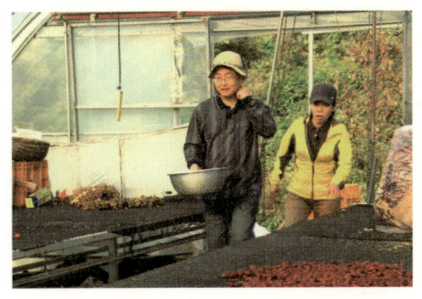 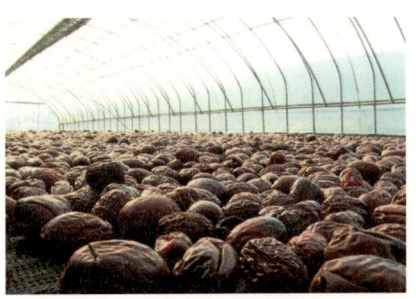

| 비닐 하우스 | 안에서 대추를 말리는 모습

그를 따라가 보니 뜨겁게 내려 쬐는 태양을 벗 삼아 대추를 말리는 작업이 한창이었다.

"좋은 가을 햇볕에 잘 말린, 고혈압을 잡은 보약! 대추입니다."

하루에 말린 대추만 100여 개씩 먹었다는 류호정 씨. 자신의 건강을 위해서 말릴 때도 특별한 방법을 더했다는데.

"기계로 찌는 것 대신에 자연 햇빛에 오랫동안 건조를 하면, 원래 가지고 있던 좋은 성분들이 파괴가 안 되고 유지가 되면서 마르죠. 그런데 이게 쉬운 일은 아니에요. 대추들이 햇볕을 받는 쪽하고 안 받는 쪽하고 그늘진 데는 건조가 덜 되니까 자주 이렇게 뒤집어 줘야 돼요."

류호정 씨는 생 대추는 수확하면서 몇 개 정도 먹는 것일 뿐, 보관해서 두고두고 먹을 수 있는 말린 대추가 자신의 혈압을 낮췄다고 굳게 믿고

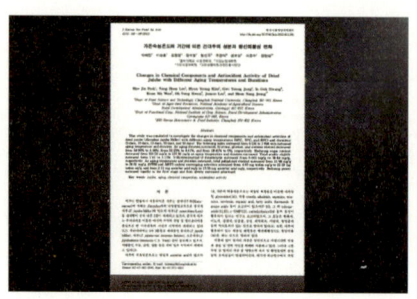 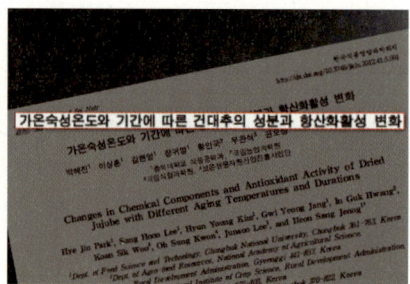

| 대추의 효능에 대해 발표된 논문들

있었다. 그렇다면 말린 대추와 생 대추의 효능에는 어떤 차이가 있는 것일까?

우리는 한 연구결과를 통해 흥미로운 사실을 확인할 수 있었는데, 대추를 말리면 혈압을 낮추는 폴리페놀 성분이 증가한다는 것이었다!

또한 나트륨을 배출시켜 혈압을 낮추는 칼륨 성분이 생 대추에 비해 약

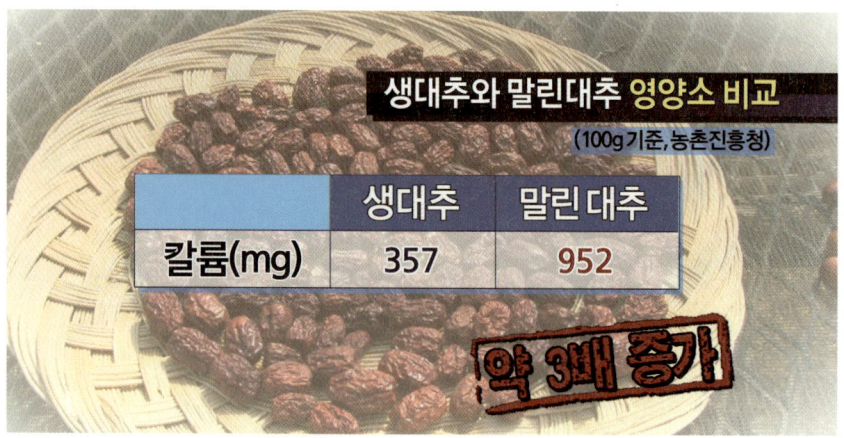

| 생 대추, 말린 대추 성분 비교

3배 가량 많은 것을 확인할 수 있었다.

그렇다면 그는 말린 대추를 그냥 군것질 먹듯 먹는 방법 외에 또 어떤 식으로 활용해 왔을까?

먼저 차로 만들어 자주 마셨다고 하는데 여느 대추차와 달리 특별히 말린 재료가 더 들어간다고 한다.

"말린 대추하고, 이거는 우리 농장에서 캔 당귀 뿌리 말린 겁니다. 대추는 입맛에 맞게 넣으면 돼요. 담백한 맛을 좋아하는 분은 조금 덜 넣으시고 진하게 단맛을 좋아하시는 분들은 좀 더 넣으시고. 그건 어떻게 정해진 양이 없고 끓여보시면 압니다."

대추는 잘 우러나도록 칼집을 낸 후에 말린 당귀 뿌리와 함께 넣고 끓여주는데 물이 반까지 줄 정도로 푹 끓여야 대추와 당귀 뿌리의 영양소가 고스란히 담긴 대추차가 완성된다고 한다.

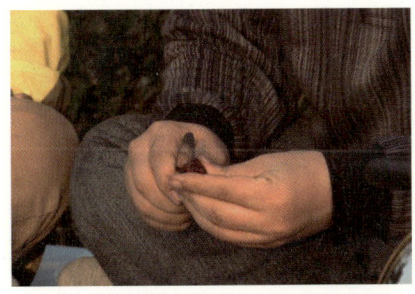
| 잘 우러나도록 대추에 칼 집 낸다.

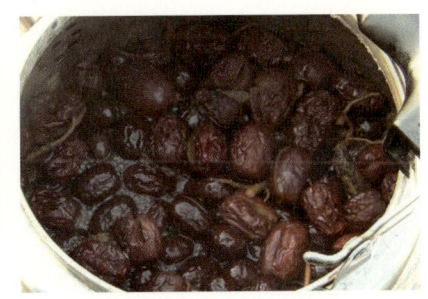
| 끓는 대추 차

그렇다면 류호정 씨가 즐겨먹었다는 대추당귀차는 고혈압에 어떤 영향을 끼쳤을까?

"상당수의 고혈압 환자들은 깊은 잠을 못 자거나 긴장을 많이 병이 올 수 있거든요? 이런 사람들한테는 당귀나 대추가 들어가서 차로 드시더라도 긴장을 풀어주고 말초 혈액 통과를 좋게 하면서 혈압을 떨어뜨릴 수 있기 때문에 꾸준히 드시면 효과가 있을 수 있습니다."

김달래 한의사

대추를 먹는 또 하나의 방법, 말린 대추를 듬뿍 넣은 토종닭백숙이다.

"닭백숙에는 인삼이 꼭 들어가잖아요. 그러면 인삼의 강한 맛을 대추가 정화시키고 향도 좋고 맛도 좋고. 비릿한 닭 냄새를 제거하니까 대추를 많이 넣고 하는 거예요."

말린 대추는 닭백숙에 꼭 들어가는 재료 중 하나로 꼽는데, 이렇게 음

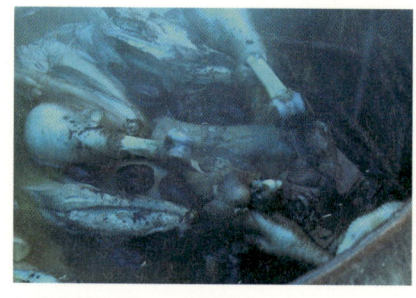
| 가마솥에 끓는 토종닭백숙

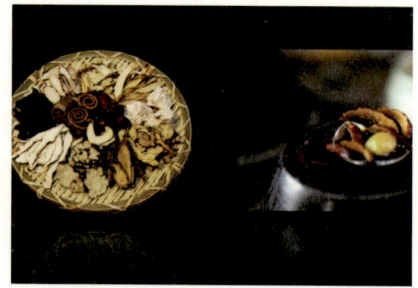
| 십전대보탕, 쌍화탕 이미지

식뿐 아니라 여러 가지 약재들을 조화시켜주는 작용이 뛰어나 십전대보탕이나 쌍화탕과 같은 여러 탕약에도 약방의 감초처럼 절대 빠지지 않는다고 한다.

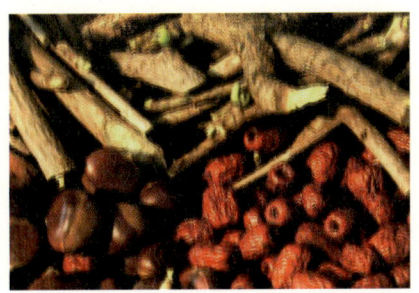

| 각종 한약재

맛은 물론 건강을 지키는 효자 노릇을 톡톡히 한다는 말린 대추. 그런데 류호정씨는 닭은 먹지 않고 백숙 속에 들어있는 대추만 쏙쏙 골라 먹는데?

"대추가 빨아들인 백숙 국물이 특히 일품이에요. 보통 닭백숙 하면 대추는 나오는 독을 빨아먹은 나머지라고 해서 버려요. 안 먹더라고요. 그런데 그렇지 않아요."

오가피와 인삼 등 각종 한약재가 들어가는 닭백숙. 대추는 이 한약재의 독성을 중화시키는 작용을 하기 때문에 백숙에 들어간 대추를 먹으면 안된다는 건 근거 없는 말이라고 한다.

이렇게 약 한 번 먹지 않고 오로지 말린 대추만 꾸준히 먹었다는 류호정 씨. 그는 말린 대추가 자신의 건강을 되찾게 한 비법이라고 했다.
그렇다면 현재 그의 혈압은 어느 정도 일까? 3년 전 165mmHg까지 치솟았다는 혈압! 과연 지금은?

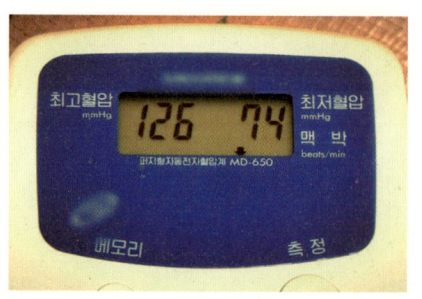

| 혈압 결과

126mmHg.

아직 정상을 살짝 웃도는 수치이긴 하지만 확실히 전보다 많이 떨어진 걸 확인할 수 있었다.

"머리가 띵하던 증세도 없어졌고 또 피로를 자주 느끼던 것도 거의 안 느끼게 되고. 그래서 해마다 고혈압 수치가 10mmHg 정도씩 내려가게 된 계기가 바로 이 말린 대추 때문이 아닐까 그렇게 생각합니다."

하지만 말린 대추가 아무리 좋다고 해도 누구나 무턱대고 많이 먹으면 안 된다고 한다.

"평소에 음식물을 먹었을 때 헛배가 부르고 가스가 찬다는 느낌을 받는 분들은 대추를 적게 드시는 게 좋겠습니다. 당뇨를 가지신 분들 역시 대추를 적게 드시는 게 좋겠고 또 대추는 열량이 높기 때문에 체중이 많이 나가거나 비만인 사람들 역시 피하시는 것이 좋겠습니다."

이광연 한의사

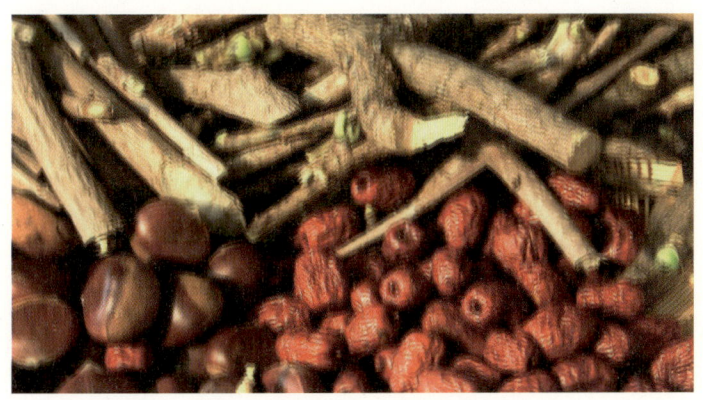

감국

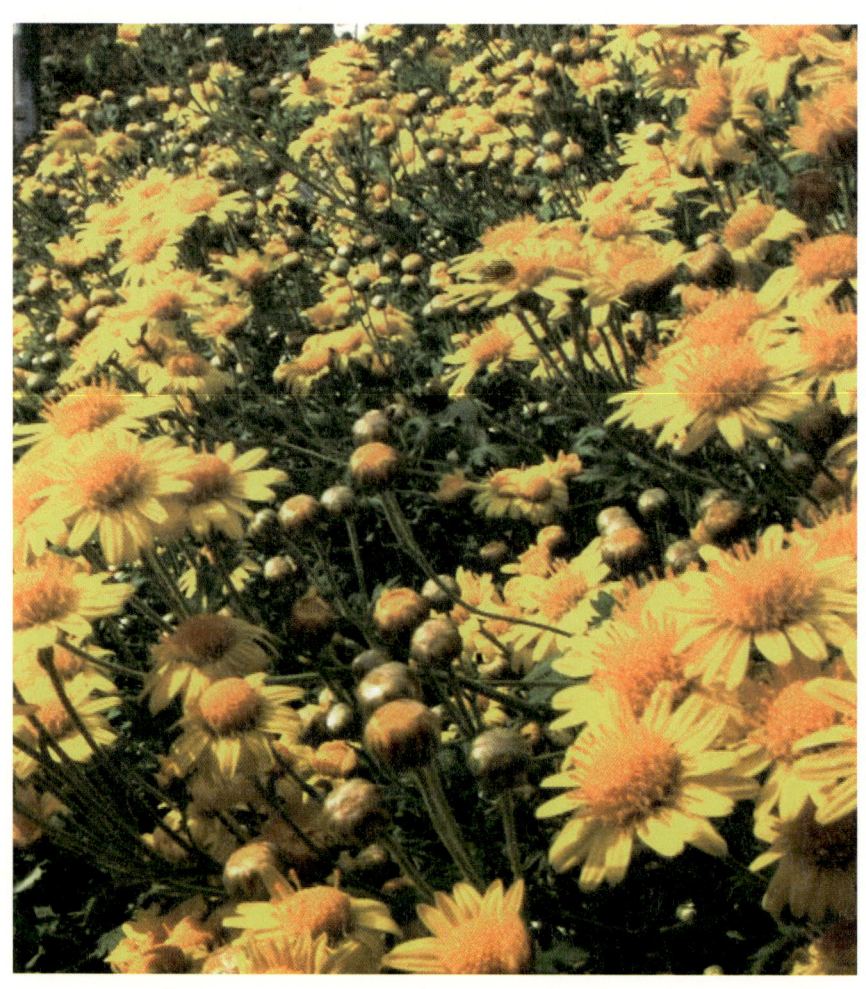

노란 색 꽃으로
혈압을 잡다

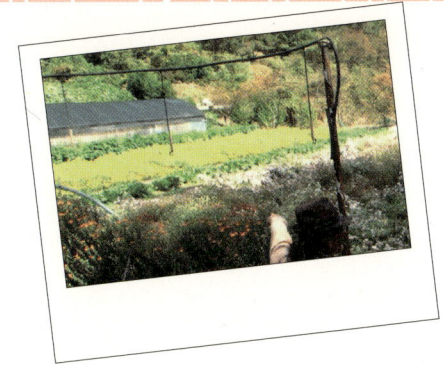

　경남 창원의 한 산골마을. 사람의 흔적을 찾아볼 수 없는 그야말로 첩첩산중인 이 곳에 특별한 노란색 음식으로 병이 나았다는 주인공, 권병림 씨가 살고 있다.

　"아침에 일어나면 피곤하고. 그리고 계속 의욕이 없다 해야 되나, 일을 하면서도 피곤하고 그랬어요."

　4년 전, 그의 몸에 적신호가 왔다는데. 만성 피로로 늘 몸이 무겁고 뒷골이 당기는 증상이 자주 나타났다고 한다.

　"동네 병원에 갔더니 다른 데는 이상이 없고 혈압이 150mmHg 정도라 그래요."

　병원에서 내린 진단은 고혈압. 당장 약을 먹고 관리가 필요할 만큼 상태가 좋지 않았다. 사실 그의 건강이 갑자기 무너지게 된 데는 가슴 아픈 사연이 있었다. 6년 전 사업이 크게 실패하면서 몸도 마음도 무척 힘들었다고 한다.

"차라리 죽었으면 좋겠다는 생각을 했어요. 내 스스로 용기가 없어서 여기서 보면 접속산 이라고 있어요. 한 발만 디디면 그대로 (저승으로) 가는 데가 있어요. 소주를 한 병 사고 갔는데 아무리 생각해도 용기가 없어서 도로 내려왔거든요. 죽을 용기도 없고 그렇다고 어떻게 할 수도 없고, 사는 대로 사는 거예요. 삶의 목적이 없었으니까요."

하지만 그는 가족을 위해 다시 힘을 내 지금 이곳으로 귀농을 했다. 당시만 해도 아무것도 없는 황무지였던 산을 밭으로 만들고, 손수 집을 지었다. 하지만 건강에는 다소 소홀했다는 권병림 씨. 그러던 중 생각지도 못한 고혈압 진단을 받은 것이다.

"덜렁 죽는 병도 아니고, 마누라 애 먹이면 큰일일 것 같더라고요. 처방 대로 약을 먹기 시작했어요. 그러니까 좋아지더라고요."

그러나 매일 약을 챙겨 먹는 것은 생각보다 귀찮고 쉽지 않은 일이었다.

"4~5년 정도 먹었죠. 그런데 올 봄부터 약을 끊었어요. 어느 날부터 약을 잊어버리고 안 먹을 때도 있고 그런데도, 몸에 아무런 이상이 없는 거예요. 약을 버려도 되겠다고 마누라가 놀라는 거예요. 그때부터 안 먹기 시작했어요."

고혈압 약을 끊고도 건강하게 생활 할 수 있는 비법이 바로 노란색 물에 있다고 하는데. 건강을 위해서 매일 빼놓지 않고 수시로 마셨다는 노란색 물! 보리차보다는 연한 빛깔인데 달짝지근하면서 구수한 향이 난다.

과연 고혈압에 도움이 된, 이 노란색 물의 정체는 무엇일까?

오로지 가을에만 볼 수 있다는 귀한 꽃! 10월 말부터 활짝 피는 감국이다.
감국은 가을의 대표적인 꽃인 국화종의 하나로 국화 중에서도 유일하게 독성이 없어서 식용이 가능하다고 한다. 예로부터 감국은 약성도 뛰어나 한방에서는 약재로도 사용했다고 한다.

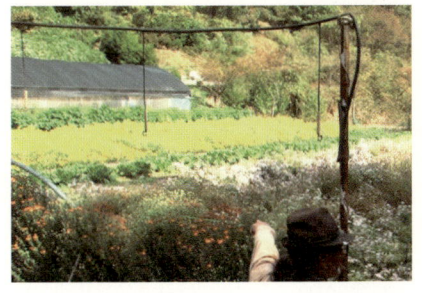
| 노란 꽃 밭

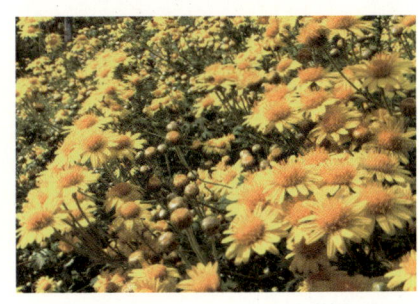
| 감국

"〈동의보감〉에서는 이렇게 들국화하고 감국을 비교 했는데, 감국은 주로 보면 머리가 어지럽거나 눈이 어둡거나, 특히 눈이 침침하거나 눈물이 나거나 이럴 때 사용했고요. 또 장기간 복용하면 노화를 방지하면서 장수를 돕는 효과도 있다고 되어 있습니다."

김달래 한의사

감국은 쓰임새가 다양한데 줄기는 말려서 베개에 넣으면 두통에 효과가 있다고 알려져 있고, 꽃송이는 차나 음식으로 이용해 먹는다고 한다.

감국을 늘 곁에 두고 먹기 위해 직접 기르고 있다는 부부.
처음에는 감국이 아닌 다른 종류의 국화를 잘못 키우기도 하면서 우여곡절을 겪었다고 한다.

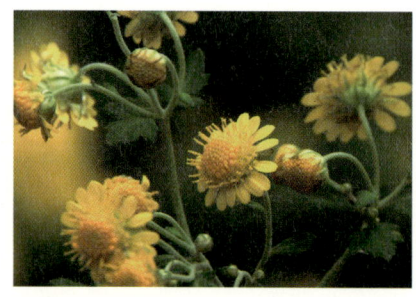
| 산국

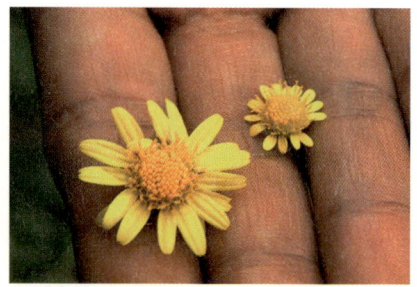
| 감국과 산국 비교

보통 감국으로 많이 착각하는 꽃이 야생에 피는 산국인데 감국은 산국보다 꽃송이가 크고, 꽃잎이 덜 촘촘한 편이다. 감국 이외의 다른 국화 종류는 관상용이나 염색용으로 사용되는데 독성이 있기 때문에 특별한 법

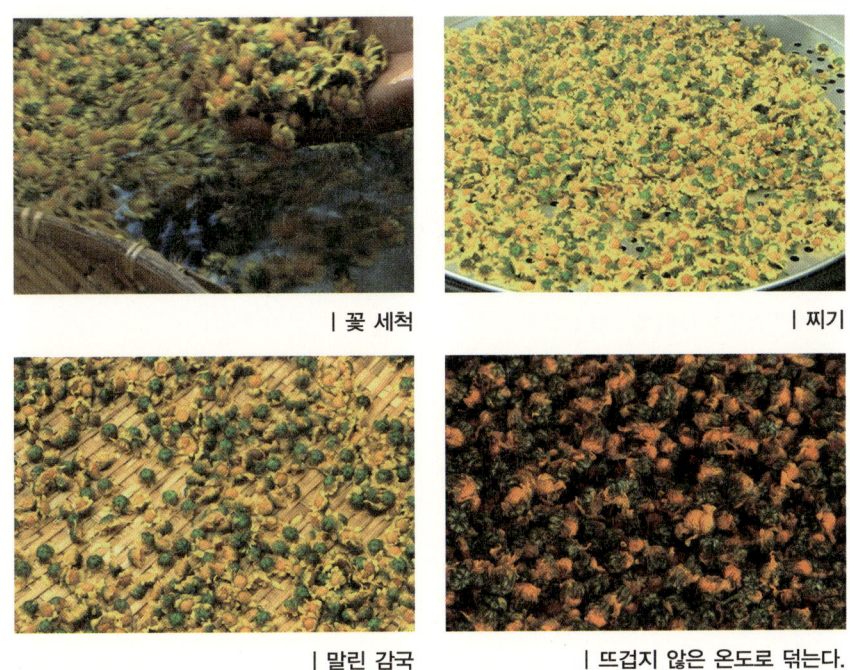

| 꽃 세척 | 찌기 |
| 말린 감국 | 뜨겁지 않은 온도로 덖는다. |

제를 거치지 않고 먹어서는 안 된다고 한다. 특히 제충국은 살충제 성분의 하나인 독성을 포함하고 있다.

그런데 권병림 씨는 노란 빛깔의 감국차를 어떻게 만들까?

먼저 갓 따온 꽃잎의 불순물을 씻어내고, 찜기에 한번 쪄낸 다음에 3일 정도 그늘에서 말린다. 말린 감국은 색이 갈색 빛으로 변하고 향기는 더욱 짙어진다고 한다.

이렇게 말린 감국은 마지막으로 특별한 과정을 거쳐야 한다고 한다.

123

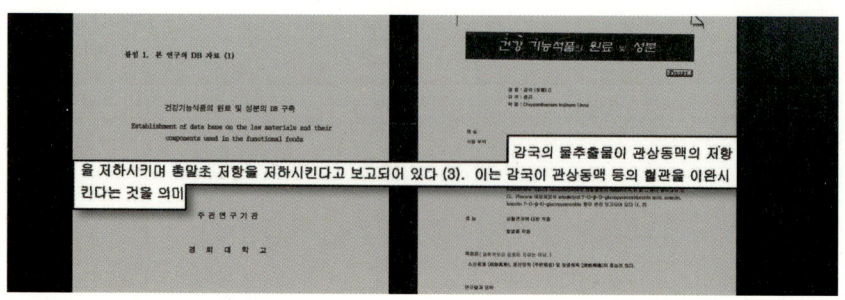

| 감국의 효능에 대해 발표된 논문

"너무 뜨겁지 않은 온도에 이걸 '덖는다'고 그래요."

이렇게 꽃잎을 덖고 말리는 과정을 다섯 번이나 거쳐야 비로소 완성이 된다.

충북대학교의 논문에 따르면, 감국은 덖는 횟수가 많아질수록 폴리페놀 및 플라보노이드 성분의 추출이 더 잘 된다는 것이다. 또한 정성을 쏟은 만큼 차의 향과 맛이 깊어진다고 하는데.

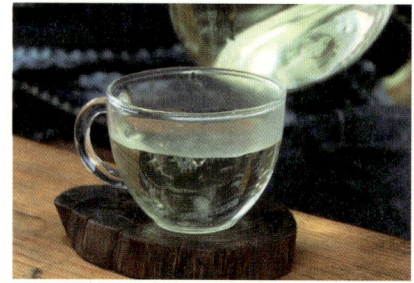 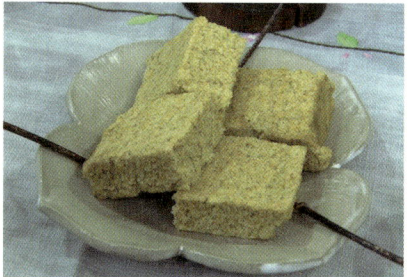

| 감국차와 떡

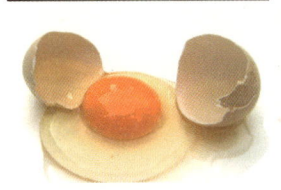 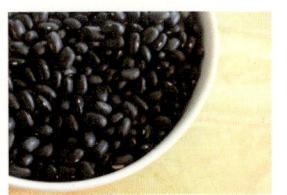 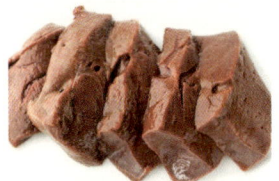

| 콜린이 들어간 식품들

남편을 위해 매일 감국차를 준비한다는 아내. 권병림 씨는 이 차를 하루에 평균 2리터 정도 물처럼 마신다. 또한 감국이 들어간 노란색 떡은 부부가 종종 해먹는 특별한 간식이다.

과연 그가 매일 마셨다는 감국차는 고혈압에 정말 도움이 되었을까?

이제 건강을 자신한다는 권병림 씨. 현재 그의 혈압을 확인해 봤는데 150mmHg을 넘었다는 그의 혈압은 현재 최고 혈압이 126mmHg, 정상으로 나타났다.

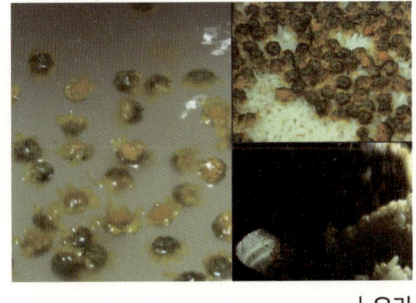 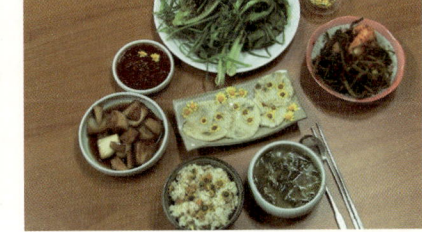

| 요리　　　　　　　　　　　　　| 밥상

실제 감국은 여러 연구를 통해 혈압을 떨어뜨리는 효과가 있다는 결과가 발표되었다. 또한 감국은 달걀 노른자나 콩에 풍부한 콜린이라는 성분이 함유되어 있는데, 이러한 콜린 역시 고혈압 환자에게 도움이 된다고 한다.

"국화차는 비타민 A와 비타민B1, 그리고 콜린, 아데닌 같은 좋은 생리 활성물질이 들어 있습니다. 실제 혈관과 말초혈관 확장을 좋게 시키고 또 발암물질을 억제 한다는 연구 결과도 나와 있어서, 감국차를 드시는 것이 충분히 도움이 된다고 생각 합니다."

서재걸 자연치유전문의

감국은 독성이 없고 향이 은은해서 차뿐만 아니라 화전이나 감국으로 만든 밥까지 다양한 요리로 활용해 먹을 수 있다는데.

가을 냄새가 물씬 풍기는 권병림 씨의 감국 건강식 밥상.

아내 덕분에 먹기 시작했다는 노란색 감국, 이 감국으로 건강을 되찾으면서 그에게 아내와 감국은 더욱 특별한 존재가 되었다.

"이사람 아니었으면 '과연 내가 오늘까지 살아있었을까' 생각해요. 감국 먹고 건강해졌다고 확신하죠. 확실히 겪었으니까 말씀 드릴 수 있는 거고. 물처럼 끓여서 눈 뜨면 머리맡에 항상 있게끔 놔두면서 마셨더니 시간이 지나면서 좋아졌어요."

감국으로 건강을 되찾았다고 믿고 있는 권병림 씨. 그렇다면 감국은 누구에게나 건강에 도움이 되는 것일까?

"사상의학에서는 태음인의 처방으로 씁니다. 주로 몸이 좀 뚱뚱하고, 열이 많고, 혈압이 높고, 눈이 시뻘겋고 화가 좀 많은 그런 사람들에겐 잘 맞지만, 소화력이 약하고 밥맛이 떨어지고, 체중이 좀 부족하고 손발이 찬 사람들은 감국을 드시면 오히려 변이 더 묽어지기도 하고, 밥맛이 더 떨어지기도 하고, 기운이 더 없어질 수도 있습니다."

김달래 한의사

조릿대

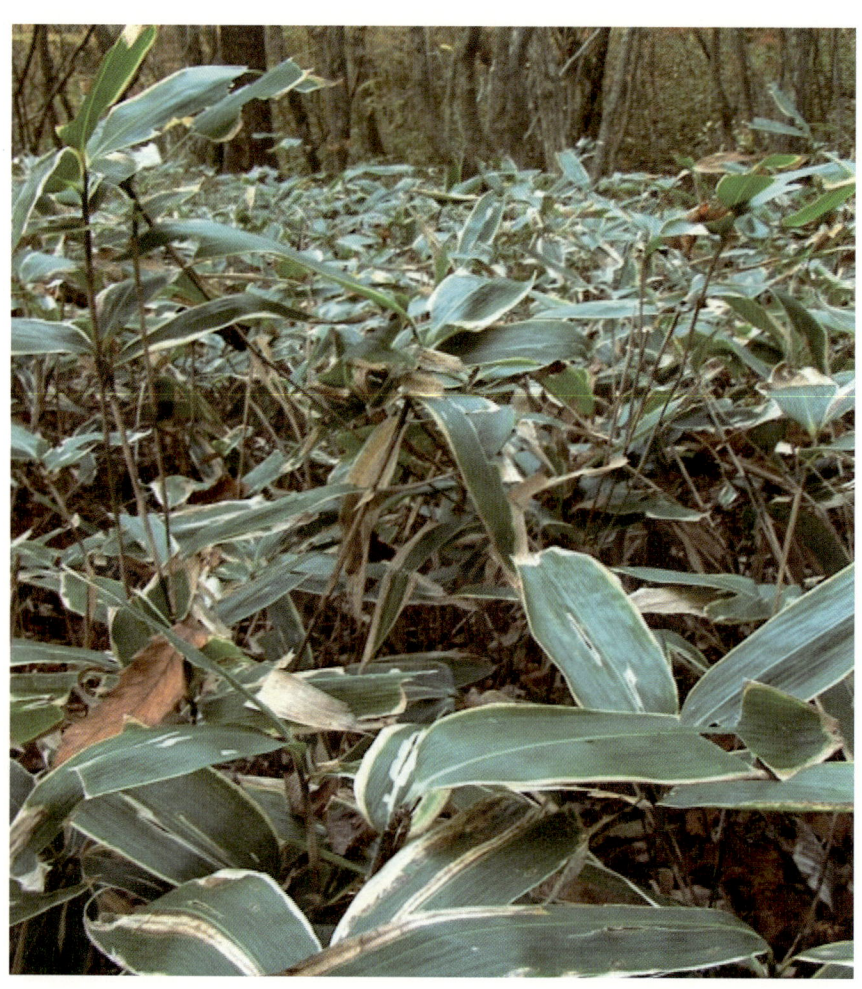

제주의 특산물로
혈압을 이기다

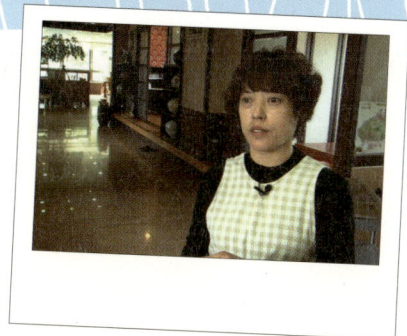

제주도에 가면 특별히 맛볼 수 있는 음식들. 제주의 청정 자연을 품고 자란 보말과 오분자기, 그리고 다양한 해산물까지. 제주 음식은 그 자체로도 보양식이 된다.

이곳에서 손님맞이로 한창 분주해 보이는 한 사람, 바로 김춘희 씨다.

"전에는 제가 혈압이 높아서 이렇게 일하는 건 상상도 못했거든요. 지금은 괜찮아요. 정상이에요. 이렇게 건강하게 열심히 일하고 있어요."

1년 전 본태성 고혈압 진단을 받은 김춘희 씨.

"계단 올라가는 게 힘들고 어디 오래 서 있거나 그런 것도 힘들고. 피

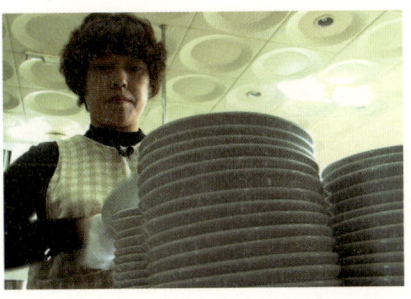

| 김춘희 사례자

가 거꾸로 쏠리는 느낌 있잖아요. 뒷목이 아파서 마사지도 받아보고 별 것 다해봤거든요."

1년 전, 갑자기 뒷목이 뻐근하고 극심한 두통에 시달리면서 식당에서 일하는 것은 물론 일상생활조차 힘들었다는 그녀.

"혈압이 159~160mmHg이었는데, 보통 사람들은 혈압이 그렇게 높다고 나와도 위험한 건지 모르잖아요. 아, 그런가 보다 했어요. 그런데 병원에서 혈압약을 먹어야 된다고 했어요. 그게 평생 먹어야 되잖아요. 근데 약을 먹고는 속이 너무 안 좋아졌어요. 매운 것도 못 먹겠고요."

급기야 부작용에 시달리면서 약을 중단하기에 이르렀다. 하지만 지금은 약을 먹지 않고도 건강한 삶을 살아가고 있었다. 지금 그녀의 건강을 되찾게 해준 제주의 숨은 건강식은 도대체 무엇이었을까?

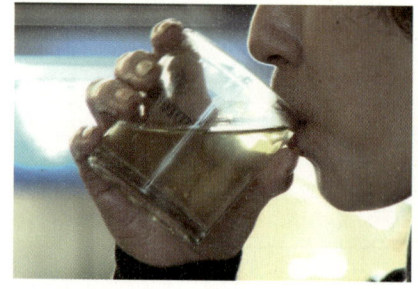

| 주방에서 마시고

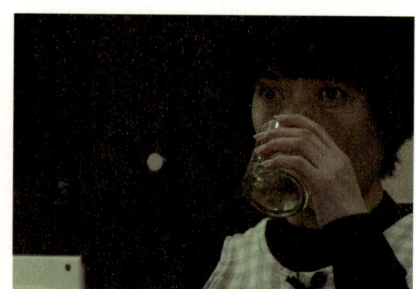

| 카운터에서 마시고

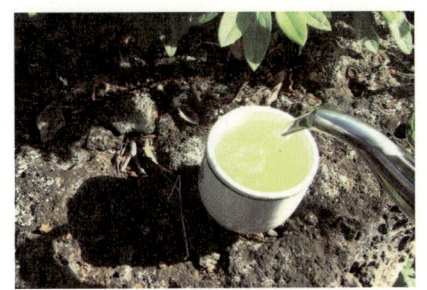 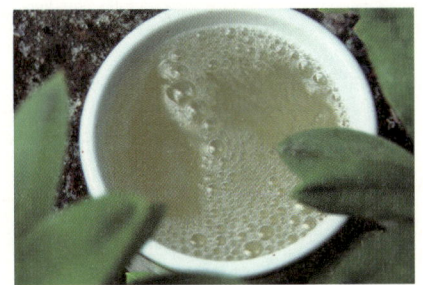

| 조릿대 차

그런데 그녀가 주방에서도, 계산대에서도 수시로 컵에 따라 마시는 물이 있었다. 대체 이 물은 무엇일까?

"이게 바로 제 혈압을 잡아준 차예요. 제주 조릿대 차."

"제주 조릿대 같은 경우는 제주지역에서만 나오고요. 분포영역을 보게 되면 해발 600고지부터 1900고지까지 분포하고 있고요. 제주에서 자라는 자생 식물이 1900여 종 있는데요. 그 중에 분포영역이 가장 넓습니다."

김현철 한라산 연구소 박사

한라산을 중심으로 그 일대까지 제주에서 가장 넓은 영역에서 자라고 있다는 제주 조릿대! 정말 널려있다는 표현이 딱 맞을 정도로 온 산을

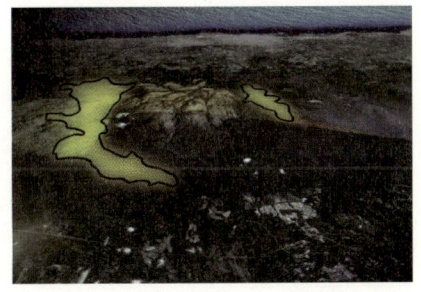

| 분포영역 지도

131

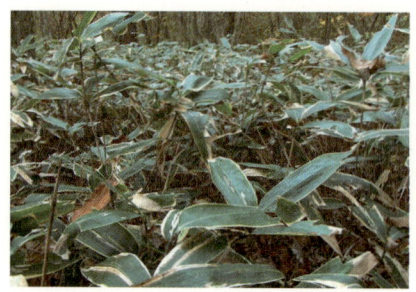
| 제주 조릿대

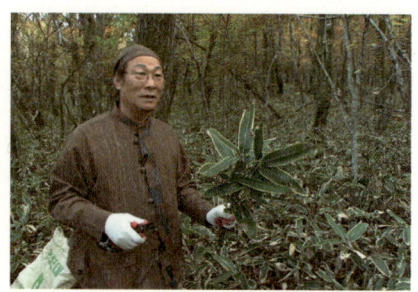
| 임지환씨

덮고 있었다. 제주 조릿대는 대나무과 식물로 키가 작은 것이 특징이라고 한다.

그런데 최초로 제주 조릿대 차를 만들었다는 사람이 있었다. 임지환 씨!

"특이하게 세계적으로 제주도에만 이 조릿대가 있어요. 육지에 있는 일반 조릿대는 낙엽이 질 때 여기 끝부터 단풍이 들어가거든요? 그런데 제주 조릿대 만큼은 난의 잎처럼 이렇게 들어가요. 겨울에도 상당

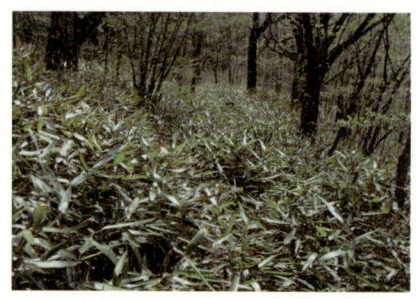 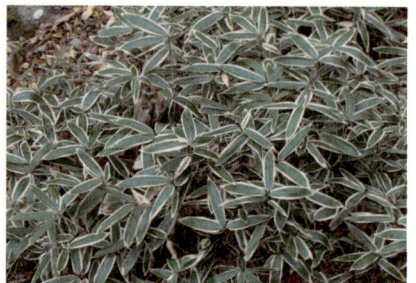
| 일반 조릿대(좌)와 제주 조릿대(우) 비교

히 파랗습니다."

임지환 / 제주 조릿대 차 전문가

일반 조릿대와 제주 조릿대를 비교해보면, 제주 조릿대가 잎이 좀 더 넓적하고 가장자리부터 낙엽이 지는 차이가 있음을 알 수 있다.

"제주도가 가지고 있는 기후, 환경조건이 육지와 다릅니다. 제주도는 화산재를 많이 가지고 있는데요. 화산재가 가지고 있는 아주 특이한 영양성분들이 각 식물 속에 들어가서 화학작용을 일으키게 되면 새로운 유효성분이 많이 검출될 것이라고 생각하고 있고요. 현재 이 부분에 대해서 제주대학교에서 연구가 진행 중에 있습니다."

우호 한의사

제주 조릿대는 한라산과 그 일대에만 분포하기 때문에 사전에 꼭 허가를 받아야 채취가 가능하다.

"차를 만들기 좋은 철이 있고, 차가 맛있는 철이 있는데 제주 조릿대는 겨울에 훨씬 더 차가 맛있습니다."

임지환 / 제주 조릿대 차 전문가

주로 잎을 이용해 차로 만들어 먹는다는 제주 조릿대. 그런데 차를 만드는 과정에서 꼭 주의해야 할 사항이 있다고 한다.

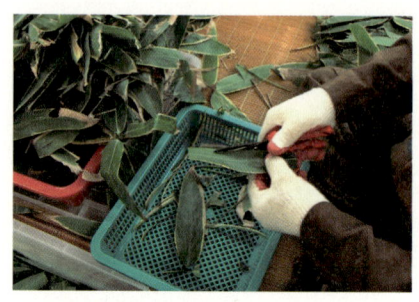 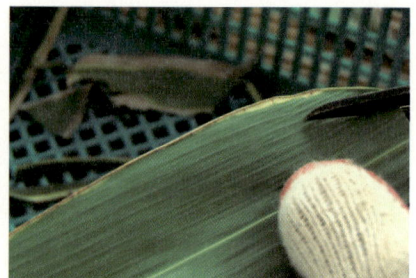

| 잎가장자리는 반드시 잘라야 한다.

"이 부위에 자잘한 가시가 많아요. 이건 절대 먹으면 안 됩니다. 근데 사람들이 모르고 먹는 거예요. 이게 물로 끓이게 되면 가시가 떨어져요. 떨어져서 그대로 차와 섞이면 우리 눈에 잘 안보이니까. 어쩌면 아무리 좋은 약이라고 할지라도 독을 먹는 게 돼버리죠. 이걸 다 잘라내야 합니다."

임지환 / 제주 조릿대 차 전문가

현미경으로만 보일 정도로 아주 미세한 가시가 있기 때문에 잎의 가장자리는 꼭 잘라내고 먹어야 한다는 것이다.

이렇게 손질한 잎은 물에 깨끗이 씻어서 잘게 잘라낸 다음, 마지막 특

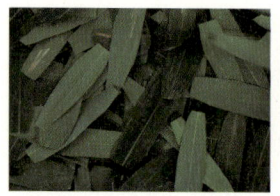 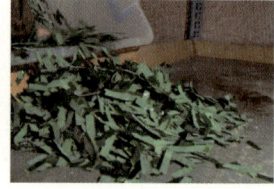 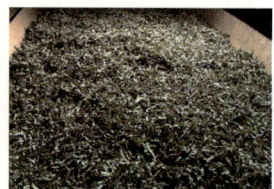

| 조릿대 찻잎 만드는 과정

별한 과정을 거치는데, 바로 숙성을 통해 인고의 시간을 기다려야 한다는 것이다. 무려 1년이나 숙성을 해야 비로소 제주 조릿대 찻잎이 완성된다.

"숙성 공정을 거치게 되면 맛이 순하면서 성질은 전보다 온화해지고 맛은 달콤하면서 고소해져요."

임지환 / 제주 조릿대 차 전문가

이렇게 숙성시킨 찻잎은 향이나 맛이 몇 년이 지나도 사라지지 않는다고 한다. 그렇다면 정말 이 제주 조릿대 차가 고혈압에도 효과가 있는 걸까?

"조릿대는 산에서 나는 대나무를 말하는데요. 대나무의 모든 효능을 가지고 있는 겁니다. 각각의 부위마다 효능이 다르지만 일반적으로 대나무가 해열을 시키고 몸의 열을 아래로 내리는 성질이 있어서 부종을 빠지게 하고요. 그래서 혈압도 내리게 하는 효과가 있고요. 마음도 편안하게 만들어주는 효과도 있습니다."

정이안 한의사

김춘희 씨는 제주 조릿대를 주로 차로 활용해서 먹고 있었는데. 뜨겁게 끓인 차는 식혀서 냉장고에 넣고 물 대신 수시로 마신다고 한다. 그녀는 이렇게 물로 마시는 것이 일상에서 쉽고 간편하게 혈압을 조절하는 비법이라 했다.

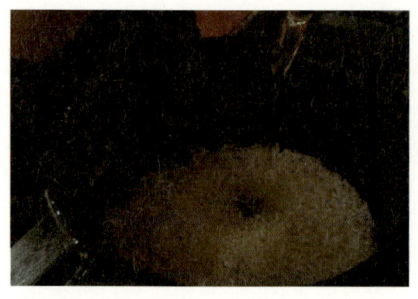 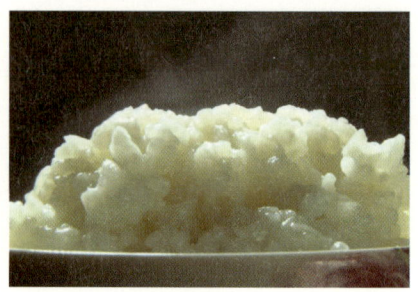

| 밥통에 찻물 넣는다.　　　　　| 조릿대 찻물로 지은 밥

"지금은 아침에 일어나면 일단 몸이 개운해요. 마시고 난 후에 딱 처음에 느껴요. 그리고 머리도 안 아프고 뒷목이 당기는 것도 별로 없고 그래요."

그리고 제주 조릿대 차를 활용하는 또 하나의 방법. 밥을 지을 때 물 대신 찻물을 넣는 것이다.

"일단 밥이 달아요. 조금 안 좋은 쌀을 넣어도 조릿대 찻물로 밥을 하니까 밥이 맛있더라고요."

밥은 물론이고 국을 끓일 때도 활용한다는 제주 조릿대 차. 그녀는 이렇게 제주조릿대 차를 지난 9개월 동안 매일 먹었다.

"그 다음 병원에 갔을 때 128~127mmHg인가. 그래서 이 정도면 꼭 혈압약을 먹지 않아도 본인이 스스로 조절할 수 있으면 괜찮다고 해서 혈압약 처방은 안 받거든요."

제주 조릿대 차를 마시면서 고혈압 약을 끊었다는 김춘희 씨. 과연 정말 그녀의 혈압은 정상으로 돌아왔을까? 우리가 한 번 측정해 보았다.

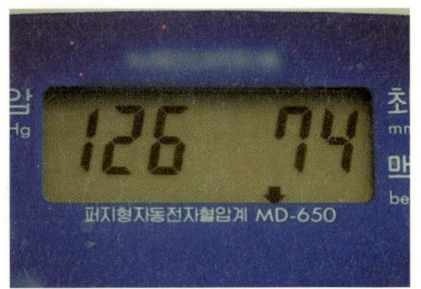

| 결과 화면

126mmHg, 정상혈압이다.

하지만 제주 조릿대를 무턱대고 많이 먹으면 안 되는 사람도 있다고 한다.

"조릿대는 찬 성질을 갖고 있습니다. 몸이 냉하신 분들이 한꺼번에 많이 들거나 너무 장복하게 되면 문제를 일으킬 수 있습니다. 그래서 장복하실 때는 용량을 조절하실 필요가 있습니다."

우호 한의사

천문동

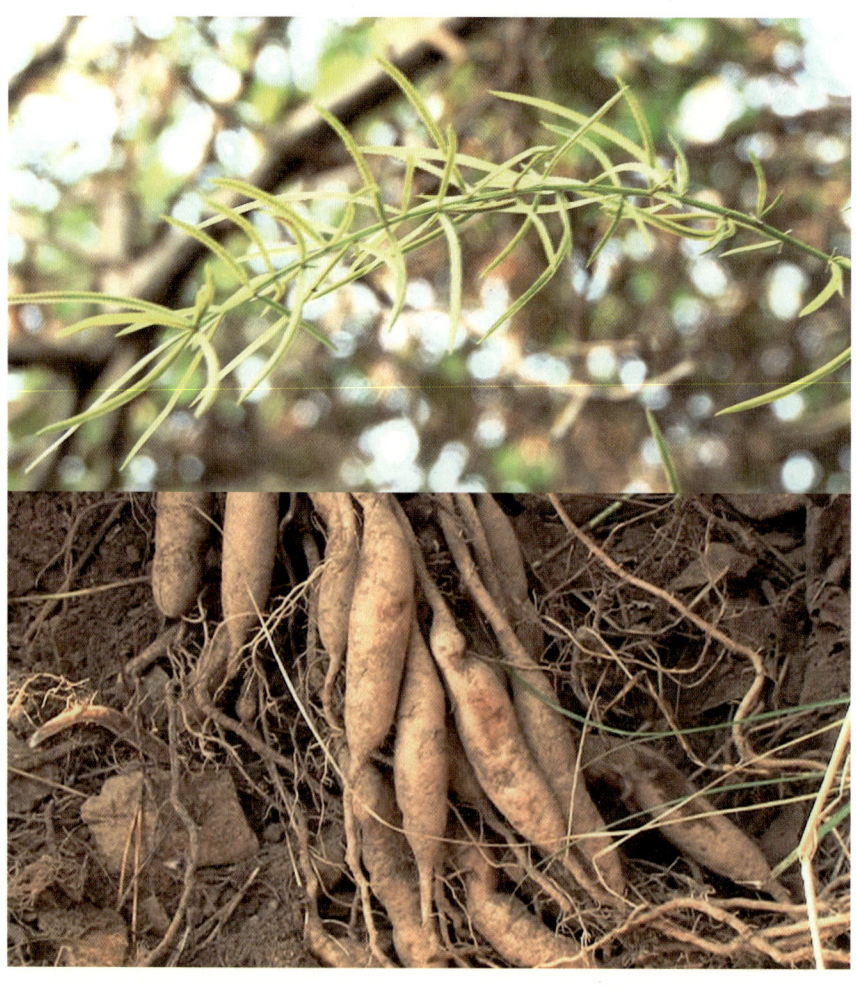

신선의 약초로
고혈압을 물리치다

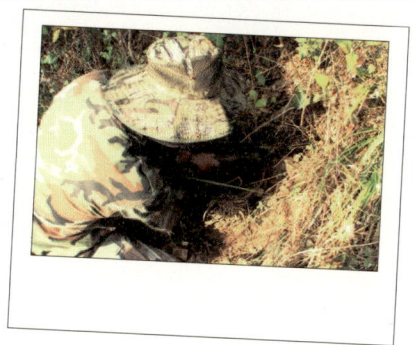

   3,000여 개가 넘는 우리나라의 섬, 그 중 60%가 몰려있는 전라남도. 맑고 깨끗한 공기가 알려지면서 치유의 섬으로 불리는 곳들이 있다. 그 중 해남 땅끝 마을에서 배를 타고 40분을 더 가야 나타나는 노화도.

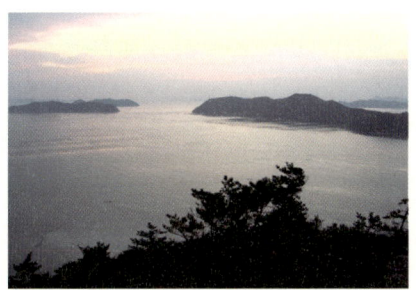

| 섬들

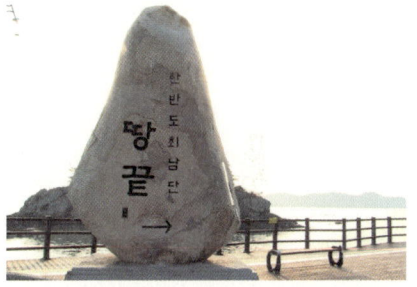

| 해남 땅 끝

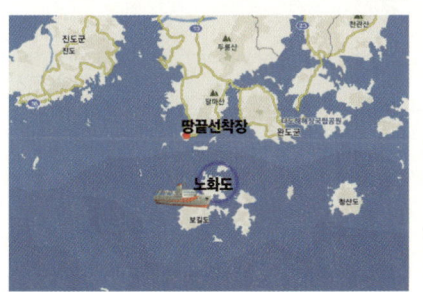

| 노화도의 지도

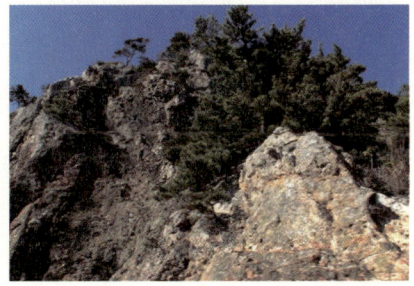

| 노화도 풍광

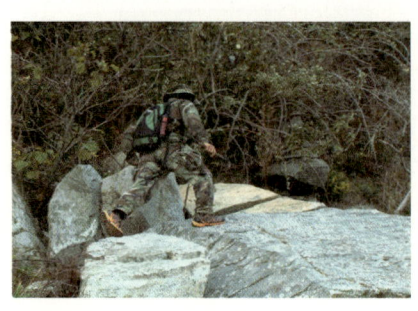
| 절벽 오르는 주인공

갈꽃섬이란 또 다른 이름처럼 아름다운 갈대밭과 병풍처럼 펼쳐진 가파른 절벽. 그런데 절벽 앞에 군복 차림으로 수상하게 무언가를 찾고 있는 듯 서성이다 서슴없이 절벽 위를 오르내리는 한 남자가 있었다.

그는 바로 정용묵 씨.

돌이 떨어져 내리는 위험한 상황! 그런데 그는 왜 이런 위험을 무릅쓰고 있는 것일까?

"13년 전에 제가 뇌경색이 와서 뇌졸중으로 쓰러진 적이 있습니다."

한때 뇌졸중 환자였다는 정용묵 씨. 13년 전 그는 극심한 두통을 느끼며 갑자기 쓰러졌다고 한다.

"검진을 받아보니까 좌측에 실핏줄이 터졌고 또 혈관이 막혀 있는 데도 있었고요. 그리고 그때 당시 혈압을 체크해보니까 혈압이 약 180~185mmHg까지 나왔으니까 무지 높았던 거죠."

그러나 당시 형편이 어려워 수술을 포기하고 퇴원을 해야 했다고 하는데.

"그때 당시 가정에 방문해서 링거를 놔주는 분이 있었는데, 장롱 손잡이 있잖아요. 거기다 링거를 걸어놓고 한 달 내내 링거를 꼽고 생활했죠. 아, 사람이 이렇게 죽는 거구나. 언젠가는 내가 또 쓰러져서 죽게 되는 거구나. 그래서 항상 그런 마음속에서 살고 있었죠. 불안한 마음으로 살았죠."

10년 간 그를 괴롭힌 고혈압과 재발의 두려움! 그 공포에서 벗어나게 해준 비법을 찾아 지금 절벽을 오르내리고 있다는 것이다.

"내가 즐겨먹던 약초가 있는데 신선이 되는 약초가 있어요. 그걸 지금 찾고 있어요."

보물이라도 찾듯 산속을 이리저리 살피는 정용묵 씨, 귀한 약초인 만큼 찾기가 쉽지 않다고 한다.

"어, 여기 있네요. 이게 제가 찾던 약초에요. 천문동."

신선으로 만들어준다는 약초 치고는 그 모습이 너무 평범해 보이는데! 아니나 다를까, 진짜 중요한 부분은 땅 속에 묻혀있다고 한다.

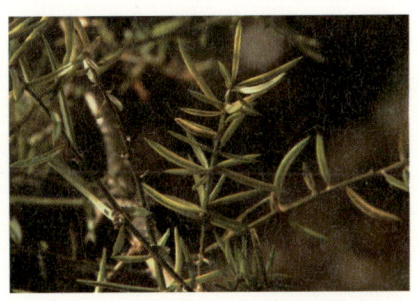

| 천문동 잎과 줄기

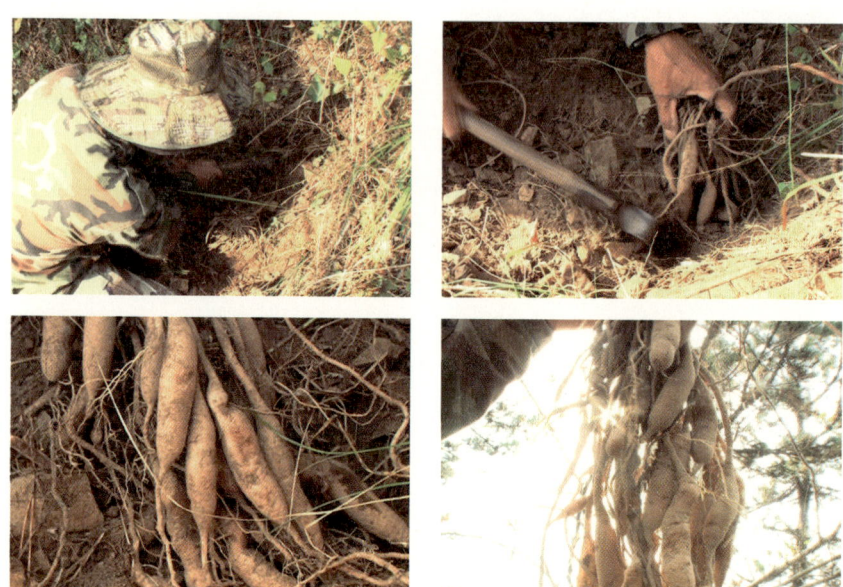

| 천문동 캐는 주인공의 모습

조금씩 모습을 드러내기 시작하는 신선의 약초. 그런데 그 모습이 흡사 고구마 같다.

"옛 어른들이 말하길, 먹으면 신선이 된다는 천문동입니다. 이 약초가."

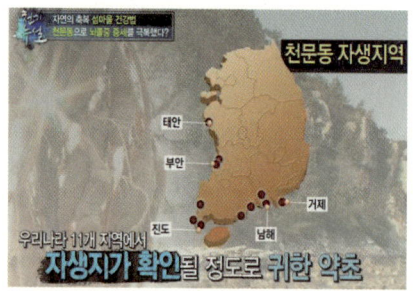

| 천문동 자생지역 분포도

천문동은 호흡기와 피부 질환에 주로 사용되는 한약재로, 보통 해안가 절벽에서 자라는데 우리나라에선 서해와 남해 일대 11곳에서만 자생

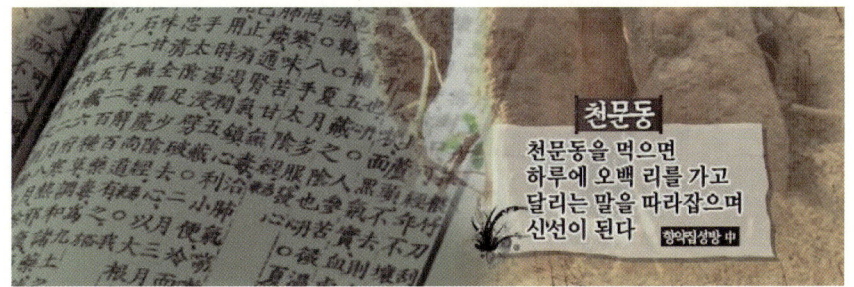

| 〈향약집성방〉에 기록된 천문동

지가 확인된 귀한 약초이다.

〈향약집성방〉에는 천문동을 먹으면 달리는 말을 따라잡고 신선이 된다고 소개하고 있다.

천문동은 덩이뿌리를 한약재로 사용하는데 하나에 과연 몇 개의 덩이뿌리가 달려있을까?

"서른넷, 서른다섯 개, 한 서른다섯 개 되네요. 큰 걸 채취하면 보통 백

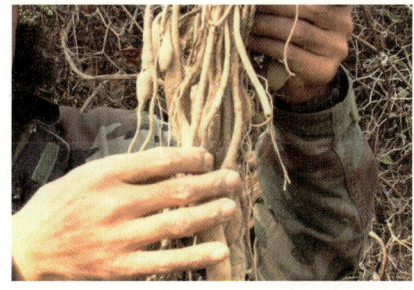

| 덩이뿌리

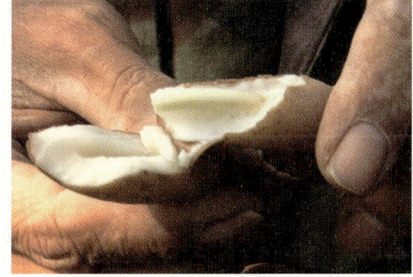

| 천문동 반 가른 모습

여 개에서 백오십 개 정도 달려있어요."

천문동의 속은 어떻게 생겼을까?
반으로 쪼개보았더니, 독특한 모습을 드러낸다. 마와 같은 속살 가운데 심이 박혀 있는 모양이다.

"천문동은 가운데 심이 들어있습니다. 이렇게 심이 들어 있기 때문에 껍질을 까서 껍질을 벗긴 다음에 먹으면 심이 나오죠. 이 심을 제거하고 드시면 됩니다."

천문동의 첫 맛은 달고 끝 맛은 쌉쌀한데, 끝의 쓴맛은 인삼과 같은 사포닌 성분 때문이다.

노화도는 좋은 천문동이 자라는데 필요한 적합한 조건을 갖추고 있다는데.

"여기는 장마철이나 우기에도 비가 오지 않습니다. 비가 오지 않고 땅이 가파르고 거세죠. 그래서 우리가 약초를 채취하다 보면 땅이 잘 파지지 않을 정도로 단단합니다. 그래서 그런 악조건 속에서 자라기 때문에 이 약초 성분이 저는 좋다고 생각합니다."

천문동이 노화도의 거친 환경에서 살아남기 위해, 몸에 영양분을 가득 채운다는 것이다.

그렇다면 천문동의 어떤 성분이 정용묵 씨의 고혈압에 도움이 된 것일까?

"천문동에는 아스파라긴산과 글루코사이드 성분이 많이 들어있기 때문에 피로를 풀어주고 면역력을 증강시켜주는 데 도움이 많이 되죠. 서늘하면서도 몸을 보하는 효능이 있어서 몸을 건강하게 만들고 또 열이 생겨나는 고혈압이나 뇌졸중을 간접적으로 예방하는 효과를 기대 할 수 있을 것 같습니다."

이광연 한의사

실제로 다양한 연구 결과들을 통해 천문동이 뇌경색, 고혈압에 효능이 있다는 사실을 확인할 수 있었다.

그런데 정용묵 씨에 의하면 천문동과 아주 비슷한 풀이 있다고 한다.

"얘는 잎은 거의 같아도 이 줄기에 가시가 없어요. 가시가 없기 때문에

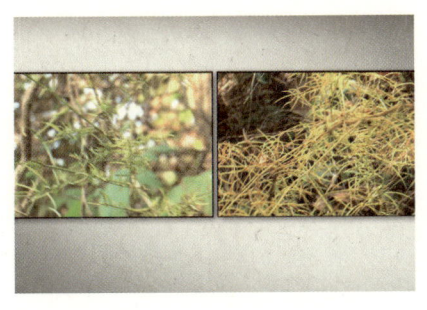 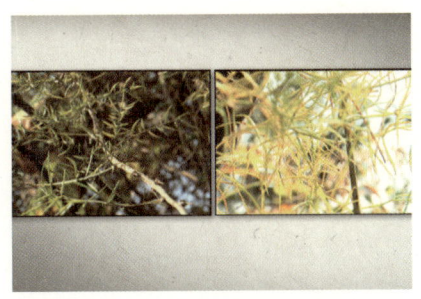

| 천문동, 비짜루 이미지

이건 천문동이 아니고 비짜루라고 합니다."

천문동의 친척쯤 된다는 비짜루. 비짜루를 찬찬히 뜯어보았더니, 천문동 보다 잎도 무성하고 줄기는 가시가 없이 매끈하다. 천문동 보다 확실히 모양은 좋은데, 그렇다면 이 뿌리에도 영양이 풍부한 덩어리들이 붙어 있지 않을까?

하지만 비짜루 뿌리는 덩이뿌리가 달려있는 천문동과 달리, 그냥 뿌리만 무성했다.

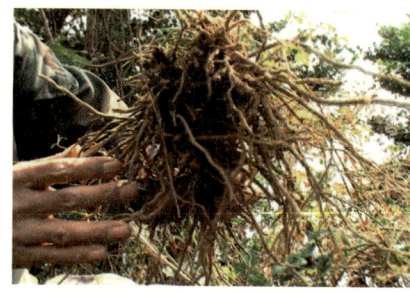
| 비짜루 뿌리

"이게 고구마처럼 알이 없어요. 그렇기 때문에 약초로 사용 안하는데, 천문동이 없을 때 천문동 대역으로 사용합니다. 이걸로."

천문동을 캐고 돌아가는 길. 다시 험한 돌산을 내려가야 하지만 마음만은 신선처럼 가볍다는 정용묵 씨. 그가 자연을 가까이하며 지내기 시작한 건 2년 전, 경기도에서 이곳 노화도로 귀농하면서부터다.

"시골에 와서 생활하면서 산행을 하고 이렇게 좋은 약초들을 접해서 제가 식수로 사용을 하다 보니까 지금은 건강상에 문제가 없고 걱정할 게 없습니다. 아까 산행 하는 거 보셨죠? 훨훨 날아다닙니다."

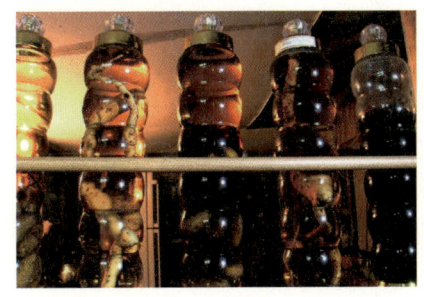 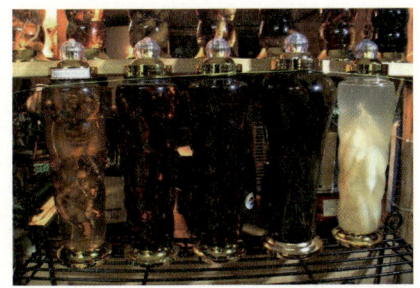

| 다양한 약술들

그렇다면 정용묵 씨는 천문동을 어떻게 활용하고 있을까?

집안으로 들어서자 가장 먼저 눈에 들어오는 갖가지 약술들.

"하수오주, 그 다음에 이게 산에 가서 채취한 을음. 자연산 을음이요. 그 다음에 비수리. 비수리는 야관문 이라고도 하거든요. 이 중에서도 가장 아끼는 약술이 바로, 제 건강을 되찾아준 천문동 약술. 이게 천문동 약술입니다."

정용묵 씨는 천문동이 잎이 떨어져서 뿌리의 약성이 가장 좋은 겨울철에 술로 담아 놓는다고 한다.

약술뿐만 아니라, 평소 다양하게 천문동을 즐긴다는 정용묵 씨 가족. 요리에 들어가는 모든 천문동은 우선

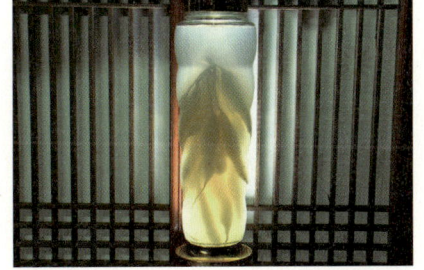

| 천문동 약술

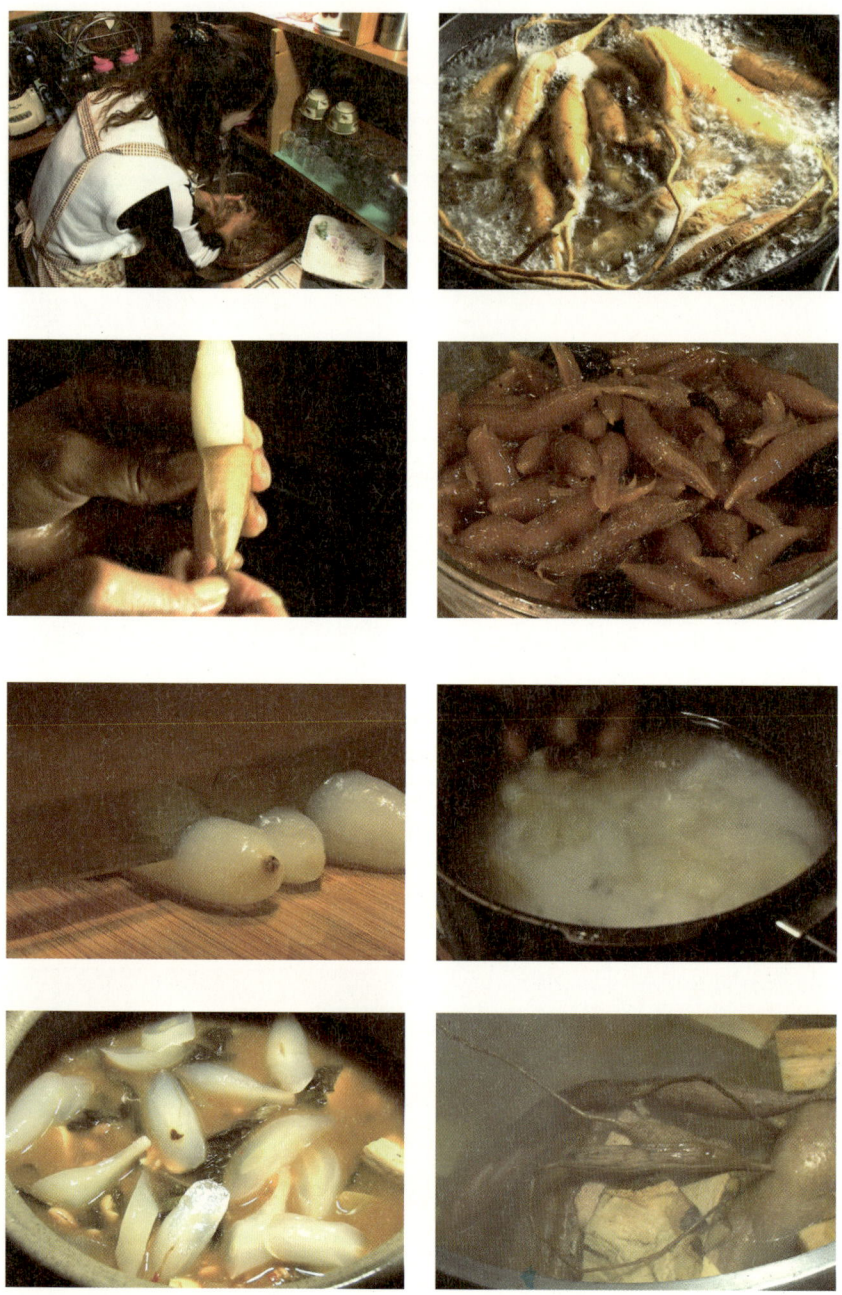

| 천문동을 이용한 다양한 요리들

껍질째로 한 번 삶는 게 좋다고 한다.

"이게 처음에는 껍질이 잘 안 까져요. 그래서 이렇게 살짝 삶으면 껍질이 잘 까져요."

한 번 삶았더니 깨끗하게 벗겨지는 천문동 껍질, 요리하는 방법도 간단하다고 한다.

"꿀에 재워서도 먹고 백숙에도 넣어서 먹고 밥에도 넣어서 먹고. 우리는 그렇게 먹어요."

천문동의 단맛은 살리고, 쓴맛은 대추와 꿀로 완화시킨 꿀 조림! 한 번 데친 천문동은 심을 빼낼 필요 없이 그대로 썰어 밥은 물론 찌개에 넣어 먹기도 한다. 천문동을 넣으면 찌개에 인삼 향이 은은하게 퍼지고, 밥맛은 더욱 살아난다고 한다.

"이건 천문동을 넣은 토종닭백숙이에요. 이 천문동 약재를 넣고 닭을 푹 삶으면 기름기가 완전히 제거되고 느끼하지 않고 맛이 참 좋아요."

그에겐 이보다 더 좋은 보양식은 없다고 한다.

천문동 하나로 다양하게 차려진 밥상. 처음엔 약초의 쓴맛에 거북함도 있었지만 이젠 아이들도 맛있게 먹게 됐다고 한다.

"몸도 개운해 진 것 같고. 일단 피곤함이 없어요. 또 저도 애들 때문에 사춘기다 보니까 신경 쓰면서 머리 아프고 그랬는데, 지금은 머리 아픈 것도 없어요."

2년 동안 천문동을 물과 차, 그리고 하루에 한 잔씩 약술로 먹어왔다는 정용묵 씨, 그의 몸에 어떤 변화가 나타났을까?

"지금 뇌졸중 증세가 완전 사라진 것 같고, 정상인 몸 이예요. 또 혈압이 높았던 것이 지금 정상 혈압으로 내려왔고요."

혈압이 180mmHg까지 올라갔던 과거에 비해 정상에 가깝다는 소견인데, 그렇다면 천문동을 섭취할 때 주의해야 할 점은 없을까?

"천문동은 약성 자체가 차기 때문에 평소에 찬 음식을 먹으면 대변이 묽어지는 과민성 대장증후군 증세가 있는 분들, 그 다음에 천문동은 약간 소화 장애가 있을 수 있기 때문에 소화력이 약하신 분들의 경우 가급적이면 적게 드시는 것이 좋겠습니다."

이광연 한의사

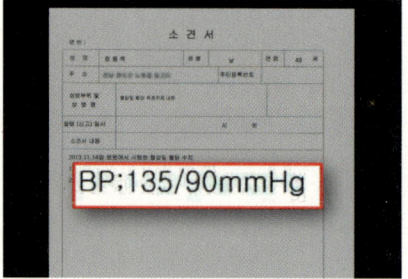

| 정상 소견서

천문동, 어떻게 먹을까?

항암 효과에 뛰어나다는 천문동

기관지뿐만 아니라 유선암과 백혈병에 좋고 천연 항균제로 다양한 세균에 대해 항균 효과를 나타내는 천문동. 피부에 생긴 상처를 낫게 하고 피부 미용에도 좋다고 한다. 또한 체력을 보강해 주어 병을 치유하는 기능을 한다는데, 차로 마시는 방법과 술로 담아 마시는 방법을 소개한다.

〈천문동 차〉

20~30g을 깨끗이 씻어 말려 물 1.5리터를 넣고 끓인다.
한참 끓으면 불을 줄이고 30분에서 1시간 정도, 처음 물 양에서 2분의 1이 될 때까지 끓인다. 이렇게 달인 물은 냉장 보관하며 1회 100cc 정도를 따뜻하게 하여 하루 2~3회 정도 복용한다.

〈천문동 주〉

뿌리 200g을 살짝 쪄서 껍질을 제거해 건조한 후, 30도 이상의 소주 1.8리터에 넣고 6개월 정도 숙성시켜 복용한다. 잠자리에 들기 전, 소주잔으로 한 잔 정도 마시는 게 좋다.

꿀 발효액

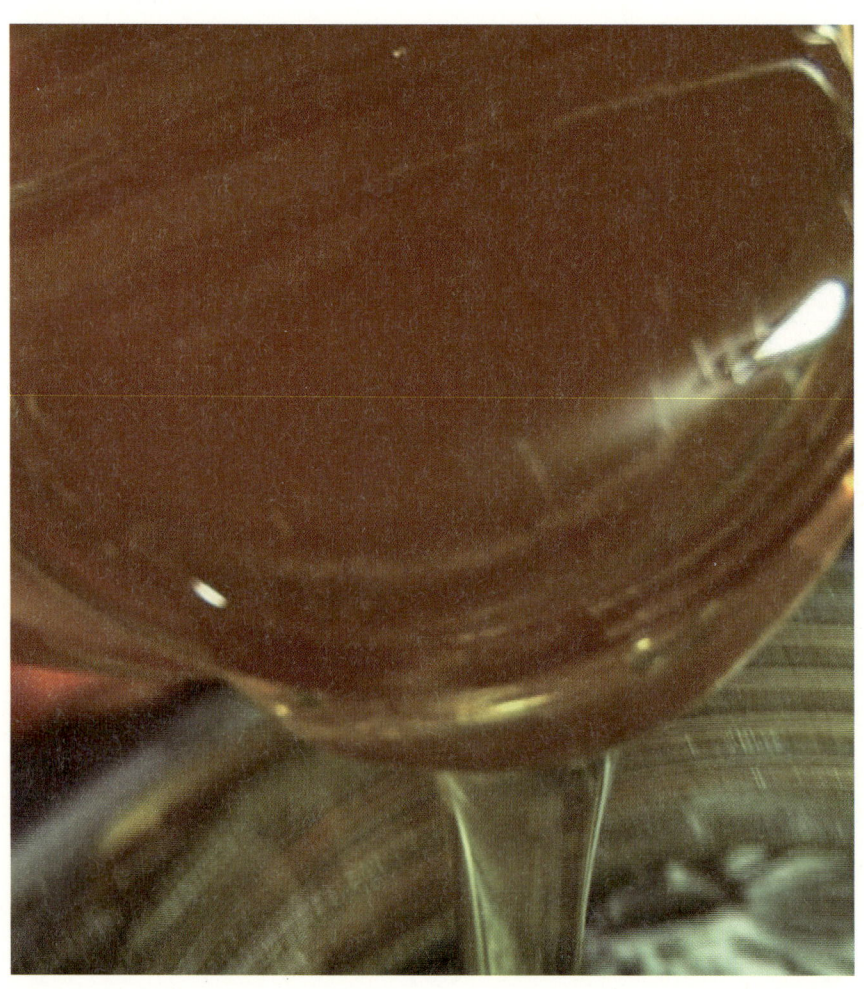

꿀 발효액

벌꿀 발효액과 벌독꿀로 혈압을 이긴다

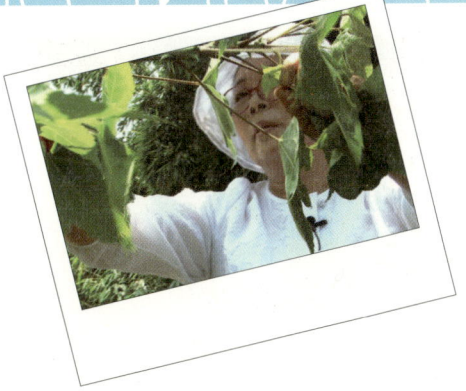

일반적으로 산야초와 설탕으로 만들어지는 발효액! 그런데 이런 일반적인 방법이 아닌 독특한 방식으로 발효액을 만들어 고질병을 고쳤다는 안수정 씨!

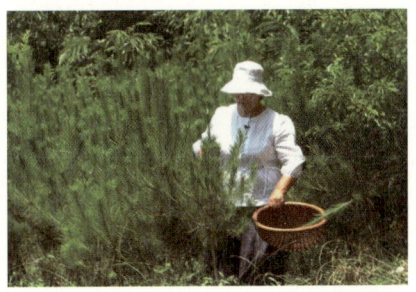

| 안수정 씨

"이건 더덕 순인데요. 지금 시기적으로 더덕 순을 따서 발효액을 담는 가장 좋은 시기에요."

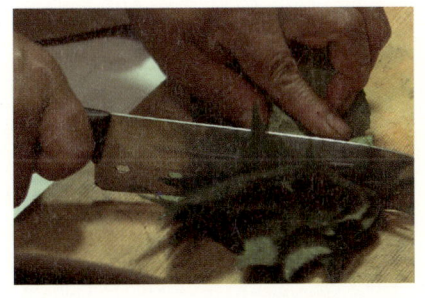

| 약초를 칼로 자르고

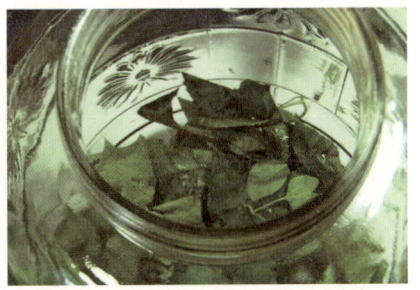

| 유리병에 넣는다.

153

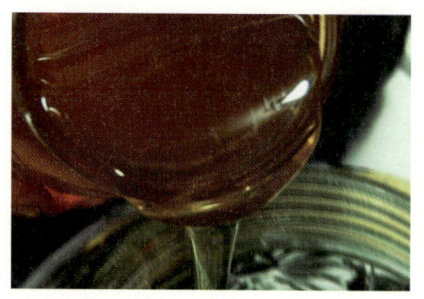 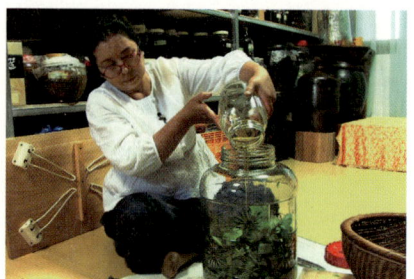

| 꿀 발효약 만드는 주인공

그냥 볼 때는 다른 발효액 만드는 방법과 별로 다를 바 없어 보이는데, 도대체 그녀의 발효액에는 어떤 비밀이 숨겨져 있을까?

"첫 번째는 먼저 삼투압 작용이 잘 이루어지도록 재료에 칼집을 내는 거예요."

그리고 두 번째는 흔히 발효액에 사용하는 설탕을 사용하지 않는다는 것이라는데! 그렇다면 설탕 대신 그녀가 사용하는 재료는 무엇일까?

"저는 꿀로 발효액을 담아요."

설탕보다 당 함량이 높고 액체 상태인 꿀은 발효 시간을 단축시키는 장점이 있다고 한다.

"1년이란 세월이 흐르려면 상당한 시간이잖아요. 벌꿀로 하면 그 시간보다 더 금방 엑기스가 빠지면서 빨리 먹고 건강이 바로 좋아지니까. 제가 빨리 먹으려고 시작한 것인데, 잘했다 싶어요."

방안을 가득 채운 수많은 병들! 그녀가 20년 동안 꾸준히 만들어 둔 귀한 보물들이다.

"이게 다 발효액이고 보물창고죠. 좋은 것만 골라서 했어요. 다 꿀로요."

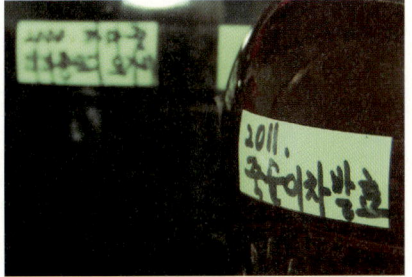

| 다양한 발효액들

귀한 손님이 올 때만 꺼낸다는 19년 묵은 포도 발효액. 그녀의 보물 1호인 상황버섯 발효액은 무척이나 비싸고 귀한 것이라고 한다

"담그고 얼마 있다가 우연히 TV 경매 사이트에서 이렇게 3개가 2천만원씩 하는 걸 봤어요. 우리 것은 너무 큰데 그보다 작은 것이 그랬어요. 그걸 보고 놀랐어요."

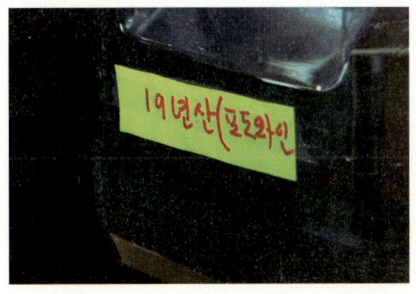

| 꿀 와인

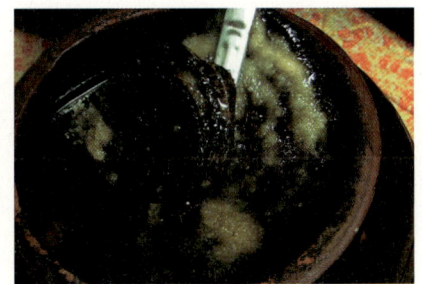

| 상황버섯 발효액

그녀가 본격적으로 꿀 발효액을 먹기 시작한 건 3년 전, 건강 악화로 쓰러진 이후부터였다. 97년 간경화로 남편을 일찍 떠나 보내고 홀로 네 아이를 키우며 힘든 시간을 보내왔다는 안수정 씨.

"빚이 1억이 넘고 아이들 4명에 제 몸만 남은 거예요. 살 곳도 없이. 그때부터 가난하고 싸우면서 힘든 모험을 하니까 살 희망이 없더라고요."

스트레스와 과도한 일로 망가져버린 몸. 급기야 3년 전 건강 검진에서 고혈압과 지방간 판정을 받았다.

"정말 말 할 수 없이 머리끝부터 발끝까지 안 아픈 데가 없었어요. 너무너무 아파서 진짜 '내가 내일 아침에 눈을 뜰 수 있을까?' 매일 그 생각하고 잤어요. 새벽에 일어나면 '오늘 하루 살게 됐구나.' 하는 정도의 생각을 했어요."

병원 치료는 엄두도 낼 수 없을 만큼 궁핍했던 그녀가 선택한 건 바로

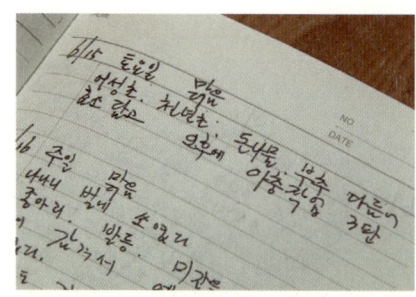 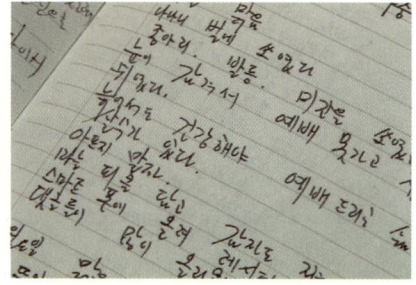

| 꿀 발효법을 적어놓은 노트

꿀 발효액이었다. 그녀가 설탕 대신 사용했다는 꿀. 그 효험은 남달랐다고 한다.

"직업이 벌을 기르는 사람이니까 효소를 담을 때 꿀로 담아서 계속해서 먹었더니 독소가 빠지면서 몸이 회복 되더라고요."

남편과 사별 후 양봉을 시작했다는 그녀. 꿀 발효액과 함께 그녀의 건강을 되찾게 해 준 또 다른 비법이 있다고 한다.
그런데 벌꿀을 채취하는 것이 아니라 오히려 벌통 앞에 꿀 병을 늘어놓고 있었다. 그러자 얼마 지나지 않아 달콤한 꿀 향기를 맡고 몰려드는 꿀

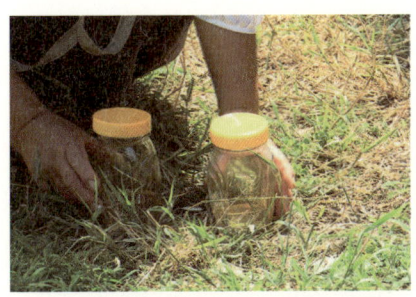
| 꿀병 땅에 놓는

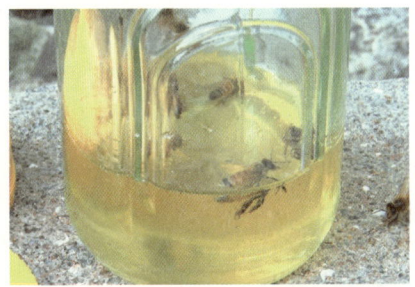
| 꿀병에 모이는 벌들

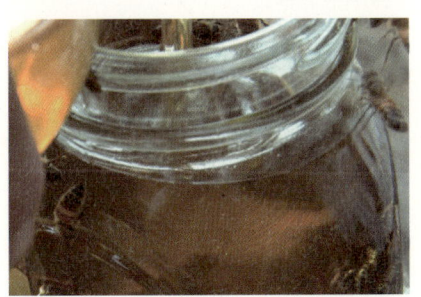
| 꿀벌들 위에 다시 꿀 채우는

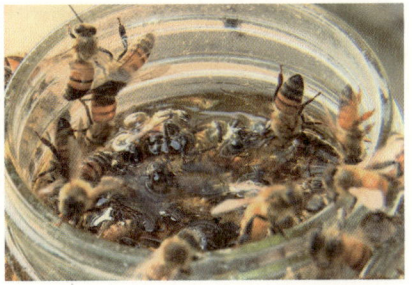
| 허우적대는 벌

157

벌들!

"먹으면서 독을 꿀에 쏘고 있는 거예요."

꿀 향기를 맡고 몰려든 꿀벌들이 끈적끈적한 꿀에 날개가 젖어 빠져 나오지 못하고 살기 위해 발버둥치는 과정에서 자연스레 독을 내뿜는다는 것이다. 여기에 꿀 한 병을 다시 아낌없이 붓는다. 꿀로 벌을 잡는 일명 꿀벌 생포 작전!
그녀는 왜 이러한 방법으로 벌을 잡는 걸까?

"죽은 벌도 독 낭에 남아있는걸 발효시켜 먹기도 하는데 생포해서 하면 좋은 독을 받을 수 있어서 이렇게 하는 거예요. 이 봉독 꿀로 건강을 되찾았어요. 죽을 뻔했던 사람이 지금껏 살고 있는 이유가 독 꿀 때문이에요. 그런데 이거보다 550배 더 좋은 벌의 독이 있어요."

병 속에는 또 다른 곤충이 채워져 있었는데. 정체는 다름 아닌 말벌이

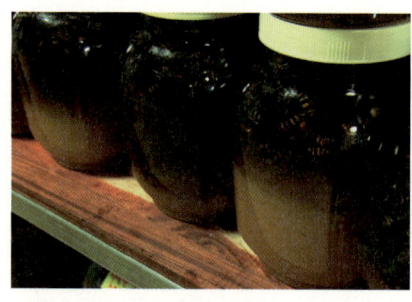
| 말벌이 재워있는 말벌꿀병

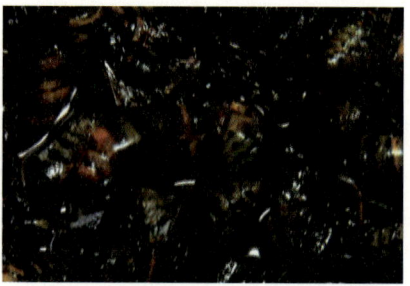

꿀 발효액

었다!

"작년에 이곳에 말벌이 굉장히 많이 왔어요. 그래서 많이 담았어요."

한번 침을 쏘고 나면 그대로 죽는 꿀벌과 달리, 여러 번 침을 쏠 수 있는 말벌은 그 독소가 꿀벌의 550배에 이른다.

"저는 말벌이 오면 신바람이 나요. 죽어버린 사람은 못 살리지만 건강이 안 좋은 사람은 이걸 먹으면 그렇게 좋아요."

주변에서 말벌주가 각종 성인병에 좋다는 이야기를 듣고는, '꿀에 숙성시켜보면 어떨까'하고 시작한 그녀만의 별난 방법! 안수정 씨는 말벌을 꺼내 꿀만 쭉 빨아먹고 뱉어낸다.

꿀 속에서 1년 정도 숙성시킨 말벌은 독성이 중화돼 안전하다고 한다.

"목구멍을 독이 싹 감싸는, 그런 맛이 나요."

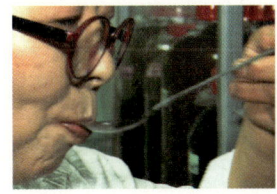 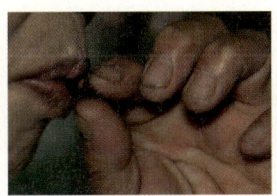 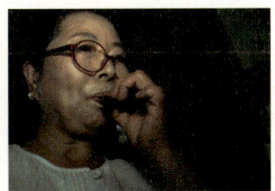

| 말벌을 빨아 먹는 주인공

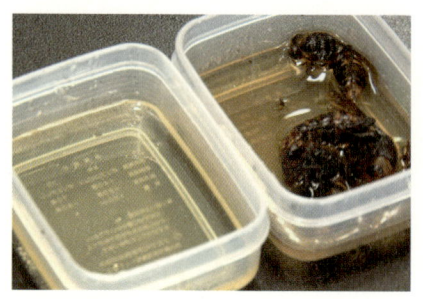

| 꿀과 말벌꿀

그렇다면 말벌을 숙성시킨 꿀에는 어떤 성분이 있는 것일까? 우리는 일반 꿀과 말벌을 숙성시킨 꿀을 각각 채취해 미생물의 증식과정을 통해 그 효능을 확인해보았다.

그 결과 일반 꿀 속에는 올리고당만 발견된 반면 말벌을 숙성시킨 꿀에는 성인병 예방과 치료에 도움이 되는 유산균이 다량 발견됐다.

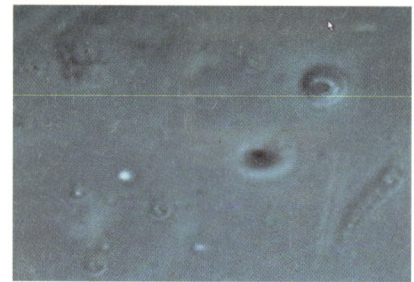

| 비교 모니터 화면 - 올리고당

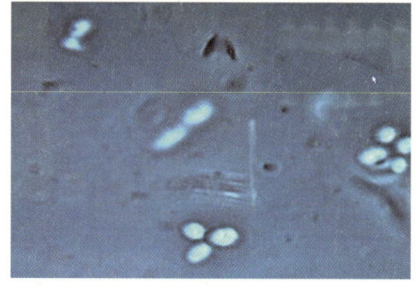

| 비교 모니터 화면 - 유산균

"일반 꿀에는 올리고당만 보이고 말벌 꿀은 올리고당과 유산균이 함께 보입니다. 꿀은 항균 물질 때문에 여러 가지 미생물이 증식될 수가 없습니다. 그럼에도 불구하고 신비스럽게도 이 꿀에는 유산균이 다량 함유 배양돼 있는 것이 놀랍습니다."

서범구 원장 / 한국과학기술원 산학협력단

꿀 발효액

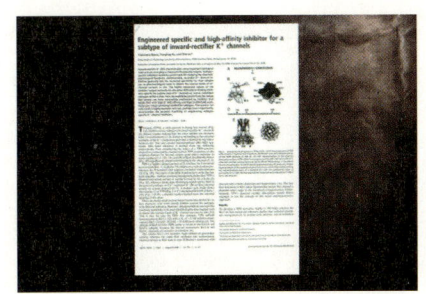 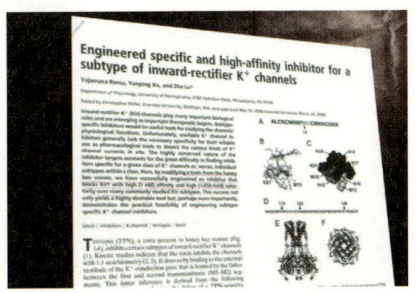

| 말벌의 효능에 대해 발표된 논문

다양한 약리효과가 있어 한의학에서 오랫동안 사용돼 온 봉독은 자율신경을 조절해 혈압을 내려준다고 알려져 있다.

"최근, 미국립과학원의 연구결과를 보면 벌의 독 속에 델타핀이 있습니다. 신장에서 혈압을 조절하는 칼륨이온채널을 이용해서 혈압을 강하한다고 하는데, 한의학적으로 해석하면 피를 맑게 하고 혈액순환 도와서 혈압을 조절시켜 주는 효과와 같다고 봅니다."

이재동 / 경희대학교 침구과 교수

안수정씨의 꿀 발효액 사랑

꿀 발효액의 효험을 경험한 후부터는 모든 음식에 조미료 대신 사용한다는 안수정씨. 익모초, 어성초, 민들레 등 몸에 좋은 35가지 산야초를 꿀로 발효시켜 섭취한다.

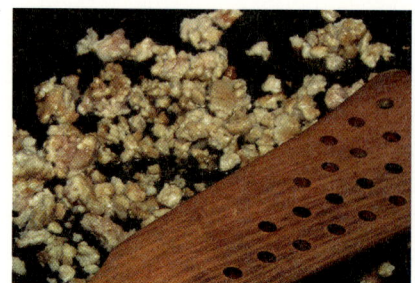
| 고기에 발효액 뿌리고

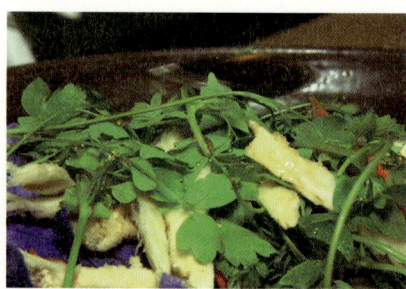
| 샐러드에 뿌리고

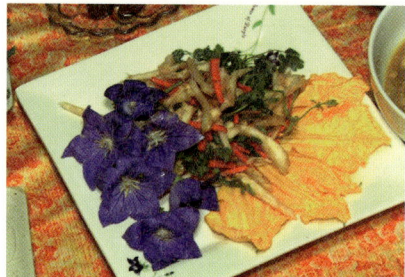
| 밥상

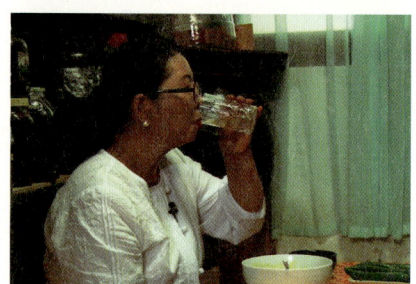
| 발효액 차 마시는

"다른 소스로 한 게 아니라 입에 쓴 풀을 발효시킨 발효액을 가지고 저는 샐러드를 만들어 먹어요."

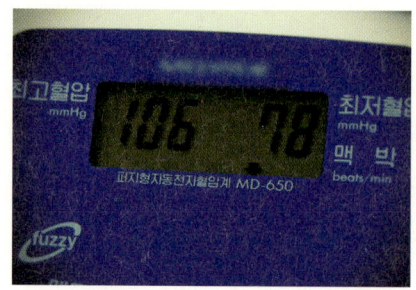
| 혈압기 정상

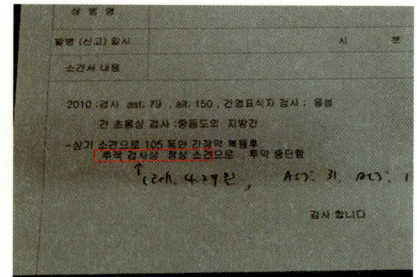
| 소견서 / 지방간 정상

텃밭에서 길러낸 채소와 꿀 발효액으로 맛을 낸 그녀의 건강밥상! 하루 세 끼 식사 후에는 꿀 발효액을 찬물에 타서 먹는다는 안수정 씨.

"저는 밥을 먹고 난 다음에 일반 사람들은 커피를 마시잖아요, 저는 꼭 발효액을 한 잔씩 마셔요. 소화도 잘 되면서 혹시 음식에 이물질이 있어도 뒤탈이 없고 속이 편하면서 생활이 편해요."

그렇다면 3년 동안 꿀 발효액과 말벌을 숙성시킨 꿀을 먹어온 그녀의 현재 건강상태는 어떨까?

측정 결과 정상 혈압을 유지하고 있으며 간수치 또한 6개월 만에 정상으로 돌아왔다.

설탕이 아닌 꿀을 활용해 만든 발효액! 과연 건강에는 다른 발효액보다 더 유익한 것일까?

"꿀은 설탕보다 그 안에 들어있는 물질이 많습니다. 식이섬유나 미네랄, 항산화물질이 있어서 좋고요. 삼투압 능력이 뛰어나서 발효시간을 단축시킬 수 있는 장점이 있고요. 꿀 자체가 우리 몸 속의 장기를 도는 혈액순환에 좋은 물질을 공급하는데 도움을 주어서 좋습니다."

서재걸 자연치료 전문의

그라비올라

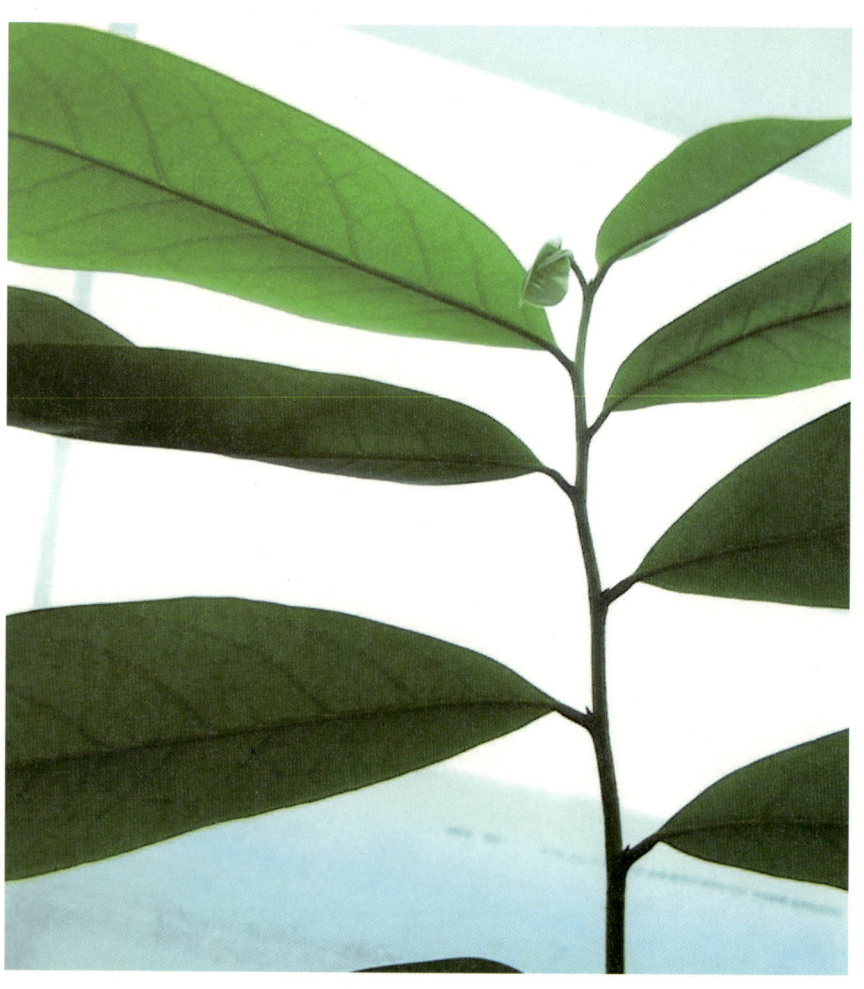

낯선 이름의
잎으로 고혈압을
치료하다

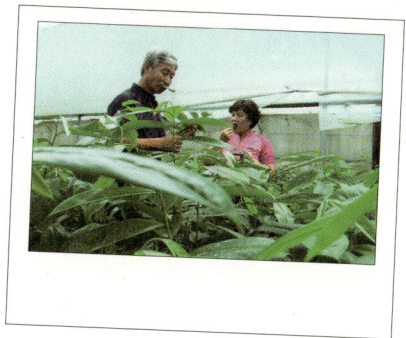

경기도 시흥시에 위치한 한 농장. 따뜻한 온실답게 열대지역의 작물들이 자태를 뽐내고 있었는데, 이곳에도 건강의 열쇠가 되는 잎이 있다고 한다. 그런데 한쪽에서 거침없이 나뭇잎을 뜯어 먹고 있는 한 부부.

평범해 보이는 이들 부부가 잎을 뜯어 먹는 데는 남다른 이유가 있었다.

"이게 효능이 엄청 뛰어나서 집사람의 생명을 살려준 신의 나무입니다."

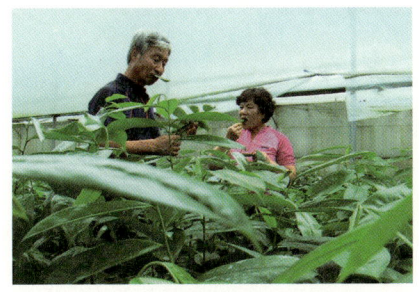

| 나뭇잎 뜯어먹는 부부의 모습

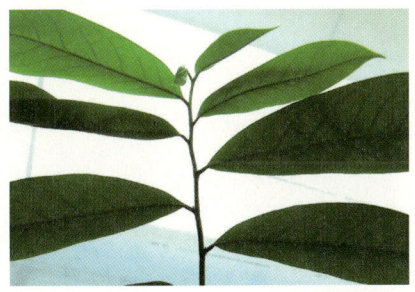

그라비올라 잎

신의 나무잎이라고 해서 자세히 보니, 마치 감잎과도 닮았는데. 도대체 이 잎의 정체는 무엇일까?

"인디언들이 치료용으로 사용하던 천연 약초로, 배가 아프거나 몸을 다치면 잎을 뜯어서 먹고 삶아 먹던 그라비올라 라는 것입니다."

이름도 낯선 그라비올라!

그라비올라는 브라질, 멕시코와 같은 남미의 열대지방에서 자생하는 식물로, 크게 자라면 6미터까지 성장하며 매운 향이 특징이라고 한다.

특히 1976년 미국 국립 암센터에서 그라비올라의 뛰어난 항암 효능을 발표해 화제가 된 바 있다.

| 그라비올라의 항함 효과

"그라비올라에는 항산화 물질이자 항암 물질인 파이토케미컬이 들어있어서 암도 억제하고, 특히 대장균이나 황색포도상구균을 억제하는 항생 작용을 하는 것으로 알려져 있습니다."

임이석 피부과 전문의

항산화 물질이자 항암 물질인 파이토케미컬이 풍부하다는 그라비올라. 국내에서는 다소 생소한 작물인데 이 부부는 어떻게 그라비올라를 재배하게 되었을까?

"내가 고혈압 중증 환자였는데 이걸 먹고 많이 나아져서 이제는 차로도 먹고 음식으로도 먹고. 정말 잘 먹어요."

7년 전 고혈압 진단을 받았다는 권혜옥 씨. 고혈압뿐만 아니라 그로 인한 각종 합병증과 심지어 협심증까지 얻은 상태였다.

"협심증은 고혈압 당뇨 고지혈증 같은 합병증이 이미 나타나고 있는 거예요. 그래서 더 심각한 심근경색이나 뇌졸중 같은 병이 발생할 확률이 높죠. 아주 위험한 상태로 볼 수 있습니다."

박민선 내과 전문의

조금만 걸어도 숨이 차고, 뒷목이 뻣뻣했다는 권혜옥 씨. 길에서 쓰러질 정도로 병세가 심각했던 그녀에게 사실, 고혈압은 예견된 병이기도 했다.

"어머니께서 고혈압으로 인한 심부전증 합병증으로 돌아가셨습니다. 그런데 내가 항상 그걸 걱정했는데 나한테도 그게 여지없이 찾아왔어요. 별안간에 몸에 비만이 오고 고지혈증이 오고, 심부전증까지 합병증이 오

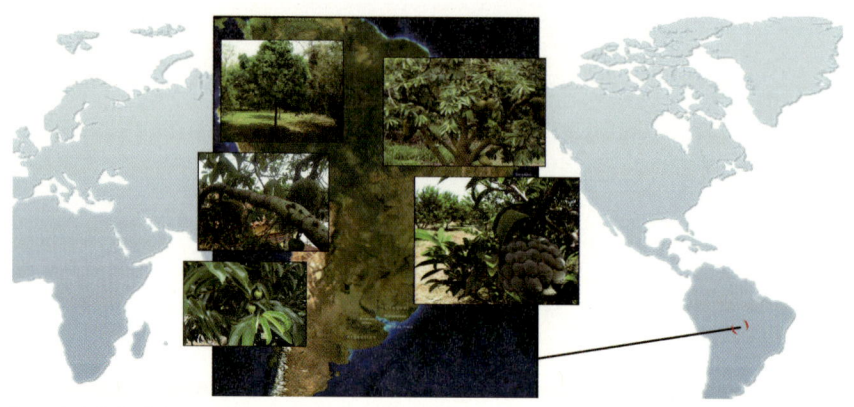
| 브라질에서 만병통치약으로 불리우는 그라비올라

더라고요."

그런데 지금은 그라비올라를 통해 예전의 건강을 되찾았다고 한다. 국내에서는 희귀한 그라비올라를 그녀에게 처음 알려준 사람은, 바로 남편이었다.

해외를 다니며 외국 작물 수입업을 했다는 남편. 그곳에서 우연히 그라비올라의 효능을 접하게 됐다고 한다.

"가이드가 브라질에서는 만병통치약으로 효능 좋은 나무라고 해서 그때 알게 됐습니다."

그 뒤로 온실에서 그라비올라를 직접 키우고 있다는 부부. 그런데 그라비올라를 줄기째 따거나 뿌리째 캐지 않고 오로지 잎만 따는 이유가 뭘까.

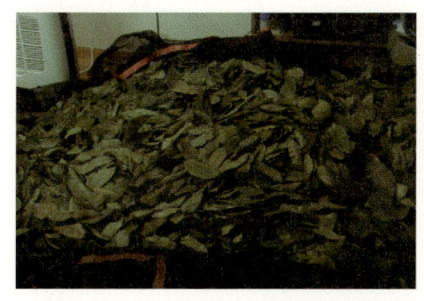 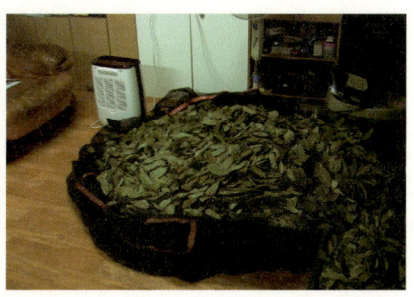

| 거실에서 말리고 있는 잎　　　　　　　　　　| 집 안 포대자루

"뿌리는 주로 독성이 많이 있기 때문에 예전부터 원주민들이 살충제로 많이 사용을 했습니다. 그래서 뿌리는 복용할 수 없고요. 잎을 갖고 그라비올라를 추출해야 할 것 같습니다."

고재기 내과 전문의

그라비올라 잎을 통해 건강을 지켜가고 있다는 부부. 그 활용법이 궁금하다.

"그라비올라는 말려서 활용해야 합니다."

거실 한 편에 쌓인 엄청난 양의 잎! 그라비올라 잎은 집 안에서 건조하는 것이 좋다고 한다.

"태양에 말리면 낙엽처럼 색이 변해서 보기 안 좋아요. 그래서 집 안에서 반그늘 난방을 해서 말리는데, 집 안에서 말려야 해충 벌레를 피할 수

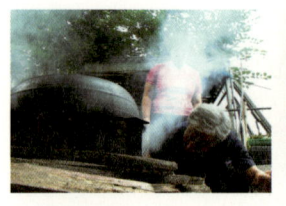 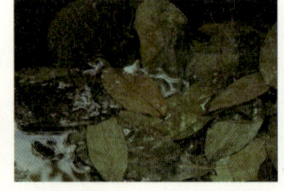 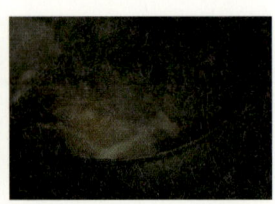

| 가마솥에서 | 잎 넣고 | 끓는 차

있어서 따뜻하게 말리고 있습니다."

거실은 물론 방 안에도 말린 그라비올라 잎이 가득했는데, 이는 계속 난방을 했던 겨울에 미리 말려놓은 것들이라고 한다.

"음~ 향기 좋네. 잘 말랐네. 이 정도는 돼야 마음 편히 오래 먹을 수 있기 때문에 어떤 때는 먹다가도 부족하다고 생각이 돼요. 많이 먹기 때문이에요."

주로 건조한 그라비올라 잎을 큰 가마솥에 끓여 마신다는 부부. 더 진한 물을 끓이기 위해 장작을 떼는 수고로움도 마다하지 않는다. 물 2리터를 기준으로 잎사귀 20장 정도를 넣는 게 정량이라고 한다.

"내가 하루에 2리터를 마시는데 식구들까지 5리터 이상 먹다 보니 가마솥에 푹 우려서 먹고 있어요. 나는 이걸 한 1년 먹었나? 대략 8개월 정도는 된 것 같아요."

가마솥에서 한 시간 정도 푹 우려낸 그라비올라 잎. 향은 보리차처럼

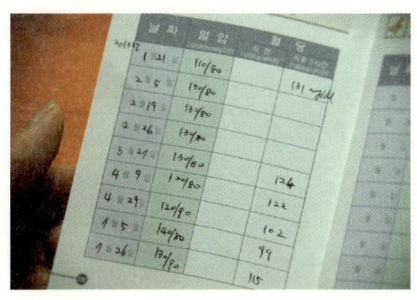 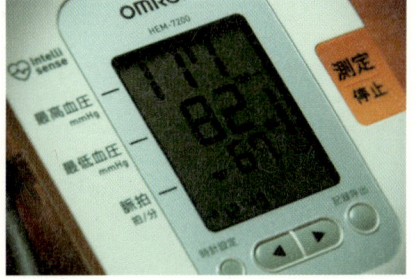

| 보건 노트 - 고혈압 기록 | 혈압 잰 수치

구수하지만, 색은 더 밝고 깨끗한 게 특징이다.

그라비올라 잎 다린 물을 마신지 6개월을 넘기면서부터 조금씩 몸의 변화를 느꼈다는 권혜옥 씨.

"살을 빼겠다고 걷는데 몸이 많이 가벼워지고 숨찼던 게 부드러워졌고요. 뒷산에 갈 때도 헉헉거리며 두 번 쉴 것을 한 번 쉰다든가 하는 차이점이 보이니까 더 열심히 먹었어요."

그렇게 꾸준히 섭취한 결과, 그녀의 혈압은 점점 떨어졌다고 한다.

"결과가 괜찮더라고요. 걱정됐었는데 그라비올라 먹고 많이 좋아졌어요. 애들 아빠가 가장 좋아하죠."

꾸준히 혈압을 기록하고 있는 그녀, 노트 속 혈압 수치는 모두 정상 범위를 유지하고 있었다.

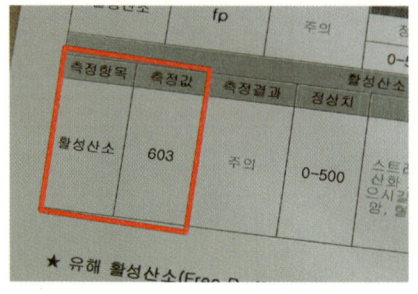

| 활성산소 수치

현장에서 측정한 그녀의 혈압. 수축기 혈압이 현재 117mmHg이다. 한 때 180mmHg까지 높았던 혈압이 무려 60mmHg이상 떨어진 수치다.

"그라비올라를 먹어서 혈압약을 끊었다고 자신하잖아요. 2012년 말부터 지금까지 혈압이 꾸준히 떨어져서 지금까지 수치를 유지하고 있어요."

기적처럼 혈압이 정상으로 돌아온 것은 모두 그라비올라 잎 덕분이라 믿고 있는 권혜옥 씨. 과연 그라비올라 잎이 그녀의 혈압을 잡는데 영향을 미친 것일까? 우리는 활성산소 수치를 통해 한 번 더 확인을 해봤다.

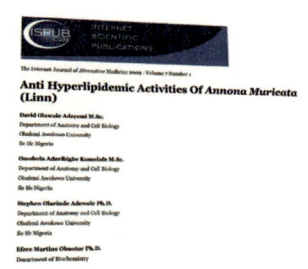 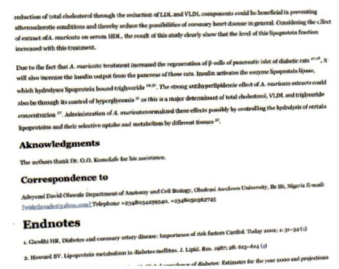

| 그라비올라 잎성분이 혈압을 강하시킨다는 논문

측정 결과 같은 연령대에 비해 월등히 낮게 나온 결과를 확인할 수 있었다.

"활성산소는 고혈압을 만들고 당뇨병, 고지혈증을 악화시키고 노화증상을 촉진시키는 물질이에요. 병원에 오시는 분들이 2000~3000 정도 나오는 것이 보통이고 정상은 500이에요. 그런데 이 분은 600 정도 나왔기 때문에 저희가 최근 검사한 소변 활성산소 중에서는 가장 낮은 편이에요."

박민선 내과 전문의

실제 미국의 한 의학저널에서는 그라비올라 잎 성분이 혈압을 강하시킨다는 논문을 발표하기도 했다.

"그라비올라는 아세토제닌과 파이토케미컬 등의 성분이 풍부해서 암을 예방하는 항산화 작용과 혈중 콜레스테롤 수치를 떨어트리는 효과가 있고, 염증 감소 및 혈관을 확장시켜서 고혈압을 예방하는 효과가 있다고 볼 수 있겠습니다. 고혈압에 도움을 줄 수 있다고 말할 수 있겠습니다."

고재기 내과전문의

그라비올라 잎을 통해 가족의 행복까지 지켜나가고 있는 권혜옥 씨, 그러나 잎을 통한 건강법에도 주의할 점이 있다.

"그라비올라 뿐 아니라 잎을 다량으로 짧은 시간에 많이 마시게 되면 잎사귀에 있는 독 성분을 해독하는 효소가 간에서 나오며 부담을 줘서 간을 오히려 나쁘게 만들 수도 있습니다. 우리가 기억해야 할 것은 특정한 식품으로 단기간에 질병을 치료한다는 게 아니라는 점입니다. 장기간 오래 먹어서 효과가 있는 것이지, 단기간만으로는 불가능하다 말씀 드리고 싶습니다."

성낙주 경상대학교 식품영양학과 교수

그라비올라

  얼마 전 한 매체에서 대한민국의 4대 암인 폐암, 간암, 전립선암, 자궁암에 그라비올라가 도움이 된다고 방송한 후, 찾는 사람이 많아진 그라비올라.

  여러 가지 임상실험 결과 그라비올라에서 추출한 아세토제닌인 아노나신을 적은 용량만 사용하더라도 4대 암(위암, 폐암, 간암, 대장암)뿐만 아니라 췌장암, 난소암, 대장암 등 대부분의 암에서 효과가 있는 것으로 나타났다.

  차로 끓였을 때 구수한 둥글레차, 우롱차와 같은 맛이 나 건강을 위해서 찾는 이도 많다고 한다.

오곡식초

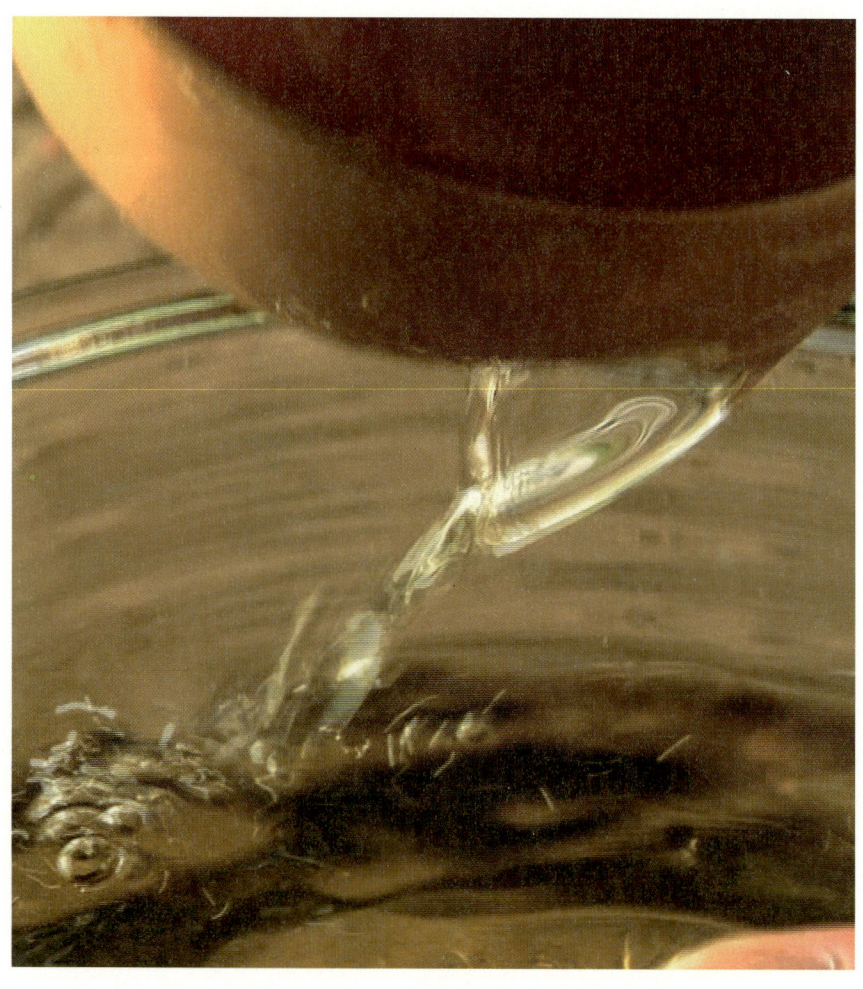

전통방식으로
만드는 오곡식초로
혈압을 잡다

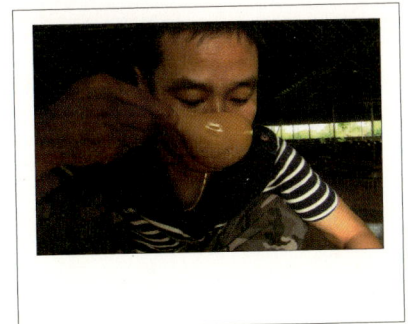

한적한 시골에서 식초를 만들며 건강을 지키고 있는 한상윤 씨.

귀농 4년 차, 이제 반 농사꾼이 됐다는 그는 이곳에 오기 전까지 도시에서 평범한 직장인으로 생활했다고 한다.

"고객 응대 같은 것도 업무에 굉장히 큰 비중을 차지했었거든요. 그 부분이 맞지 않아서 아무래도 스트레스를 받지 않았나 싶습니다."

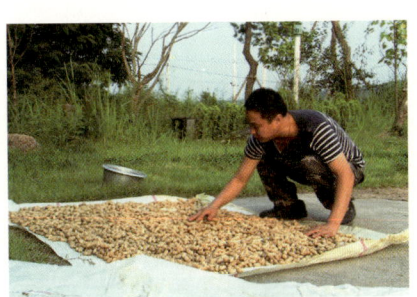

| 땅콩 말리고 있는 주인공

홀로 자취생활을 하며 불규칙한 식생활에 스트레스까지 더해져 점점 건강이 악화됐다는 한상윤 씨!

"혈압을 측정하는 기계로 170mmHg대까지 수치가 올라가더라고요.

그때는 관심이 없었어요. 그 정도까지는 괜찮으려니, 언젠가는 내려가겠지… 생각했죠. 제 몸에 소홀했던 거죠."

"고혈압을 치료 없이 그냥 방치해두는 경우에는 우리가 뇌졸중, 뇌출혈뿐 아니라 다양한 질병에 노출이 될 수가 있습니다. 그래서 사실은 고혈압도 고혈압이지만, 그 보다 더 무서운 것은 합병증입니다."

염창환 가정의학과 전문의

그보다 먼저 귀농을 해서 천연식초를 만들고 있던 자신의 형을 돕기 위해 4년 전 이곳에 내려왔다는 한상윤 씨. 식초를 연구하고 만드는 과정에서 자연스럽게 식초를 맛 보게 됐다는데.

"마실 수밖에 없어요. 초산발효 숙성시키는 과정에 어떻게 변했는지 알려면 먹어 볼 수 밖에 없어요. 그러다 보니 몸이 개선되는 걸 느꼈고요."

처음에는 그저 맛을 보던 것이 몸의 변화를 느끼면서는 본격적으로 챙겨 마시기 시작했다.

"용량은 20밀리리터를 물에 5배 희석해서 3번씩 마셨어요. 8개월이 지나니 정상치까지 내려 오더라고요. 지금은 혈압이 128/132mmHg 정도 나와요."

8개월 만에 그의 혈압을 정상으로 되돌려 준 그 특별한 식초는 무엇일까?

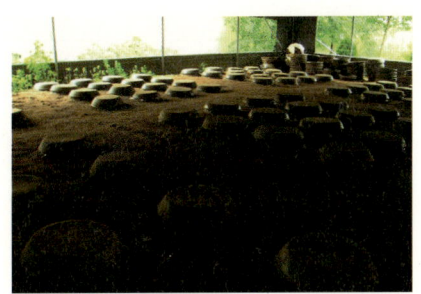
| 항아리에서 익어가는 전통식초

"여기가 바로 전통식초가 익어가는 숙성실 입니다."

그가 마셨다는 식초는 김치처럼 땅 속에 깊이 항아리를 묻어 숙성하고 있었다.

"전통방식으로 숙성시키는 식초 맞습니다, 보여드리겠습니다."

뚜껑을 열자 그 모습을 드러내는 식초! 맑고 투명한 식초는 은은한 향기부터가 예사롭지 않았다.

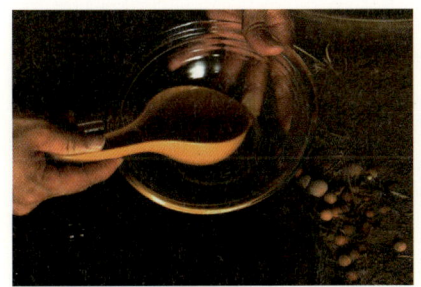 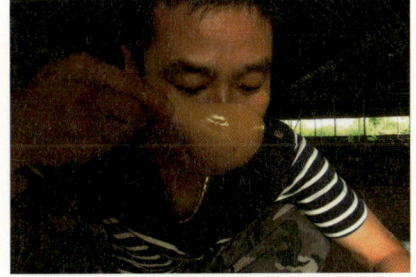
| 식초 떠서 맛보는 주인공

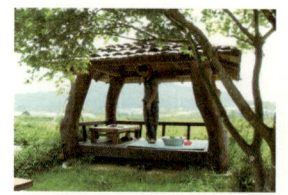 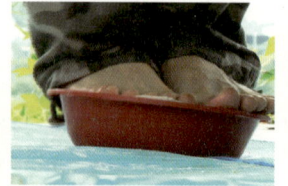 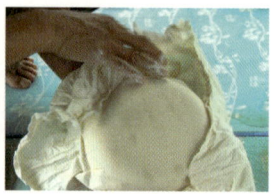

| 식초만드는 사례자

만드는 과정부터가 특별하다는 한상윤 씨의 식초. 뭔가를 열심히 발로 꾹꾹 밟고 있는 그! 천을 벗겨내자 모습을 드러낸 하얀 덩어리!

"누룩이에요. 좋은 술을 만들어야 좋은 식초를 만들 수 있습니다."

"알콜 발효에 관여하는 미생물, 예를 들면 효모 같은 것들이 있겠죠. 이 효모가 발효를 해서 나온 산물이 바로 술이 되겠습니다. 이 알콜이 다시 아세토박토와 같은 초산균이 작용을 하면 우리들이 소위 말하는 식초가 만들어지게 됩니다."

노봉수 서울여자대학교 식품공학과 교수

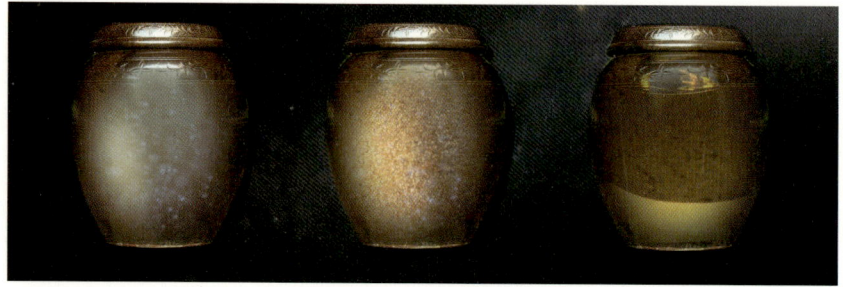

| 식초의 발효과정CG

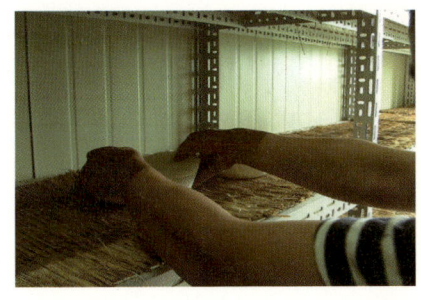 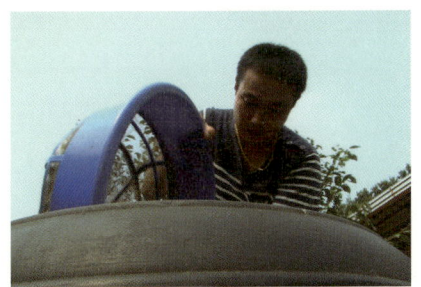

| 누룩방　　　　　　　　　| 가마솥에 붓고 발효 시킨다.

식초가 되려면 두 번의 발효 과정이 필요하다. 효모가 곡물의 당분을 먹고 알코올 발효가 되면 술이 되는 것이고, 이 술이 초산균을 만나 또 한 번의 발효를 거치면 식초가 된다.

술을 만들 때 필요한 것이 바로 누룩. 쌀가루에 종균을 섞어 수분이 날아가지 않도록 꾹꾹 눌러 36도에서 한 달 간 발효시킨다. 그런데 한상윤 씨의 식초에 누룩 못지않게 중요한 또 다른 재료가 있다는데!

무언가를 가마솥에 쏟아 붓고 신중하게 펼치는 한상윤 씨, 그것은 바로 곡물들이었다.

"현미가 대부분이고 나머지 네 가지 잡곡이 기장, 차조, 수수, 보리입니다."

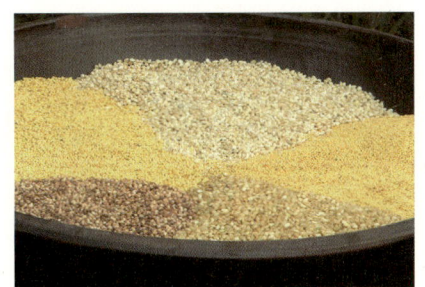

| 가마솥 안의 다섯 곡물들

181

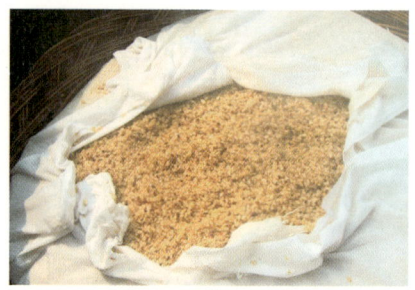
| 솥뚜껑 열자, 쪄진 곡물

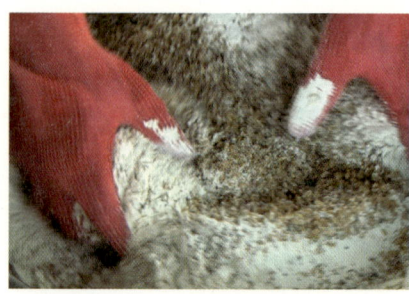
| 오곡밥에 누룩 뿌리고 버무린다.

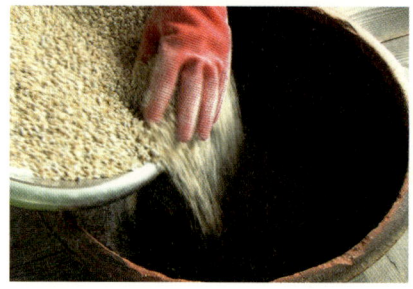
| 항아리에 담고

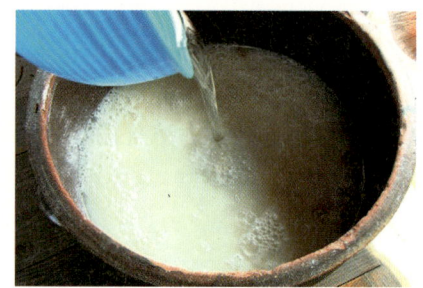
| 물 넣고 고두밥을 만든다.

현미를 기본으로 기장, 차조, 수수, 보리 이렇게 오곡이 술을 만드는 고두밥의 재료가 된다.

이 곡물을 1시간 정도 푹 쪄내면 술을 만들 고두밥이 만들어진다.

"각 곡물마다 영양분이 풍부하고 다양해서 현미에 부족한 영양분을 다른 잡곡이 보충하는 거죠. 그래서 오곡을 사용하죠."

고두밥을 충분히 식힌 후, 누룩 가루를 골고루 뿌려 잘 버무려서 거기에 곡물 양의 5배만큼의 물을 부어준다. 그런 다음에 잘 섞어서 25도 이상의 온도에서 약 20일간 발효를 시켜주면 술이 된다고 한다.

술 만들 준비를 끝낸 후, 수풀로 걸어 들어가는 한상윤 씨. 수풀 뒤에는 또 다른 항아리가 자리 잡고 있었다.

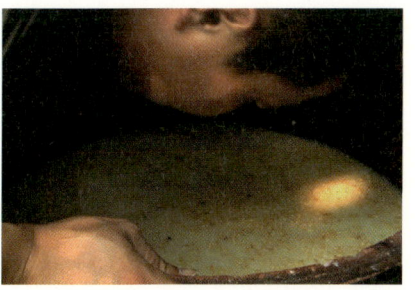
| 술 냄새를 맡는 주인공

식초와는 달리 불투명한 색깔의 액체다.

"술이에요. 열흘 정도 지난 술이라고 보시면 됩니다."

식초로 발효되기 전, 알콜 발효가 되고 있는 상태였다.

20일 간의 발효과정을 거쳐 술이 되는 시기, 이때가 식초의 성공을 좌우하는 중요한 시기라고 한다.

식초는 크게 합성 식초인 빙초산과 양조 식초로 구분되고, 양조 식초는

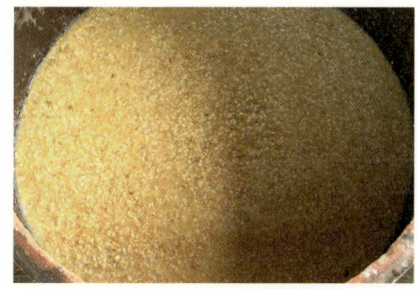
| 술 발효되는 사진

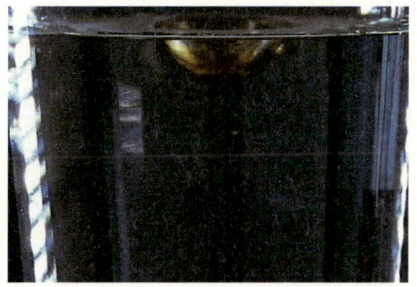
| 식초의 한방울

183

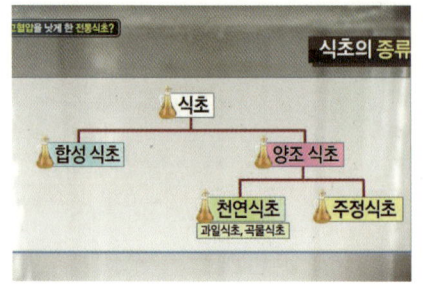

| 식초의 종류

다시 주정 식초와 천연 식초로 나눠진다. 시중에서 흔히 살 수 있는 주정 식초는 알콜에 초산균을 넣어 빠른 시간에 발효한 반면 천연 식초는 술을 만드는 과정이 한 번 더 필요하다.

이러한 천연 식초에는 합성 식초나 주정 식초에는 없는 다양한 유기산이 풍부하게 존재한다고 밝혀졌다.

"지금 시중에서 대부분 판매되고 있는 식초들은 소주 위에 원료가 되는 주정이라는 것을 만들어서 희석해서 약간의 영양 물질을 첨가한 다음에 발효를 시키게 됩니다. 그래서 좋은 원료를 가지고 술을 만들어서 식초를 만든 것과 주정을 이용한 것은 향기 성분, 유기산 성분에서 많은 차이가 납니다."

정용진 계명대학교 식품가공학과 교수

유기산	빙초산	주정초	천연복분자식초	천연현미식초
주석산	-	-	403	54
초산	4000	6000	5570	3980
구연산	-	-	1070	90
호박산	-	-	115	436
사과산	-	-	402	-

| 식초의 유기산 함량 비교

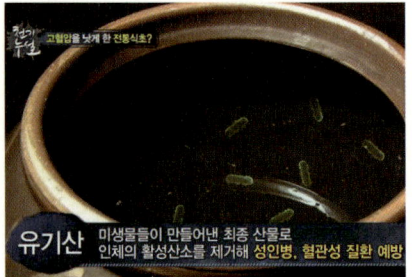

| 항아리에서 유기산이 만들어지고 있다.

오곡식초

유기산은 물에 녹는 항산화제로 몸에 나쁜 활성산소를 제거해, 성인병이나 혈관성 질환 예방에 도움을 준다.

"과일이나 채소에 함유된 신맛이나 감칠맛을 내는 성분을 유기산이라고 합니다. 유기산의 종류에는 사과산, 구연산, 호박산, 젖산, 초산

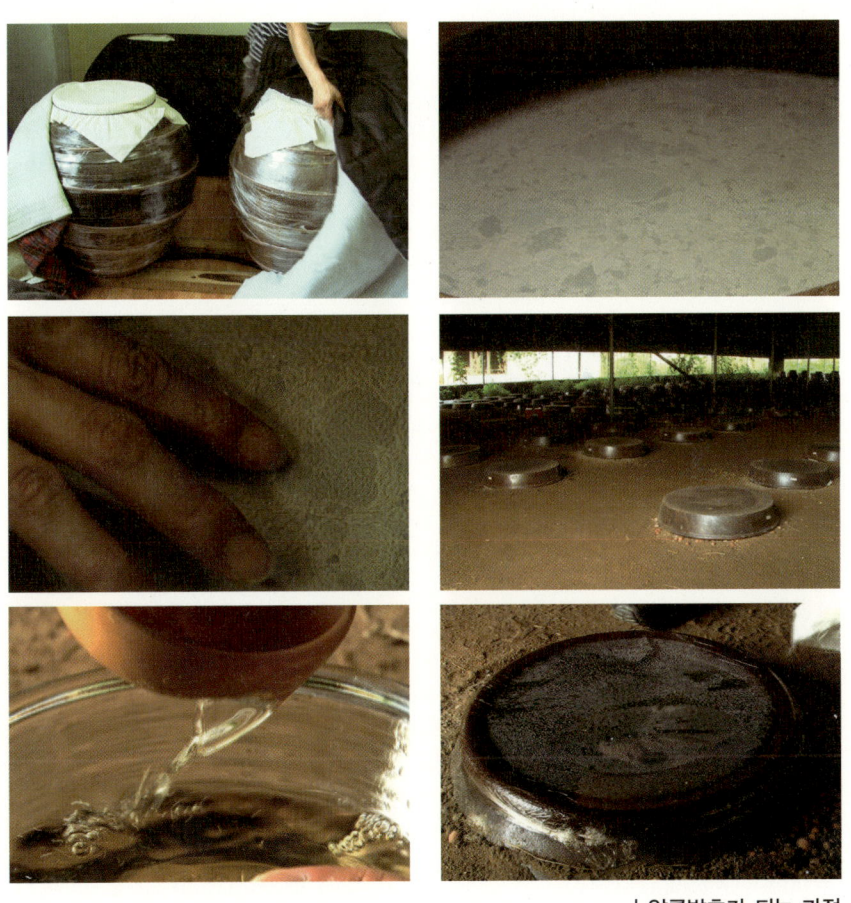

| 알콜발효가 되는 과정

185

등이 있습니다. 천연 식초에 많이 함유된 유기산들은 소화를 촉진시켜주거나 피로회복, 면역력 향상과 같은 기능이 있습니다."

강순아 / 호서대학교 발효식품과학과 교수

"하절기에는 20일 정도 되면 알콜 발효가 끝납니다. 그러면 초산 발효를 시키죠."

완성된 술이 식초로 거듭나기 위해선 발효 과정이 한 번 더 필요한데, 이 때 중요한 것은 온도! 사람 체온과 같은 36도를 유지시켜줘야 한다. 그런데 항아리 뚜껑을 열자 보이는 정체 모를 하얀 막! 한상윤 씨는 이 하얀 막이 좋은 식초가 되기 위한 중요한 변화 단계라고 하는데, 도대체 이 하얀 이 막의 정체는 무엇일까?

"이게 초막입니다. 초막이 있어야 초산 발효가 안정적으로 일어나고 나머지 잡균이 침범 못하게 보호를 받죠. 식초가 잘 만들어지려면 이런 막들이 형성 돼야 해요."

초산 발효가 진행되면서 초산균이 만들어낸 초막이 생기는데, 색깔이 선명하고 탄력이 있으면 식초가 잘 만들어지고 있는 중이라고 했다. 이렇게 오곡 술이 45일간의 초산 발효를 거치면 새콤한 맛이 나는 식초로 변한다. 그런데 여기서 끝이 아니다. 제대로 된 식초가 되려면 1년 이상의 숙성 과정이 반드시 필요하다고 했다.

"상온 15도에서 숙성시키는 게 제일 좋은데 땅속에 묻는 건 온도 변화를 없게 하기 위해서 입니다."

그런데 보통 한지를 덮어놓는 것과 달리 랩으로 꽁꽁 밀봉해 놓은 항아리.

"초산 발효가 계속 일어날 수 있죠. 초가 가진 본연의 맛을 잃을 수 있으니 공기를 차단시키는 게 이롭습니다."

그런데 완성된 식초에 왜 굳이 숙성기간이 필요한 것일까?

"화학적으로나 물리적으로 발효가 일어나는 과정과 숙성이 되는 과정은 구분을 해줘야 합니다. 변화하는 발효 과정에서 다 마무리가 되었지만 숙성 과정 속에서 맛이 부드러워진다거나 향기가 좋아지거나 이런 과정들을 거치기 때문에, 발효 식품은 숙성 과정이 가장 중요합니다."

정용진 / 계명대 식품가공학과 교수

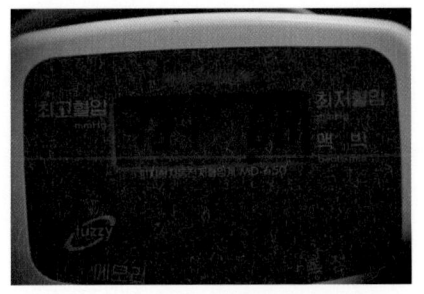

| 혈압계 131/88mmHg

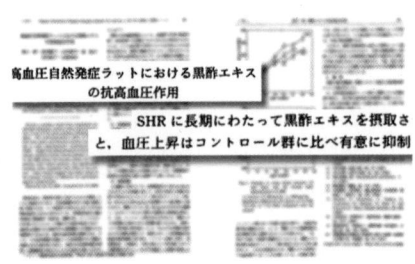

| 일본 고혈압 논문

부드러운 맛과 향을 얻기 위해 모두 1년 2개월의 정성을 들여야만 탄생하는 오곡식초. 이렇게 만들어진 오곡 식초를 3년 넘게 꾸준히 먹어왔다는 한상윤 씨. 그는 과연 정상 혈압을 유지하고 있을까?

검사 결과, 그의 혈압은 정상 범위 안에 있었다.

실제로 일본에서는 고혈압 발병 쥐에 현미식초 엑기스를 투여하자 혈압이 떨어졌으며 정상혈압 쥐는 혈압이 떨어지지 않았다는 연구 결과가 발표되기도 했다.

"천연 식초는 고혈압을 낮춰주는 효과를 가지고 있습니다. 천연 식초의 유기산이 콜레스테롤 수치를 떨어뜨려주고 몸 속에 있는 활성산소를 감소 시켜주기 때문에, 고혈압뿐만 아니라 다양한 성인병을 예방해주는 효과를 가지고 있습니다. 특히 곡물에는 칼륨 성분이 많이 들어있어서 우리 몸에 나트륨을 배출시켜줌으로 인해 혈압을 낮춰주는 효과를 가지고 있습니다."

염창환 가정의학과 전문의

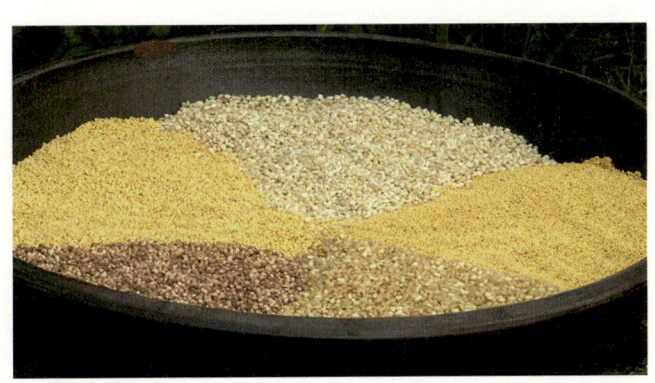

얼숨법 요가

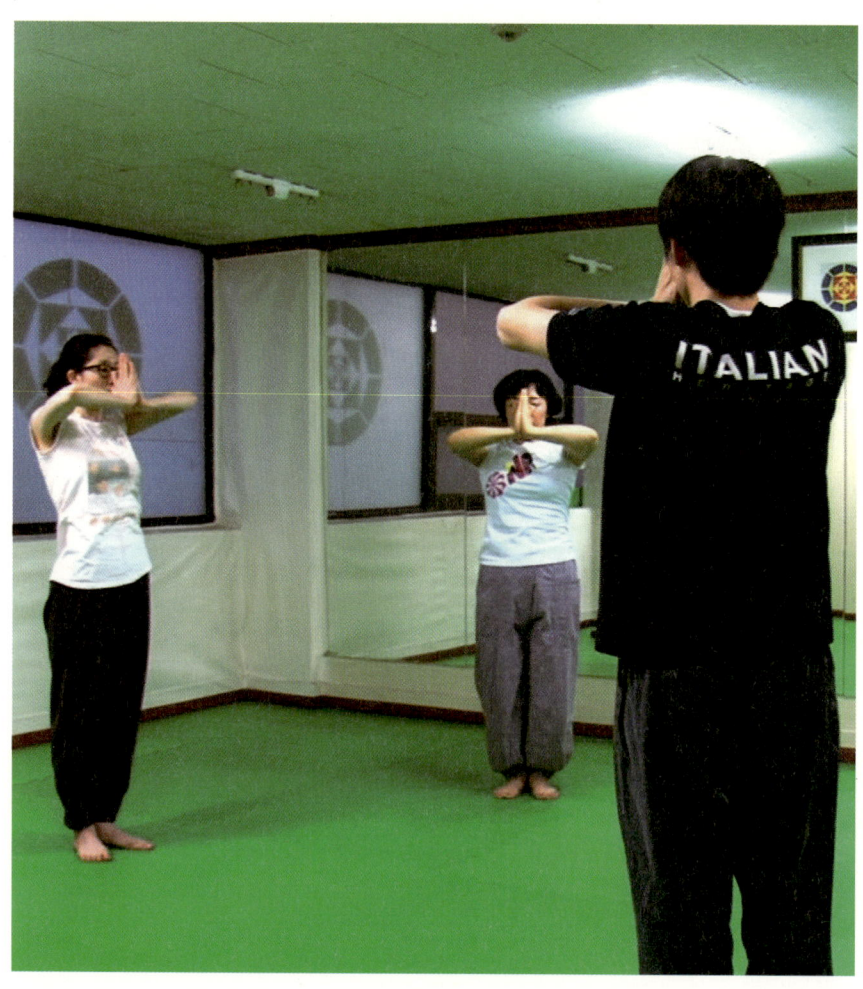

190   얼숨법 요가

호흡법운동으로
혈압을 잡다

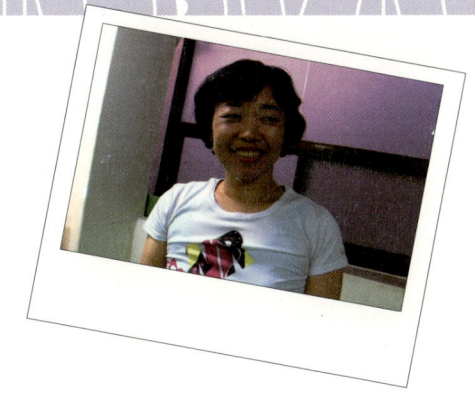

무엇보다 꾸준한 관리가 중요한 고혈압. 고혈압 환자들에게 있어 과격한 운동은 혈압을 갑자기 상승시켜 위험할 수 있다. 하지만, 전문가들은 자신의 건강상태에 맞는 운동을 꾸준히 한다면 이것만으로도 고혈압을 완화시킬 수 있다고 한다.

"일반적으로 고혈압은 생활 습관과 관련이 많습니다. 특히 염분 섭취나 비만 체형, 흡연, 운동을 안 하는 습관들이 고혈압을 유발하는 것으로 알려져 있습니다. 또 비만 체형은 혈압을 상승시킬 수 있으므로 식생활 습관과 함께 적절한 운동을 하셔서 몸 상태를 적절하게 유지해 주는 것이 중요하겠습니다."

이용구 내과전문의

그런데 여기, 특별한 운동법으로 고혈압을 이겨냈다는 주인공이 있다. 주인공을 찾아 간 곳은 요가를 하는 곳이었는데 조용히 요가를 하는 모습과 달리, 단체로 기괴한 소리를 내는 사람들만 가득하다.

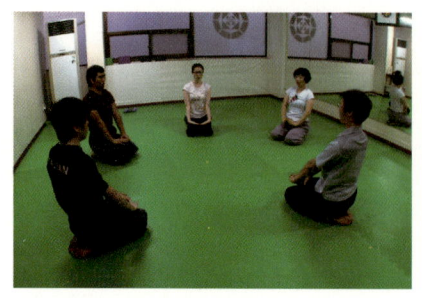
| 요가하는 사람들의 모습

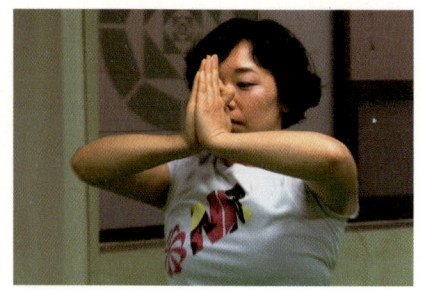
| 얼숨법 하고 있는 노영선 씨 모습

그런데 이 특별한 요가만으로 고혈압을 극복했다는 주인공 노영선 씨.

인도 고유의 수행법인 요가. 요가 하면 어려운 자세의 동작이 먼저 떠오르는데. 그녀가 하는 동작은 요가라고 하기엔 좀 단순해 보인다.

"요가를 하려면 복식호흡을 해야 하는데, 독특한 호흡법이 바로 얼숨법이거든요. 이 독특한 호흡법으로 고혈압을 극복 했습니다."

호흡법으로
고혈압을 극복했다?

일반적으로 우리가 하는 호흡은 가슴으로 하는 흉식 호흡. 하지만 노영선 씨의 요가 동작에서 이뤄지는 호흡법은 배의 근육을 움직이며 숨을 쉰다는 얼숨법이라는데. 그녀가 이 특별한 운동을 시작한 데는 이유가 있었다.

"2006~2007년 그 무렵부터 두통이 계속 와서 두통약을 먹어도 진전이 없고 점점 더 아프기 시작하면서 뒷골도 뻐근해지고. 이런 증상들이 더 심해지면서 2009년도에 병원을 가서 진찰을 받아보니까 고혈압 증세가 있어서 그때 혈압이 158/100mmHg정도 나왔거든요."

만성 두통이 이어져 받게 된 병원 진단에서 당시 수축기 혈압은 158mmHg로, 경계성 고혈압 상태였다. 마흔 둘의 젊은 나이에 찾아온 고혈압. 하지만 그녀에겐 예견된 일이었다는데.

"저희가 좀 가족력이 있어요. 친정 아버지가 혈압 때문에 돌아가셨고 친정 오빠도 그렇고 해서 우리 형제들이 혈압약을 다 먹고 있어요. 그래서 우리 아이들한테도 내가 매번 그런 얘기를 하죠. 좀 조심해라. 안쓰럽죠. 부모 때문에 그런가 싶어서."

고혈압 진단을 받기 전까지는 운동하기를 유난히 싫어했다는 노영선 씨. 일하는 시간을 제외하고는 늘 누워있기가 일쑤였다고 한다. 그러다 보니 점점 체중이 늘어나고 비만 상태에 이른 그녀는 결국 고혈압 진단을 받게 된 것이다.

"엄청 게을렀죠. 그냥 게으르다 못해 우리 엄마가 치를 떨 정도로 게을렀는데. 고혈압이 통증이 있는 병이 아니에요. 단지 피곤하고, 눕고 싶다 이 정도예요. 가끔 두통이 있다는 것이어서 겉으로 보면 평소에는 잘 몰랐는데 어머니, 아버지가 또 고혈압이어서 보니까 '저 나이 되도록 그 이상으로 계속 약을 먹어야 되는 구나' 생각을 하니까 그때 '이 병이 간단한 병이 아니구나, 굉장히 심각한 병이구나.' 이렇게 알게 됐죠."

먹기 시작하면 평생 끊을 수 없다는 고혈압 약. 덜컥 겁이 난 그녀는 그 날부터 실내에서 손쉽게 할 수 있는 요가를 시작했다. 하지만 어려운 동작은 따라 하기가 쉽지 않았다. 그러던 어느 날 우연히 지인을 통해 알게 됐다는 호흡법 요가.

편한 자세로 앉아 호흡만 해도 운동 효과를 느꼈다고 하는데, 그 비밀은 바로 얼숨법에 있었다. 코를 통해 마신 산소를 아랫배까지 보내는 기분으로 깊이 들이마신 후, 단전에 힘을 주며 입을 통해 뱉어내는 얼숨법 요가. 흔히 우리가 알고 있는 복식 호흡과 같은 원리다. 그런데 그 효과가 남달랐다. 고혈압이 치유되는 것은 물론 관절과 근육을 자극해 놀라운 몸의 변화를 체험했다는 것이다.

"처음엔 굉장히 어렵고 그랬는데 몇 달 배우다 보니까 혈압이 계속 떨

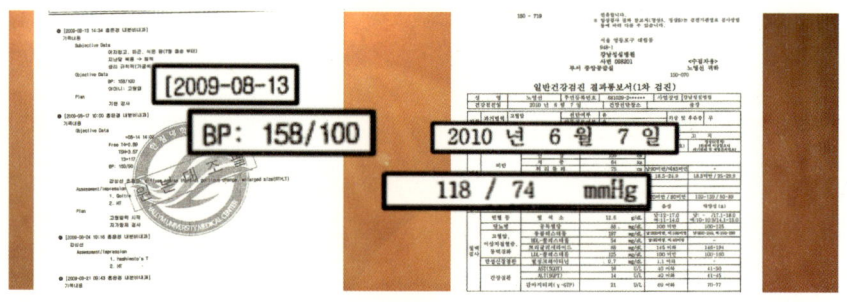

| 1년 후, 혈압 비교

어지는 거예요. 그것이 일시적일 수도 있지만 꾸준히 그 정도 나오면 '내가 운동을 잘 선택했구나.' 하는 생각이 들어서 요가를 더 열심히 하다 보니까 혈압이 점점 더 내려갔었거든요."

하루 한 시간씩 꾸준히 요가를 한 결과, 1년 후엔 약을 끊고도 정상 혈압을 유지할 수 있었다. 이렇게 얼숨법 요가로 고혈압을 관리하고 있다는 그녀. 현재는 123/79mmHg로 정상 혈압이 잘 유지되고 있었다. 그런데 이제 정상 혈압을 찾았을 뿐 아니라 더 한 운동도 하고 있다는 노영선 씨.

"제가 몸이 좀 좋아지다 보니까 몸이 가벼워지고 그래서 걷기를 먼저 시작을 했고 그 다음에 조금씩, 조금씩 달리기를 시작해서 운동에 좀 욕심도 나고 용기도 생겨서 마라톤을 나가게 됐어요."

3년 전부터 4번의 마라톤 대회에 참가할 수 있을 만큼 건강이 호전된 것이다. 심지어 작년에는 하프 코스까지 완주에 성공했다고 한다.

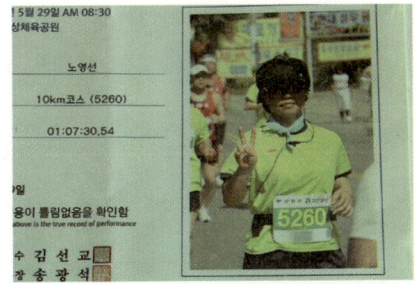
| 마라톤 증명서

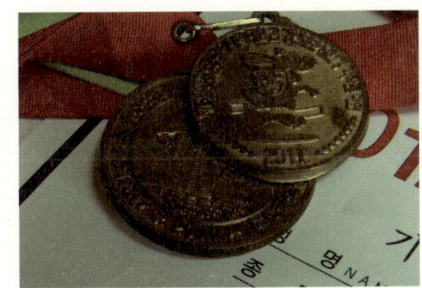
| 메달

"고혈압 환자들은 무리한 운동을 하면 절대 안 돼요. 그래서 제가 마라톤 했다고 하면 다른 환자들이 많이 물어보시거든요. 그런데 충분하게 기초 체력을 쌓고 하지 않으면 정말 위험해요. 얼숨법으로 호흡을 하며 마라톤을 했는데, 사람들이 되게 걱정을 했었어요. 중간에 구급차 부르는 거 아니냐고요. 사실 저도 걱정을 되게 많이 했었는데 훈련을 많이 했었고 그래서 어렵지는 않았어요. 최소한 3개월 정도만 연습하시면 10km 정도는 충분히 달릴 수 있으실 것 같아요."

요가를 통해 건강을 되찾은 것은 물론 생활까지도 180도 달라졌다는 노영선 씨. 그렇다면 호흡 중심의 요가가 몸에 어떤 변화를 가져 오기에 그녀의 고혈압을 호전 시킨 것일까? 우리는 전문가에게 그녀가 운동하는 모습을 보여준 후, 그 효과를 확인해 봤다.

"요가 동작만으로도 충분히 운동 효과가 있겠지만요. 요가를 하면서 지금과 같이 복식 호흡을 병행하게 되면 훨씬 더 우리 몸에 유익한 효과를 가지고 올 수 있습니다. 그 중에서도 활성산소라고 하는 독성물질을 빨리 제거하는데 매우 효과적이라고 할 수 있겠습니다."

조성연 스포츠의학 전문의

활성 산소는 노화와 질병의 원인으로 알려져 있다. 특히 혈관계를 딱딱하게 만들어 고혈압, 뇌졸중과 같은 심혈관계 질환에도 영향을 미친다. 그런데 이런 요가의 호흡법이 다른 사람들에게도 영향을 미칠까?

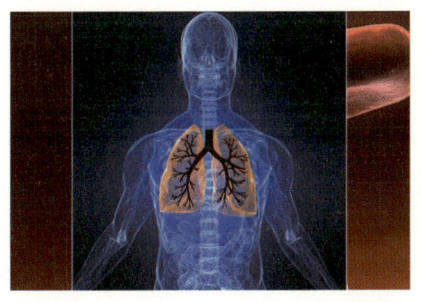 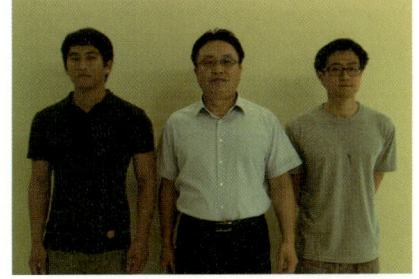

| 활성산소 | 실험 참가자셋

우리는 노영선 씨의 요가 호흡법이 활성산소 변화에 어떤 영향을 미치는지 실험을 통해 알아보기로 했다.

실험 참가자 세 명의 체내 활성산소를 측정 한 후, 30분간 그녀가 알려준 얼숨법으로 호흡하며 간단한 요가 동작을 실시하도록 했다. 과연 실험 참가자들의 몸에는 어떤 변화가 일어났을까?

"요가와 복식호흡을 시행한 후에는 활성산소가 10%에서 최고 20% 이상 감소한 것으로 나타나서 실제로 임상적으로 큰 의미가 있다고 볼 수 있겠습니다."

조성연 스포츠의학 전문의

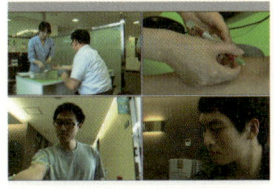 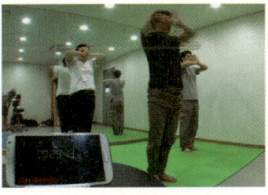 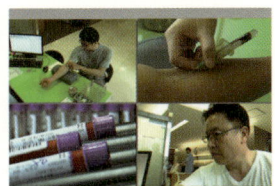

| 채혈실에서 피를 뽑는다. | 간단한 요가동작 | 30분후 체혈한다.

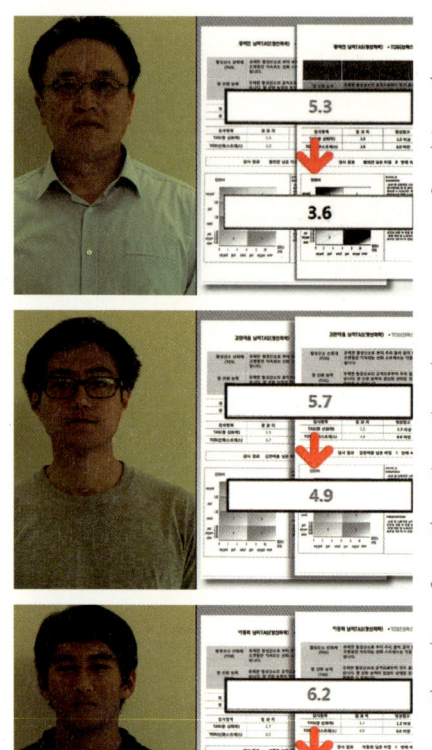

| 세 사람 전 후 비교

실제로 세 명의 실험 참가자 모두 하기 전에 비해 하고 난 후, 눈에 띄게 체내 활성산소가 감소한 것을 확인할 수 있었다.

"요가라고 쉽게 접근할 수 있는 운동 같지만 특히 복식호흡을 동반한 요가에서는 가끔 과호흡으로 인한 부작용이 초래될 수가 있습니다. 또 고혈압이 심한 분들의 경우에는 머리가 아래로 되는 물구나무 자세는 피하시는 것이 좋겠습니다."

조성연 스포츠의학 전문의

Chapter 06
당뇨

여주

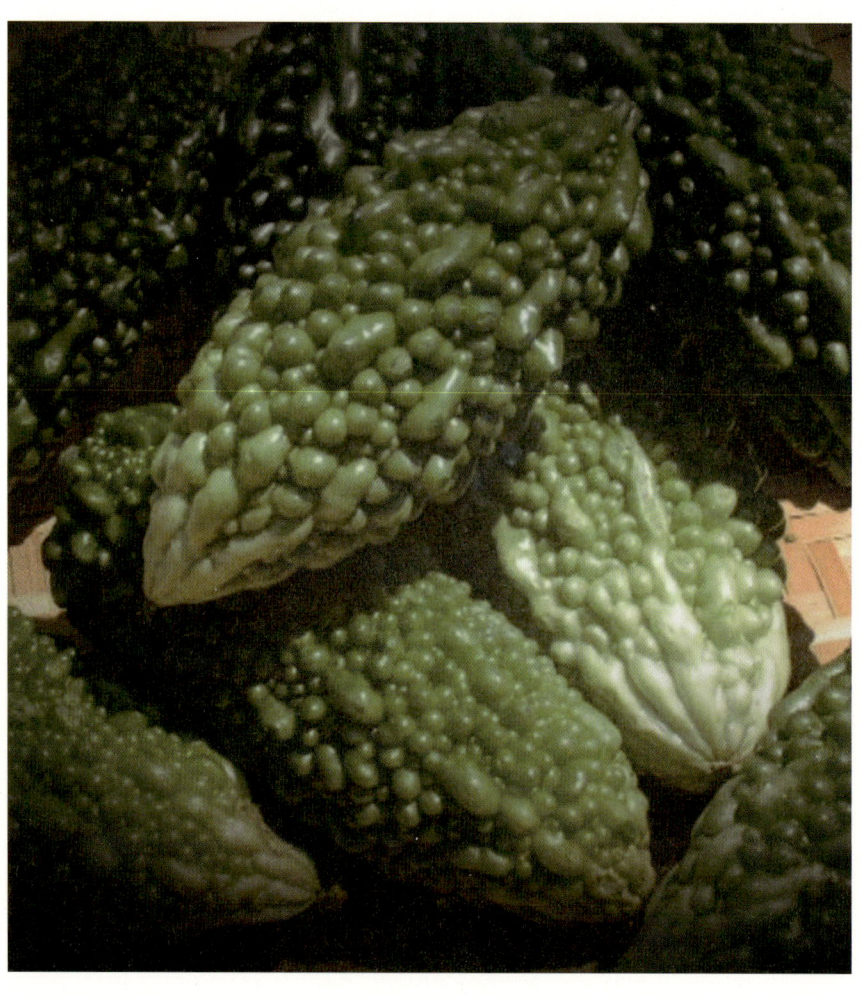

초록색 음식으로
당뇨를 잡다

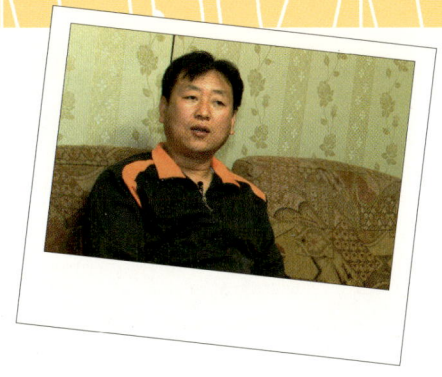

마흔다섯 살의 강규석 씨. 대한민국의 대표적인 성인병인 당뇨병을 보라색 음식으로 이겨내고 활기찬 삶을 되찾았다고 한다.

"3년 전에 당 수치가 200mg/dL 가까이 올라가서 생활하는데 지장이 있었고 무기력하고 기운도 없고 그랬어요. 직장생활 하는 것도 그만둘까 했었지요."

체중 증가와 함께 찾아온 불청객, 당뇨! 젊은 나이에 갑작스레 찾아온 병이니만큼 충격도, 좌절도 컸다는데. 그렇다면 우리나라 성인 10명 중 1명이 앓고 있다는 그 무서운 당뇨를 잡은 강규석 씨의 초록색 음식은 무엇일까?

"그것은 바로 여주예요. 여주."

| 과거사진

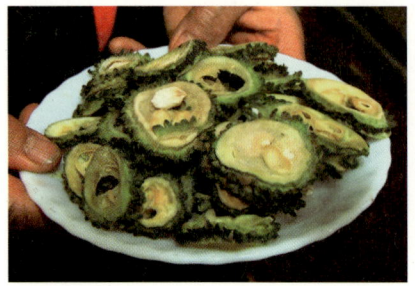
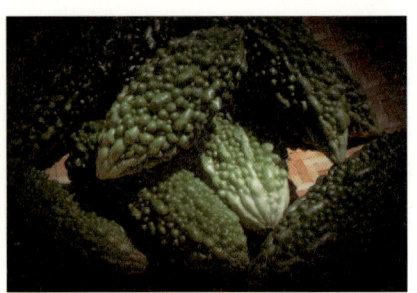

| 말린 여주　　　　　　　　| 여주 사진

강규석 씨의 당뇨를 잡았다는 여주는 일반 사람들이 흔히 알거나 쉽게 접하는 음식은 아니다. 박과에 속하는 여주는 그 모양이 수세미와 흡사하지만 특유의 쓴 맛을 가졌기 때문에 일명 '쓴오이' 라고도 불린다.

"여주를 그냥 먹으면 너무 쓰고 이렇게 튀김을 하면 쌉쌀하니 맛있어요."

초여름부터 수확을 시작하는 여주는 말리거나 절이면 사시사철 먹을 수 있다. 하지만 쓴맛을 없애기 위해 소금물에 절이는 과정은 필수이다.

여주를 먹는 또 한 가지 비법, 그것은 여주즙을 만들어 물 대신 마시는 것이다. 강규석 씨는 매 끼니마다 두 잔씩 챙겨 먹은 게 어느덧 2년 째다.

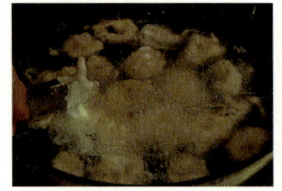
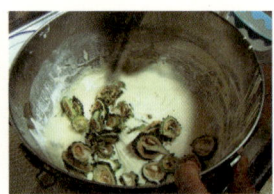
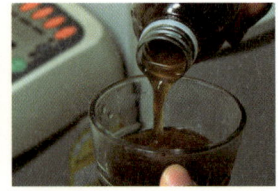

| 여주를 튀긴다.　　| 밀가루에 무쳐서　　| 여주 즙

이렇게 여주를 가까이 하면서 당뇨를 앓던 그의 몸에 큰 변화가 찾아왔다고 한다.

"여주를 먹고 당 수치 변화뿐만 아니라 체중의 변화도 오더라고요. 한 7~8kg를 무난히 뺐고. 물론 운동도 병행 하니까 훨씬 더 좋은 것 같더라고요."

이제 밥상에서 빠지지 않는 단골 메뉴가 된 여주. 여주는 강규석 씨 가족 모두의 건강을 지켜주는 보물이 되었다. 특히 강규석 씨에게 매끼마다 여주를 챙겨주는 그의 어머니도 여주를 통해 건강을 되찾았다고 한다.

"우리는 온 가족이 말린 여주로 차를 끓여 먹어요. 밥 먹을 때도 거기에 수시로 말아 먹고. 제가 고지혈증이라 피가 엄청 탁했어요. 근데 병원에서 너무 놀라요. 깨끗해졌대요."

중국 명나라 때에 편찬된 〈약용식물백과〉에 따르면 여주는 열이 나며 목이 마르는 증상인 번갈을 멈추게 하고 당뇨에 효과가 있다고 한다.

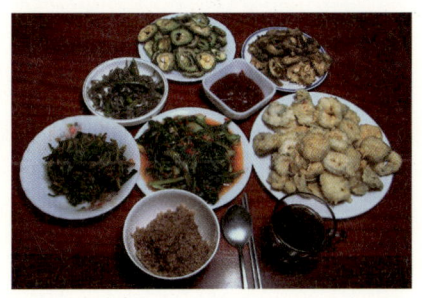

| 여주 음식

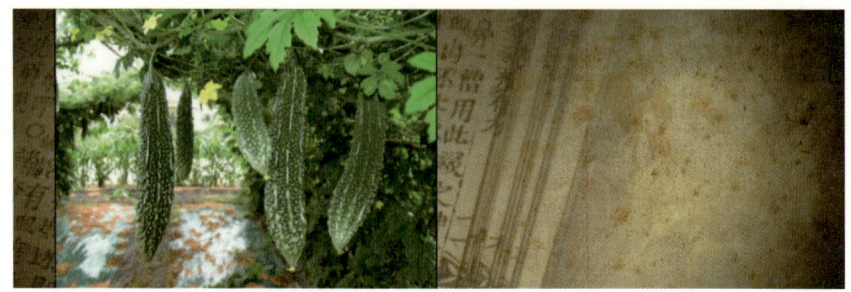

| 〈약용식물백과〉에서의 여주의 효능

"여주의 성분 중에서 식물성 인슐린과 카란틴 성분이 당뇨에 도움을 줄 수 있습니다. 특히 식물성 인슐린은 혈중에 있는 포도당을 근육과 지방 세포로 옮겨주는 역할을 합니다. 또 카란틴 성분은 췌장의 인슐린 분비 기능을 향상시켜 줍니다."

성기호 한의사

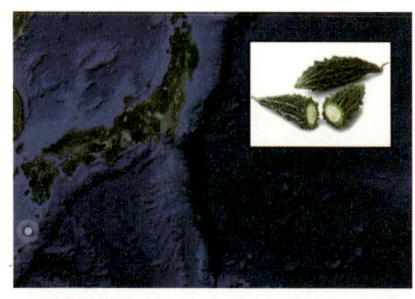

| 오키나와 자료

고야라 불리기도 하는 여주는 한때 세계적인 장수마을로 유명했던 일본 오키나와의 특산물이기도 했다.

중국 유학생활을 하던 동생을 통해 처음 여주를 알게 된 후, 그 효과를 몸소 느끼고 있다는 강규석 씨.

"당뇨를 앓고 있으니까 동생이 추천을 해주더라고요. 자기가 재배를 하고 있는데, 여주가 천연 인슐린이고 당에는 최고니까 한 번 먹어보라고 해서 그 때부터 먹기 시작해서… 처음에는 믿음이 안 갔는데 실제로 내가 먹어보고 느끼니까 '아, 이게 좋은 거다'라는 걸 새삼 느끼게 됐습니다."

강규석 씨는 혈당이 정상수치에 가깝게 떨어지면서 무기력했던 생활 대신 삶에 자신감이 생겼다고 한다.

이제는 마라톤에 도전할 만큼 건강을 되찾았다는 강규석 씨. 그렇다면 여주를 통해 당뇨병을 극복했다는 그의 말이 사실일까? 병원을 찾아 강규석 씨의 건강상태를 진단해 보았다.

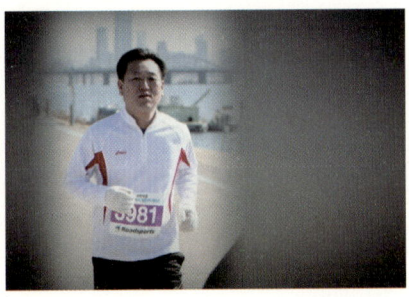

| 최근 사진

"현재 식후 3~4시간이 지난 상태의 혈당이 116mg/dL로 목표치 130mg/dL 미만의 조절이 잘 되고 있고, 당화혈색소는 6.1%로 환자의 예전 수치가 6.5~7.0% 라고 하면 역시 3개월 동안에 혈당 조절은 잘 되었다고 판단됩니다."

강미자 내분비내과 전문의

그의 혈당 수치는 꾸준한 관리를 통해 안정적으로 조절이 되고 있다는 의사의 소견이었다.

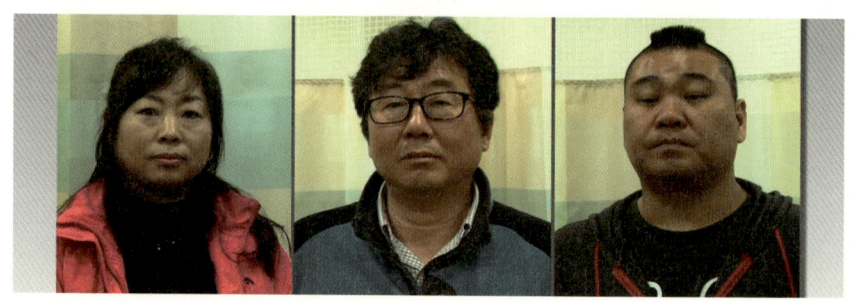
| 세 명의 실험 참가자 사진

그렇다면 강규석 씨의 경우처럼, 여주가 다른 당뇨 환자들에게도 도움을 줄 수 있을까?

전문의의 조언을 받아 3명의 당뇨환자에게 일주일 동안 여주를 먹게 한 후, 혈당 수치의 변화를 알아보았다.

"지금 발병한지가 한 7~8년 됐고요. 그리고 약으로 치료하다가 몸에 부작용이 와서 약을 좀 낮추고 지금은 인슐린 투여하고 있어요. 아침에." (여자 사례자)

"목이 많이 마르고요. 두통 증세가 조금 있고요. 눈이 흐릿하면서 많이 침침해요." (남자 사례자1)

"당에 좋다는 건 많이 찾아 먹고 복용했는데 여주는 먹어본 적이 없습니다. 그런데 이번에 이런 기회로 여주를 먹게 되면서 많이 기대를 하고 있습니다." (남자 사례자2)

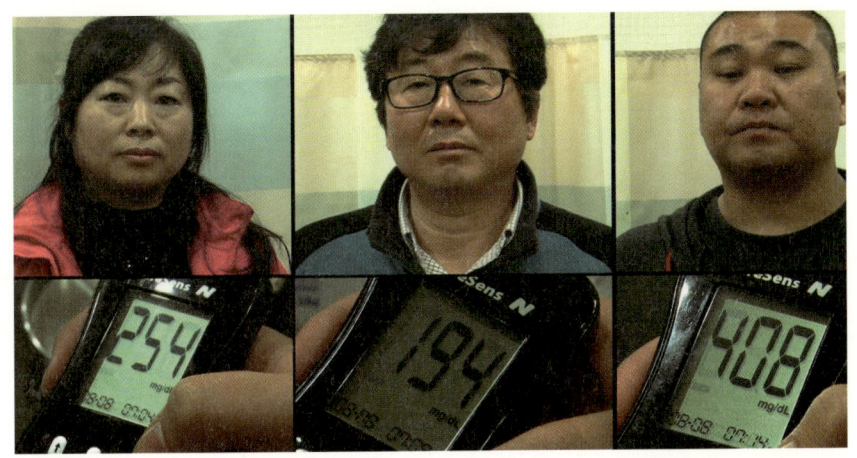

| 여주 먹기 전 혈당 수치

오랫동안 당뇨병으로 고생해온 세 사람. 여주를 먹기 전 이들의 혈당 이들에게 일주일 동안 하루 세 차례에 걸쳐 여주즙을 마시게 했다. 과연 혈당 수치에 변화가 찾아올까?

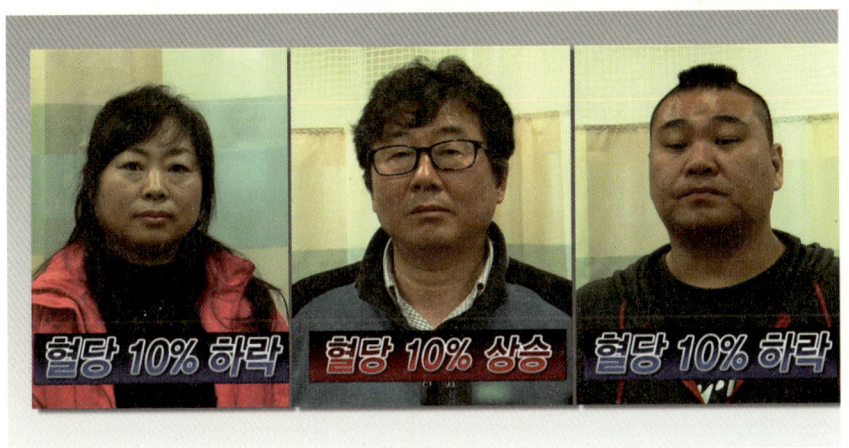

| 여주 먹은 후 혈당 수치

일주일 후 똑같은 조건에서 세 사람의 혈당 수치를 검사한 결과, 첫 번째 환자의 경우 소폭으로 떨어졌고 두 번째 환자의 경우도 약 10% 가량 혈당이 떨어진 것을 확인할 수 있었다. 그런데 마지막 환자의 경우 일주일 전에 비해 오히려 혈당 수치가 올라갔다!

"세 분을 실험했는데요. 두 분은 혈당변화가 일주일 전 보다 10% 이상 혈당이 떨어졌습니다. 좀 유의성이 있다고 볼 수 있고요. 한 분은 전 날 과식을 좀 하셔서 오늘 혈당변화는 없었고 약간 더 높게 나왔습니다. 그래서 그 분을 제외하고 나머지 두 분에게는 유의성 있는 혈당변화가 있다, 라고 할 수 있습니다. 하지만 여주가 당뇨에 효능이 있다는 것을 객관적으로 검증하기 위해서는 보다 많은 실험기관과 인원이 보강되어서 다양한 연구가 필요하다고 보여집니다."

성기호 한의사

여주에 대해 조금 더

여주는 중국에서 유명하지만 우리나라에서도 구할 수 있고 재배할 수 있는 식품이다.

여주는 비타민 C가 오이의 3배, 레몬의 5배나 된다. 하지만 무엇보다 가장 큰 효능은 혈당을 낮춰주는 것으로 천연 인슐린 창고라고 불리기도 한다. 게다가 여주는 가열을 해도 영양소가 파괴되지 않는다. 하지만 쓴맛 때문에 살짝 데치거나 물에 담가둬 쓴맛을 중화시킨 후에 요리를 해야 한다. 쓴맛이 제거되고 나면 일반 다른 채소처럼 볶거나, 샐러드를 하거나 요구르트, 우유와 함께 갈아 마셔도 좋다. 말려서 차로 끓여 마셔도 된다. 무엇보다 돼지고기와 궁합이 잘 맞는다고 하니 돼지 고기를 먹을 때 여주를 활용해서 함께 먹으면 좋을 듯 하다.

홍주

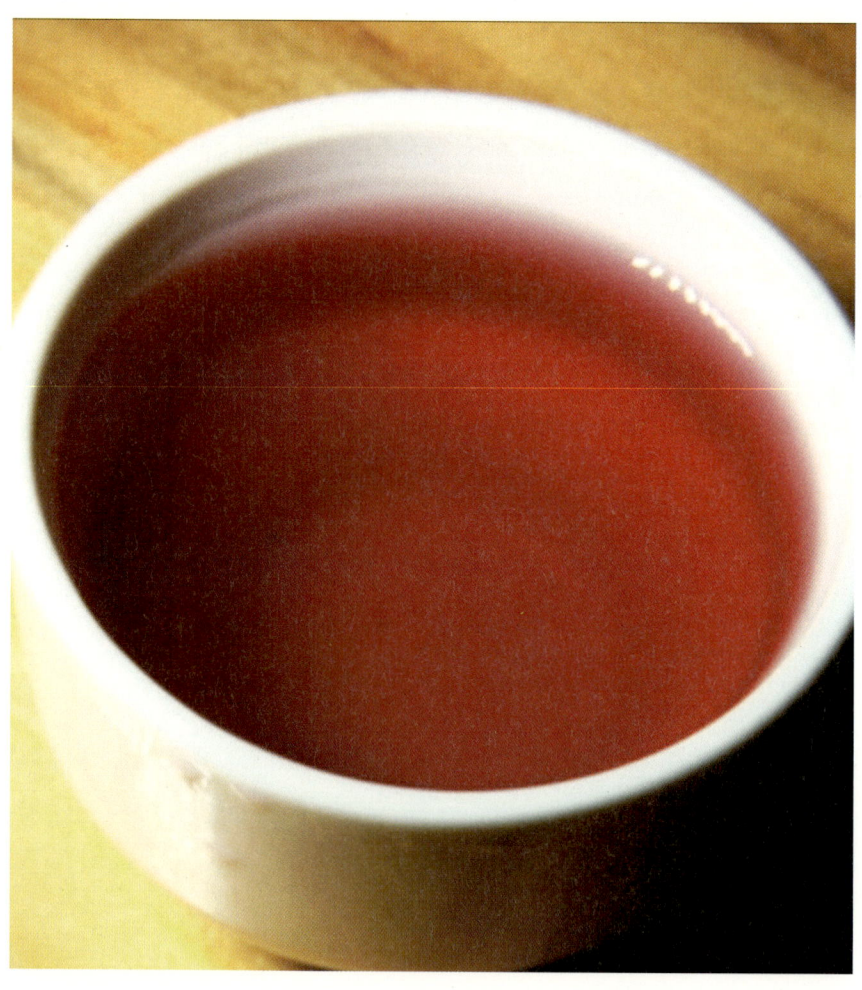

전통 술이
잡아준 당뇨

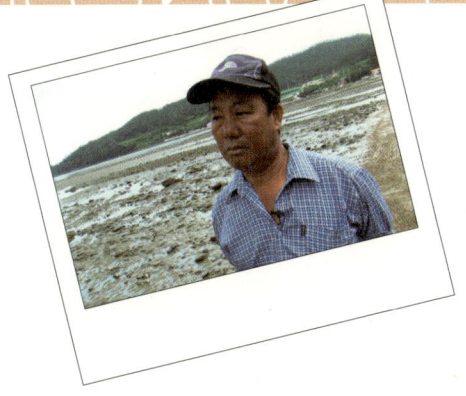

전라남도 진주에는 유명한 약술이 있다. 진도 홍주.

붉은 빛깔이 특징인 홍주는 고려시대부터 내려온 우리 나라 전통 술로, 소주에 약재를 첨가한 약주인데 지초주라 하여 임금님께 진상된 술이다.

"진도에서는 우리 어른들이 옛날에 병원이 없고 할 때 만병통치약이었어요. 모든 병에 홍주 한잔씩 먹이는 경우가 있었다고 하더라고요."

진도 지방 사람들에게는 술이라기보다는 만병통치약처럼 인식됐다던 홍주. 그런데 진짜로 홍주 덕을 톡톡히 본 사람이 있다고 한다.

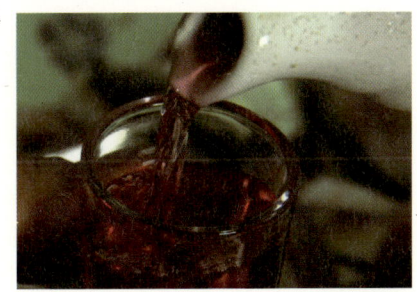

| 진도 홍주

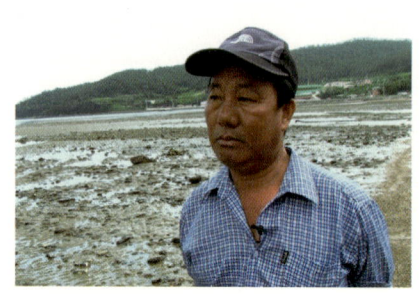
홍주로 당뇨를 이겨내고 있다는 김용남 씨. 대체 그에겐 어떤 사연이 있었던 것일까?

| 김용남 사례자

"당뇨가 어떤 병인지도 모르고 병원 가서 혈당을 재보니 500mg/dL 나오더라고요. 높으면 좋은 줄 알고 내려와서 친구들한테 당이 500mg/dL 나온다고 했더니 친구들이 미쳤다고 죽는다고 하드라고요."

8년 전, 아무리 밥을 먹어도 허기가 지고 점점 말라가는 것이 이상해 병원을 찾았다는 김용남 씨. 당시엔 걸음을 제대로 걷지 못할 만큼 건강이 악화된 상태였다.

"저녁에 자려고 하면 소변이 마려워서 변기에 앉으면 오줌이 계속 나와요. 그걸 싸고 나면 완전히 몸이 축 처져…. 당뇨라는 병을 앓고 무서운 걸 알았죠. 체중이 85kg 나가던 게 66kg으로 빠졌어. 남들은 다이어트 한다고 했는데 내 지인은 죽는다는 소리를 했어요. 그렇게 몸이 말랐어요."

그는 평생을 바다 사나이로 살면서 건강만큼은 자신했었다고 한다. 그러나 갑자기 찾아 온 당뇨 앞에선 속수무책이었다.

"이런 말을 하면 안되지만, 겁이 나서 어떻게 될 거 같으니까 주변에서 너희 신랑 아무래도 나중에 성가시다고 무서운 소리를 하더라고요. 시어머니는 부산에 계시니까 애기 아빠가 어머니 보면 더 아플 것 같으니까 못 가게 했죠. 내가 말도 안하고 나 혼자만 마음고생이 많았지, 누구에게 말도 못하고."

그 부인의 마음고생, 몸 고생 또한 말이 아니었다. 이렇게 가족들이 죽음까지 걱정 할 만큼 심각한 상황이었던 그의 건강상태. 그런데 지금은 건강을 되찾았다.

그는 이 모든 게 약술인 홍주의 역할이 컸다고 한다. 그런데 당뇨 환자가 술을 먹어도 되는 걸까?

"의사 선생님께 여쭤 봤지요. 술 한 잔 먹어도 되냐고요. 맥주는 빼고 소주는 2잔 정도에서 끝내라고 하더라고요. 그러면 홍주는 어떠냐 했더니 홍주는 혈을 내려주고, 열을 내려주는 거니까 괜찮다고 하더라고요."

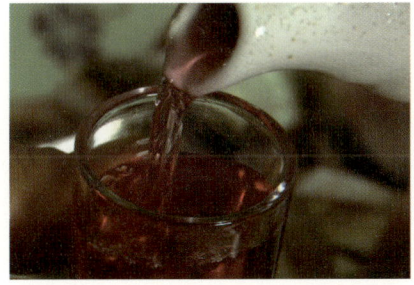
| 홍주

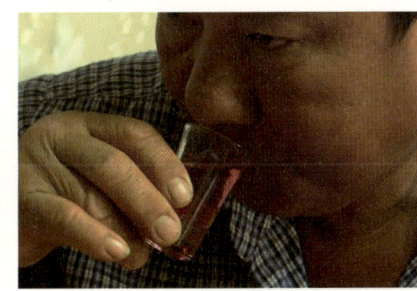
| 홍주 마시는 주인공

당시 인슐린 처방을 거부하고, 병원 치료와 식이요법을 병행했던 그는 담당의사와 상담 후 식사와 함께 홍주를 약술로 먹기 시작했다.

"당이 있다 싶으면 저녁 먹을 때 반주로 적은 컵으로 2잔, 3잔 마시고 자면 아침에 일어나면 복부가 가벼워요. 어떻게 이야기 하면 술 가지고 병을 고친다는 게 잘못된 것 같은데 나는 좋더라고요. 나는 홍주가 당뇨에 대한 약으로 생각해요."

그 후 좀처럼 안정되지 않던 혈당 조절이 수월해지고, 차츰 건강을 찾을 수 있었다고 한다.

"내가 꾸준히 관리 차원에서 먹는 것과 안 먹는 것이 차이가 나더라고요. 혈당이 높은 날은 홍주를 안 먹으니까 높은 수치가 나와요. 특별한 것은 없지. 당뇨약 먹는 거라고 생각하면 돼요."

오늘도 홍주와 함께 식사를 했다는 김용남 씨! 현재 그의 건강 상태는 어떨까? 혈당을 측정해봤더니 여전히 혈당이 잘 조절되고 있는 것을 확인할 수 있었다.

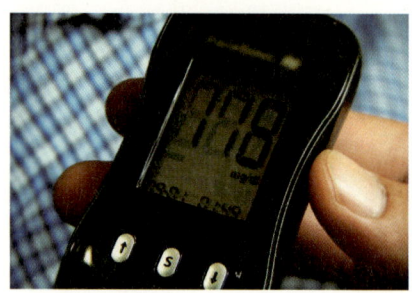

대체 홍주에는 어떤 비밀이 숨겨져 있기에 그의 혈당 조절에 도움이 된 것일까?

| 혈당 체크 결과

우리는 진도의 약술, 홍주의 비밀을 밝히기 위해 수십 년간 홍주를 만들어왔다는 마을의 한 어르신을 만나보았다. 진도 홍주, 과연 어떻게 만드는 것일까?

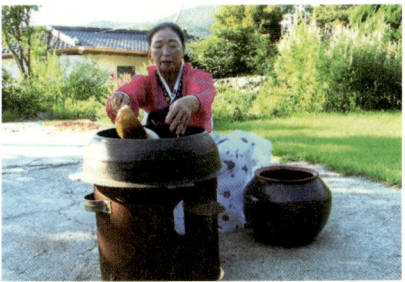

| 마을 어르신 홍주 만드시는 모습 (전매자 60세)

"밑술이 제일 중요해요. 홍주를 만들기 위해선 밑술을 넣어서 끓여야 돼요."

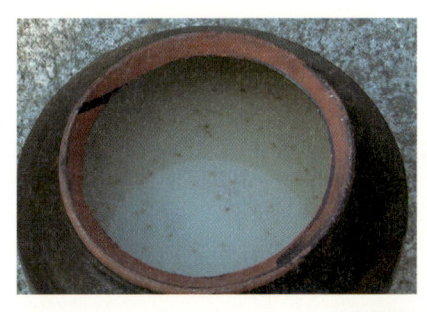

| 항아리

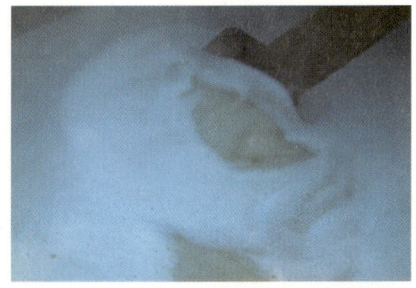

| 끓이는

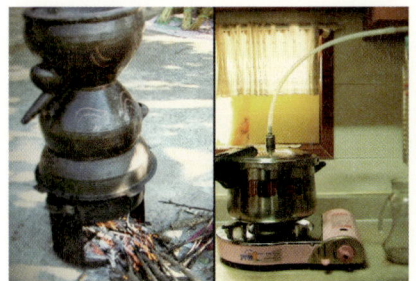

| 소주고리 (밥통과 비교)

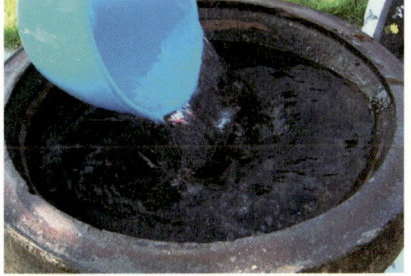

| 찬물

쌀과 보리쌀을 7대 3의 비율로 고두밥을 지어 누룩과 섞어 15일간 발효시켜 만든 밑술. 쉽게 막걸리라 생각하면 된다. 잘 빚어진 밑술은 가마솥에 끓여 홍주를 만드는 재료가 된다.

밑술이 준비되면, 홍주를 만들기 위해 가장 먼저 증류된 소주가 필요하다.

"이게 홍주 내리는 고조리에요."

진도에서 고조리라 불리는 소줏고리는 소주와 같은 증류주를 내리는 전통 증류기로, 그 원리는 가정에서 압력밥솥을 이용하는 것과 동일했다. 맨 위에 찬물을 넣고 밑술을 가열하면 술이 수증기가 되어 올라가다 소줏고리 윗부분에 있는 찬물을 만나 냉각이 되면서 이슬처럼 맺혀 흘러내리게 되는 원리. 이것이 바로 약으로 쓰였던 우리 전통 소주다. 그런데 어르신은 거기에 홍주가 되기 위해서 특별한 재료가 더해져야 한다고 했다.

"홍주에 들어가는 약초에요. 지초."

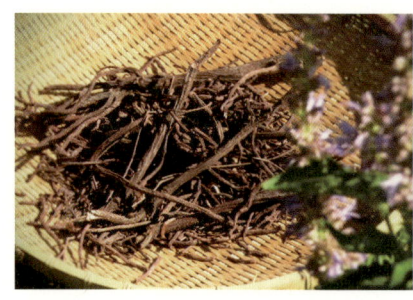
| 지초

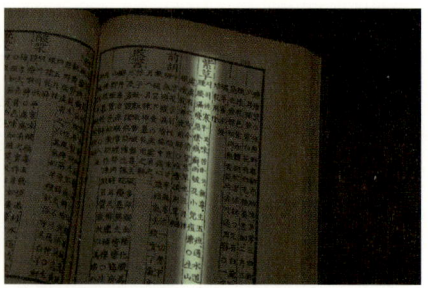
| 〈동의보감〉에서 지초의 효능

지초 혹은 지치, 자초로 불리는 약초. 예로부터 진도 지역에 많이 자생했는데, 진도에선 아이가 경기를 일으킬 때 쓰던 가정용 상비약이었다고 한다. 〈동의보감〉에도 그 효능이 언급되어 있다.

"자초의 성질은 차가우면서 열을 내려주기 때문에 염증을 가라앉히는 효과가 뛰어나죠. 열에 의한 변비나 간장 질환, 동맥경화, 여성들의 생리 불순, 피부질환에 뛰어나고 최근 연구에는 항암효과가 있어 더욱더 각광을 받는 약재입니다."

이광연 한의사

특히 최근 연구보고에 따르면, 지초의 붉은 색소인 시코닌 물질이 당뇨에 효과가 높은 것으로 밝혀졌다.

진도 사람들은 상비약으로 쓰던 지초의 효능을 일찍이 알아보고 소주를 내릴 때 지초를 이용했다고 한다. 이렇게 해서 따뜻한 소주가 붉은 지초의 색과 약효를 머금고 떨어져 붉은 색 고운 빛깔을 자랑하는 홍주가

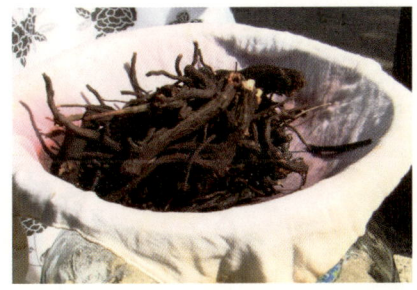
| 통에 지치 올리고

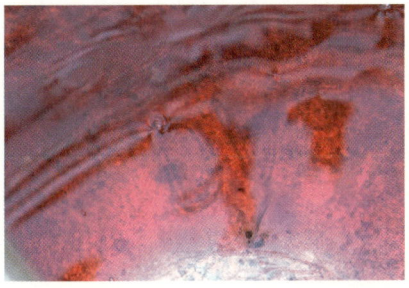
| 완성된 홍주

되는 것이다.

김용남 씨가 당뇨를 이겨내는데 도움이 됐다는 홍주! 항암효과는 물론, 당뇨에 까지 효험이 있는 지초로 만든 진도의 대표 약용 약주. 하지만 아무리 몸에 좋은 약술이라도 술은 술인데, 당뇨환자가 지속적으로 먹어도 되는 것일까?

"실제로 혈당에 도움이 되는 약초가 많이 있습니다. 약초들의 많은 부분이 포도당 흡수를 억제시키는 효과를 가지고 있어서 그런 약재료로 만든 경우에 도움이 될 수 있죠. 또 술 자체가 적당량을 먹으면 혈액순환에 좋고요. 알코올 자체가 간에 저장된 당원에서 포도당으로 분해돼서 혈류로 나오는 당분의 방출을 줄여주기 때문에 일시적으로 혈당이 급격히 상승되는 것을 막을 수 있습니다. 그래서 적당한 음주는 혈당에 도움이 될 수 있습니다."

남재현 내분비내과 전문의

실제로 호주의 한 연구팀이 임상실험을 한 결과, 식사와 함께 한 잔 정도 술을 먹을 때 술을 먹지 않은 것보다 오히려 혈당이 낮아지는 것을 볼 수 있었다는데. 실험에 사용된 술 중, 혈당 상승 억제 효과는 화이트 와인이 가장 높았다고 한다. 그렇다면 술이 당뇨환자의 혈당을 조절하는데 도움이 되는 것일까?

"그렇지 않습니다. 아주 높은 고혈당의 경우는 절대 금지입니다. 그럴 경우 술을 먹게 되면 탈수가 심해져서 위험한 상황에 처할 수 있습

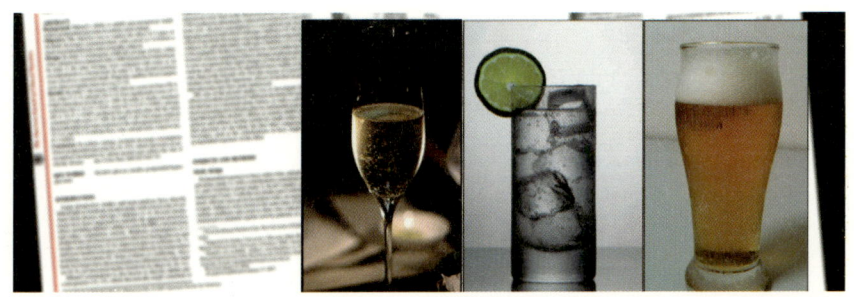

| 화이트 와인이 혈당 상승 억제에 가장 높다.

니다. 혈당강하제 같은 직접적으로 인슐린을 떨어뜨리는 치료를 받고 있는 경우, 술을 많이 먹게 되면 오히려 저혈당에 빠지는 경우가 많이 있고, 실제로 응급실에 와서 저혈당 치료를 받는 경우가 많이 있습니다. 과도한 음주는 당뇨병 환자에게 위험할 수 있으니 절제가 필요하겠습니다."

남재현 내분비내과 전문의

그러나 자신의 병과 건강상태를 제대로 알고 적절하게 사용한다면 오히려 약술은 건강에 도움이 될 수 있는 것이 분명했는데. 과연 또 다른 전문가들은 약술에 대해 어떻게 보고 있을까?

"우리가 집에서 담아 먹는 포도주, 복분자주 그런 것은 자기 나름의 좋은 성분이 있어요. 서양포도주와 같이 우리가 포도주를 담아 먹으면 보라색 안토시아닌이 들어 있고, 복분자에는 항산화물질이 많이 들어 있어요. 이런 것이 혈관을 깨끗이 한다거나 질병을 예방하는 효과가 있습니다."

이승남 가정의학과 전문의

가바쌀

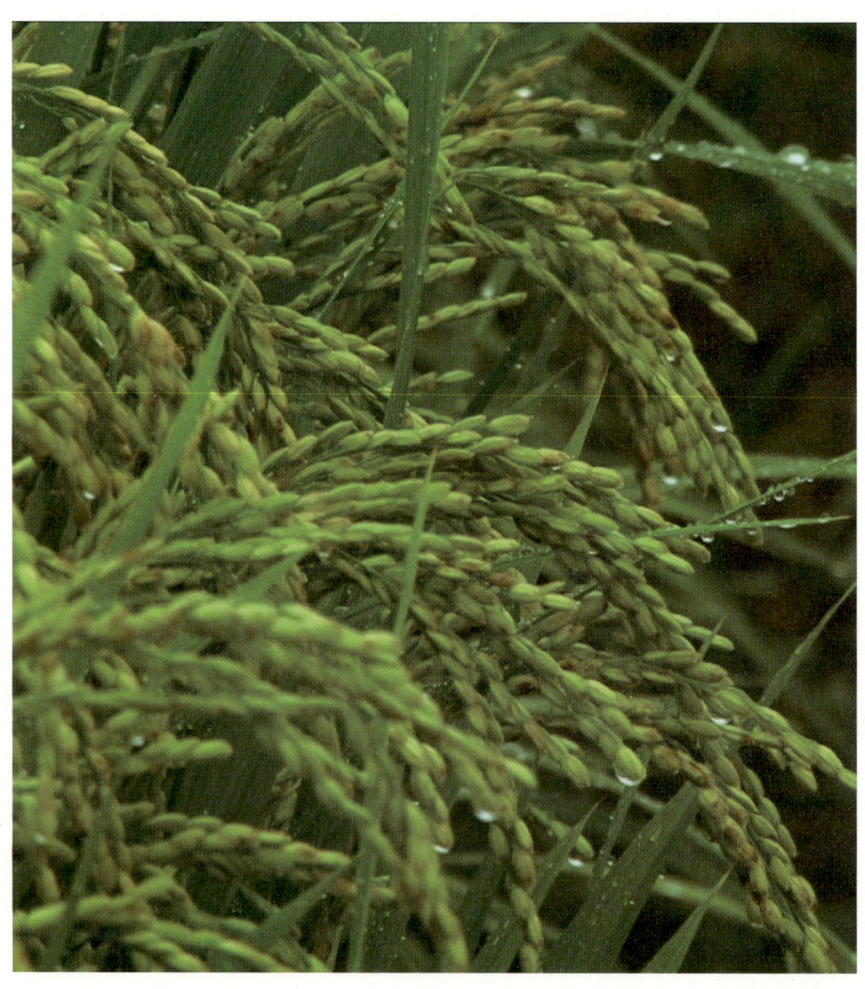

갈색쌀? 가바쌀로 당뇨를 극복하다!

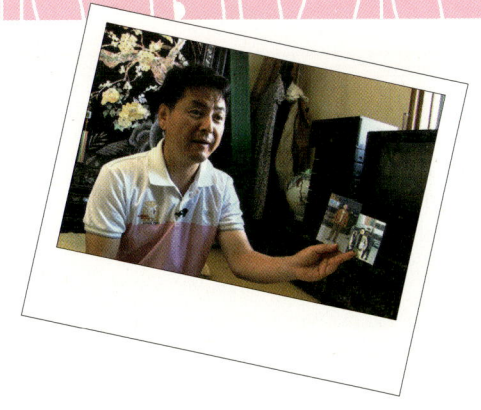

한 번 진단을 받으면 평생 안고 가야 하는 무서운 질환, 당뇨병. 그런데 여기 자신만의 비법으로 당뇨병을 극복한 주인공이 또 있다. 박용철 씨다.

"5년 전에 83kg이었는데 한 달 사이에 20kg정도가 빠지더라고요, 20kg정도가."

한 눈에 보아도 그 차이가 확연해 보인다.

"처음에는 살이 빠지니까 좋은 줄 알았죠, 어느 날 갑자기 살이 빠지니 놀랍기도 해서 병원에 가니까 당뇨라고 하더라고요."

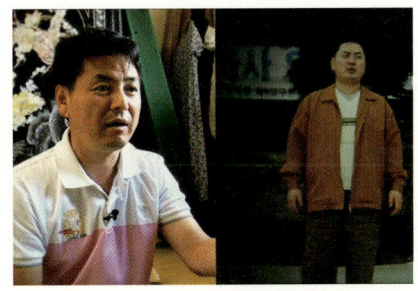

| 현재와 과거사진 바교

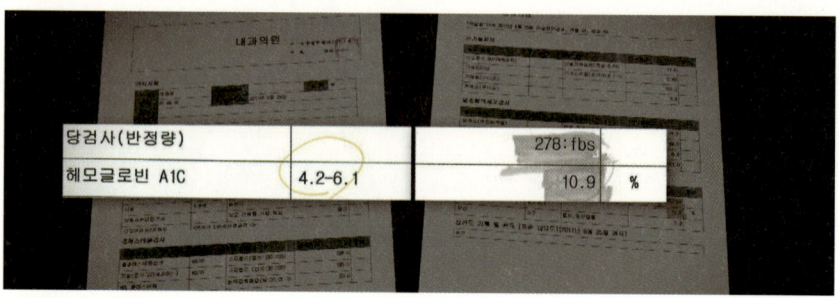

| 진단서, 당화혈색소 10.9%

체중감소와 함께 불현듯 찾아왔다는 당뇨병.

당시 그의 진단결과를 보면, 2개월 동안 관찰한 평균 혈당 수치인 당화혈색소 수치가 기준치인 6.5%를 훨씬 넘는 수치였음을 확인할 수 있었다.

"물을 많이 마시게 되고, 갈증도 계속 엄청나게 나죠. 돌아서면 물 마셔야 돼. 돌아서면 소변 나오고, 눈은 쏙 들어가고, 팔다리 가늘어지고…. 머리만 대면 잠이 오는 거죠. 자면 일어나질 못하는 거죠."

잦은 갈증과 함께 늘 피곤함이 가시지 않았다는 박용철 씨. 참기 힘든 고통은 이뿐만이 아니었다.

"심해지니까 이렇게 마비가 싹 오더라고. 계속 주무르고 했는데……. 콕콕 쑤시는 것처럼 통증이 엄청 심해서 걱정 많이 했죠. 팔다리에 마비가 오면 잘라내야 한다고."

시간이 흐를수록 당뇨병으로 인한 합병증 증세까지 나타나면서 가족들까지도 극도의 불안감으로 힘든 시간들을 보냈다고 한다.

"당뇨 처음 왔을 때는 답답해서 좋다는 거 다 했죠. 상황버섯, 홍삼, 조선오이소박이도 해주고. 그래도 차도는 없었어요. 비싸서 계속 할 수가 없더라고요."

그렇다면 그가 당뇨를 극복할 수 있었던 비법은 무엇일까?
그의 밥상을 유심히 살펴봤는데. 별다를 것 없이 평범해 보였다.

당뇨 환자는 식이조절이 중요한데, 오히려 박용철 씨는 쌀밥과 음식들을 양껏 먹고 있었다. 그의 밥상과 식사법에서 당뇨를 극복하는 비법을 짐작하기가 쉽지 않았다.

"이 쌀밥 자체가 혈중의 포도당 농도를 급격하게 올리기 때문에 쌀밥을 많이 먹게 되면 당뇨에 악영향을 끼치게 돼요."

최진욱 내과전문의

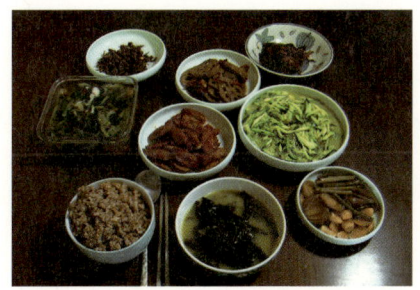
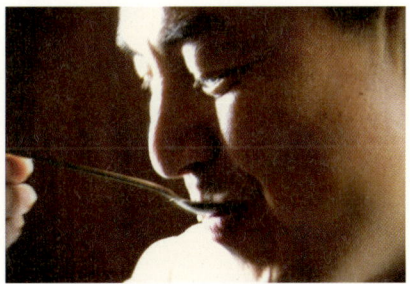

| 가바쌀밥을 먹는 사례자

과다한 쌀밥 섭취는 당뇨가 있는 사람에게 독이 될 수 있다는데!

"당뇨가 있어도 저는 이 쌀밥 많이 먹습니다. 이 밥이 그냥 쌀로 만든 밥이 아니거든요."

과연 그가 먹고 있는 이 특별한 밥의 정체는 무엇일까?

박용철 씨가 애지중지 아낀다는 특별한 밥, 그 속을 자세히 들여다보면, 우리가 흔히 먹는 흰 쌀밥과는 다르게 노르스름한 갈색 빛을 띠는 것을 확인할 수 있다.

"색깔이 갈색이잖아요, 그래서 갈색 쌀, 가바쌀이라고 하는데 이 쌀을 먹고 해서 당뇨, 혈당이 개선되고 있습니다."

당뇨가 개선됐다는 가바쌀. 그 정체를 확인하기 위해 찾아간 곳.
곳곳에서 쌀 수확을 기다리며 풍성하게 익어가는 곡식들이 가득했다.

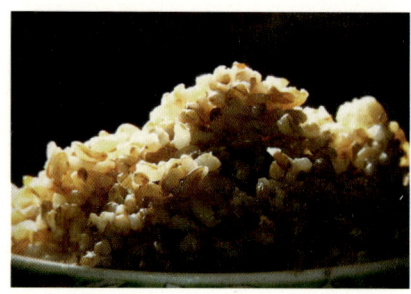

| 가바쌀로 지은 밥

"일반 쌀에도 가바 성분이 포함돼 있는데, 이 쌀에는 월등히 많이 포함돼 있어서 가바쌀이라고 부릅니다."

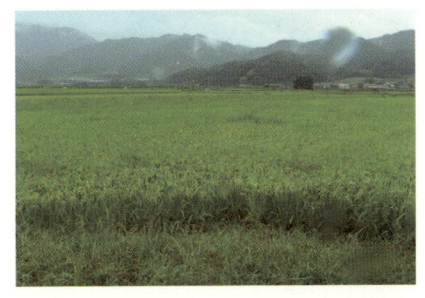 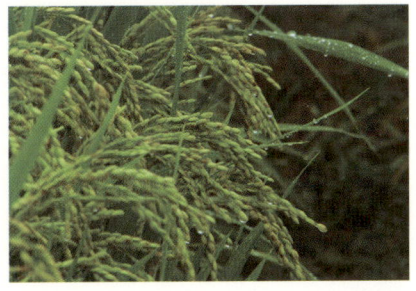

| 가바쌀 재배지 | 가바쌀

가바란 감마아미노산이라고 불리는 신경전달 물질로 포유동물의 뇌나 척수에 존재한다고 알려져 있다.

"가바는 억제성 신경전달물질인 항스트레스, 기억력개선, 항비만, 항당뇨에 효과 있는 것으로 알려져 있습니다."

한기동 교수 / 영남대 식품공학과

가바 성분이 많은 이 가바쌀은 야생벼와 일반 벼의 우수한 형질만을 모아 개량한 것으로 특히 가바의 함량이 높아 기능성 쌀로 주목 받고 있습니다.

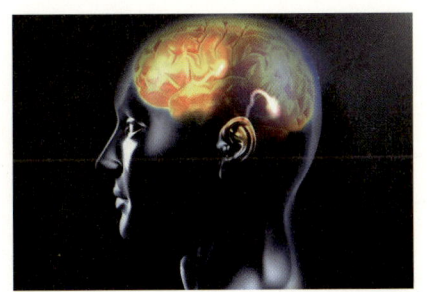

"벼 원곡 상태는 일반 벼랑 똑같습니다. 그런데 껍질 벗기면 갈색 빛이 납니다." (홍용희 정미소관계자)

| 가바

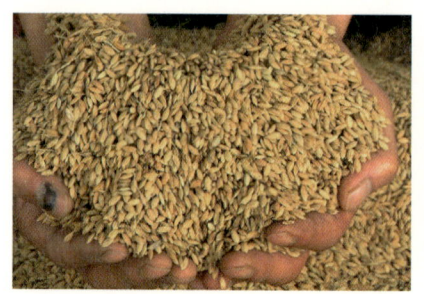 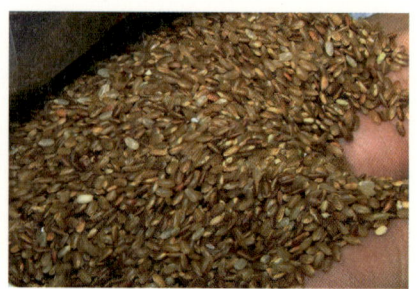

| 탈곡, 껍질 벗긴 쌀

일반 벼에 비해 병충해에 강하고 수확량도 많다는 갈색 쌀. 도정을 거쳐 겉껍질을 한 꺼풀 벗기고 나면, 비로소 가바쌀의 실체가 드러난다.

기억력을 증진시키고 혈당의 상승을 억제할 뿐만 아니라 혈압저하에도 도움을 준다는 이 기능성 쌀은 현미의 8배, 흑미보다 4배나 많은 감마아미노산 즉, 가바 성분을 함유하고 있다.

가바쌀과 같이 다양한 효능을 품고 있는 기능성 쌀의 역사는 약 40여 년 전으로 거슬러 올라가 확인할 수 있다. 보릿고개를 넘게 한 기적의 볍씨였던 통일벼! 당시 쌀은 굶주린 배를 채우는 수단에 불과했다. 배고픈 시절, 배불리 먹을 수 있도록 다수확 품종으로 개발됐던 당시의 기능성 쌀이었다. 그런데 시대를 거듭할수록 기능성 쌀의 흐름 또한 변모하기 시작했다.

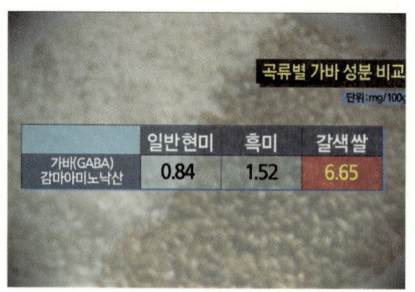

| 가바함량 비교 · 일반현미, 흑미 대비

"그 동안 우리나라에서 쌀은 총 300여종이 개발됐습니다. 그 중 100개 정도가 2012년도부터 일반 농가에서 쭉 재배하고 있습니다. 최근에 보면 소비자들은 밥맛도 좋고, 비타민이 많거나 나이신, 식이섬유가 풍부하고 특이성분 함량이 많은 쌀들을 찾고 있습니다."

이점식 연구관 / 농촌진흥청 국립식량과학원

가바쌀, 이렇게 먹어 당뇨를 잡았다!

그렇다면 박용철 씨는 특별한 효능을 품은 가바쌀을 어떻게 먹고 있을까?

쌀독이 아닌 냉장고에서 쌀을 꺼내는 박용철 씨. 여기에도 남다른 이유가 있다.

"가바쌀을 12시간 불려놓은 겁니다. 효능이 극대화 된다고 해서 어젯

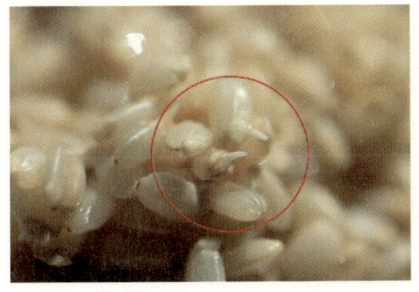

| 일반 쌀 발아

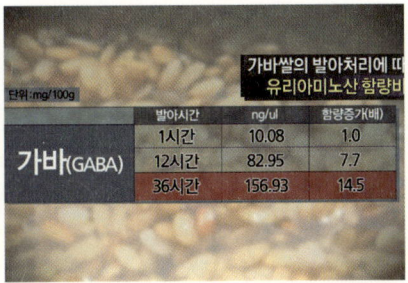

| 물에 불린 가바쌀, 함량증가표

밤부터 이렇게 12시간 불려 놓은 겁니다."

그것은 가바쌀에 포함된 가바 성분을 효과적으로 먹기 위한 비법이라고 한다.

과연 그가 알고 있는 것이 사실일까?

그런데 우리는 한 연구 논문을 통해 기능성 쌀인 가바쌀의 경우, 물에 불려 발아를 시켰을 때 그렇지 않은 쌀에 비해 가바 성분이 월등히 많아진다는 것을 확인할 수 있었다. 그리고 물에 불린 시간이 길수록 가바 성분의 함량은 최대 14.5배로 증가한다는 것도 확인 할 수 있었다.

뿐만 아니라 미국 의과대학의 연구에 따르면, 가바쌀이 발아 과정을 거치면서 '아크릴레이트 스테릴 글리코사이드'라는 혈당을 낮추는 물질이 생성된다고 발표한 바 있다. 박용철 씨도 이 가바쌀의 효과를 믿고 있었다.

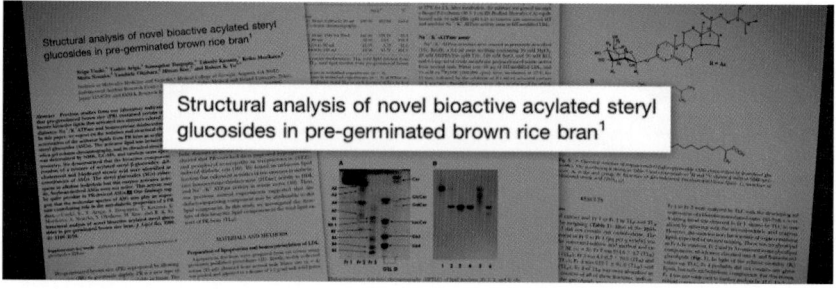

| 조지아 의과대학 임상발표

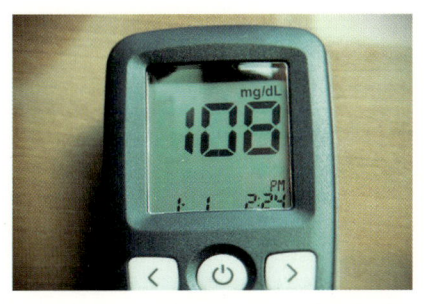 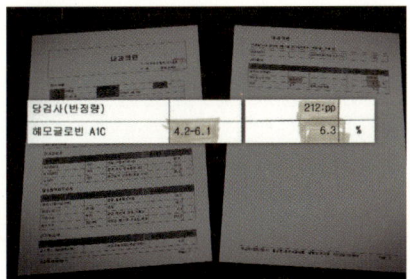

| 혈당측정기 꺼내 측정한 결과 | 정상을 유지하는 당과 혈색소

"흰쌀밥은 먹고 싶어도 많이 못 먹어요. 혈당이 올라가니까. 또 적게 먹으면 힘이 없죠. 주전부리를 먹을 수도 없는 거고요. 그런데 가바쌀은 한 공기 정도는 부담이 없으니까. 하루 세끼 먹는 밥을 걱정 안 해도 되는 게 도움 되는 것 같아요."

혈당을 낮추는 데 도움을 준다는 갈색 쌀을 꾸준히 섭취하면서 당뇨병과의 사투에서 벗어났다는 박용철 씨. 현재 그의 건강상태를 확인해 본 결과, 108mg/dL로 정상수치였다.

그리고 혈당 수치보다 당뇨병을 정확하게 진단할 수 있는 당화혈색소 또한 정상수치를 유지하고 있었다.

"당뇨병은 인슐린이 부족해서 발생할 수도 있지만 대부분의 경우는 인슐린이 과잉 분비되면서 그 효과가 떨어져서 발생하게 되는데요, 이 가바의 경우는 인슐린 과잉분비를 막아주고 불필요한 지방축적을 억제해 줘서 당뇨병의 발생을 예방하는데도 어느 정도 도움이 되고,

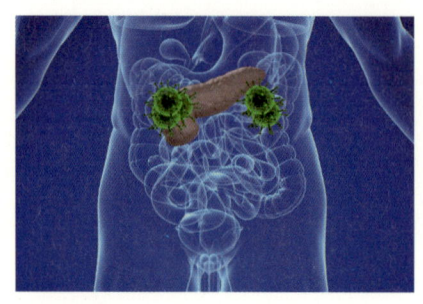

특히 당뇨합병증을 예방하는데도 도움이 될 수 있습니다."

심경원 가정의학과 전문의

| 가바 인체

가바쌀에 포함된 가바 성분이 인슐린의 과잉분비를 막아 당뇨병으로 인해 균형이 어긋난 혈당과 인슐린의 관계를 정상화시킨다는 것이다.

"옛말에 밥이 보약이다, 저한테는 가바쌀밥이 보약입니다. 꾸준히 먹고 몸 관리하니까. 약을 안 먹어도 수치가 내려가는 걸 몸으로 느끼니까 안 믿을 수가 없잖아요."

매일 운동과 세끼 보약 같은 가바쌀밥을 먹으면서 당뇨병을 극복해 나가고 있는 박용철 씨. 하지만 가바쌀을 섭취할 때는 반드시 주의해야 할 점도 있다.

"가바쌀을 드시는 것도 좋지만, 그렇다고 너무 과하게 드시는 건 좋지 않고 하루 적정량을, 이보다 지나치게 많이 드시면 혈당 올릴 수 있으니 꼭 적정량을 드셔야 합니다."

최진욱 내과전문의

가바쌀에 대하여

갈색 가바쌀은 가바 함유량이 일반 현미와 흑미 보다 8배 많은 기능성 쌀이다. 가바 함유량이 높고 갈색을 띠는 특성으로 갈색 가바쌀이라 이름 붙여졌다. 영남대학교 서학수 박사가 15년간 대한민국을 포함하여 세계 28개국을 돌며 수집한 잡초벼 약 1,500여종과 대한민국 우수 품종의 유용한 형질을 선택 육종시켜 개발한 신품종으로 찰벼(노른자찰)와 메벼(금탑)이 있다.

갈색 가바쌀은 잡초벼의 특성을 이어받아 별도의 관리 없이도 잘 자라며 섭씨 0도의 기후 조건에서도 살아남는 강인한 생존력을 지니고 있다. 특히 농약이나 비료를 주지 않아도 잘 자라는 특성으로 무농약이나 유기농 재배에 적합한 품종이며, 일반 벼에 비해 수확량이 5% 정도 더 많다. 우리나라에서는 영남지방에서 많이 생산하고 있다. (위키 백과 활용)

야생초김치

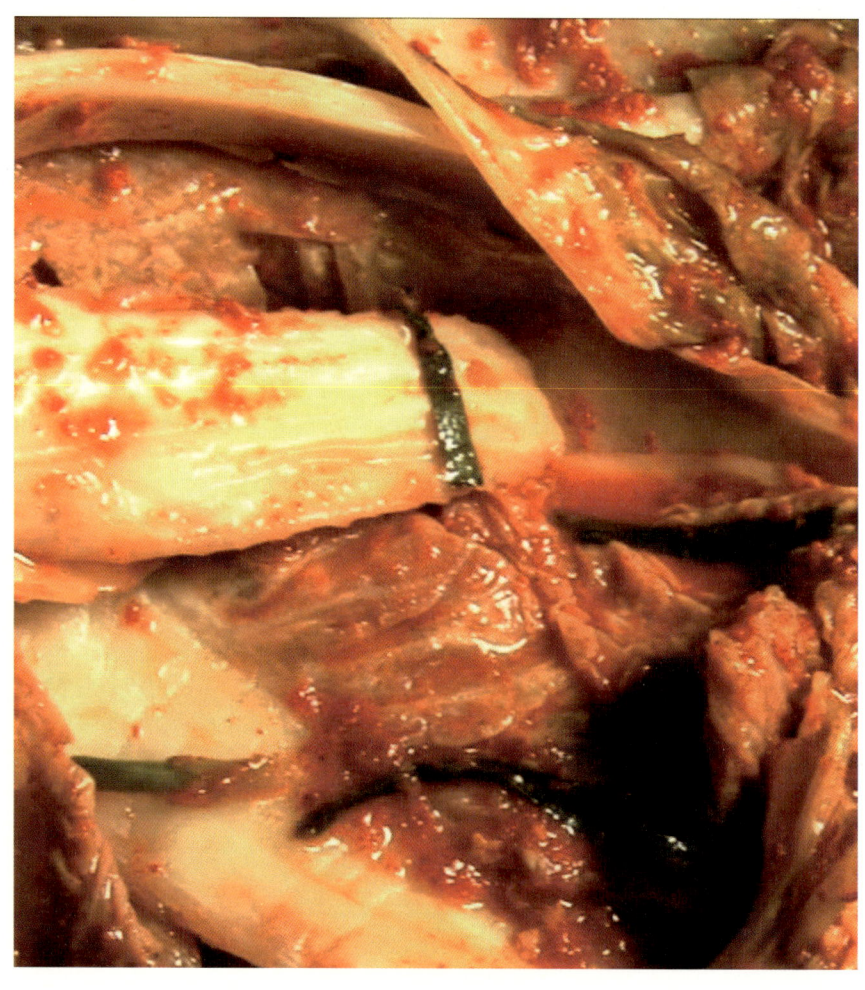

아들이 만든
효도 김치로
어머니를 살리다

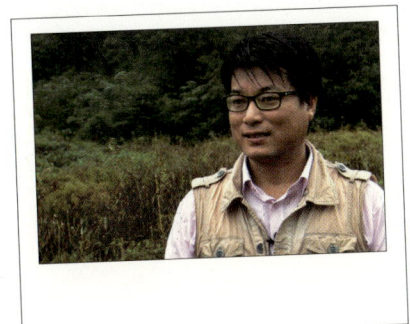

경북 울진에는 어머니를 살린 특별한 김치가 있다. 김치를 담그는 주인공은 남자인 남우영 씨.

어머니의 건강을 위해 특별한 김치를 만든다는 그를 찾아 간 곳은 산속, 그곳에서 개똥쑥을 열심히 베고 있는 남우영 씨를 만날 수 있었다.

"저희 어머니가 아프셔서 어머니를 위한 특별한 김치를 담그려고 하거든요. 야생초김치. 개똥쑥은 거기에 사용되는 재료 중 하나입니다."

비가 오나 눈이 오나 매일 산에 올라 김치의 재료가 되는 야생초를 채취하고 있다는 남우영 씨. 아직 결혼도 하지 않은 마흔 한 살의 그가 이런 김치를 담그게 된 데는 특별한 사연이 있다는데.

2년 전 생명이 위태로울 만큼 건강 상태가 심각했다는 남우영 씨의 어머니. 당시 어머니의 공복 혈당 수치는 256mg/dL으로 정상 수치보다 2

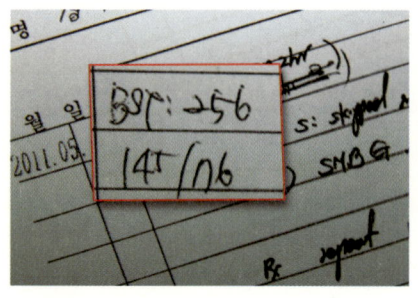
| 진단서

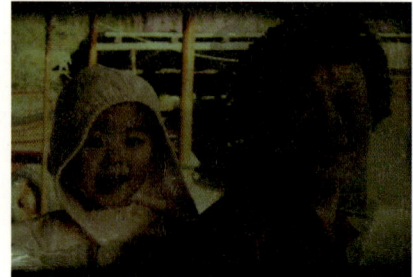
| 어머니 사진

배 이상 높았고, 당뇨의 합병증으로 고혈압까지 생겼다.

"열 발자국 걷고 오 분만 걸으면 앉아야 하고 시장에 가면 택시 불러서 내려갔다가 택시 불러서 올라오고 그랬어요."

그때의 고통을 회상하는 어머니.

"너무나 복합적이더라고요. 예를 들면 당뇨 수치가 638mg/dL까지 올라가는 수치를 보였고요 혈압도 200mmHg가 넘는 고혈압 수치에 그러니까 선생님이 그러시더라고요. '관을 짜라, 집에 가서 날 받으십쇼.'"

어머니의 건강이 걱정된 막내 아들은 그 날로 다니던 직장까지 그만두고 어머니의 건강관리에 나섰다고 한다.

처음에는 당뇨에 좋다는 온갖 야생초를 채취해서 다려 드렸는데 유독 맵고 짠 김치를 좋아하는 어머니를 보고 김치로 담아드리자고 생각했다고 한다.

　수많은 시행착오를 거쳐서 만들었다는, 세상에 단 하나뿐인 김치.

"나먹고 건강 하라고 아들이 담가 준 김치예요."

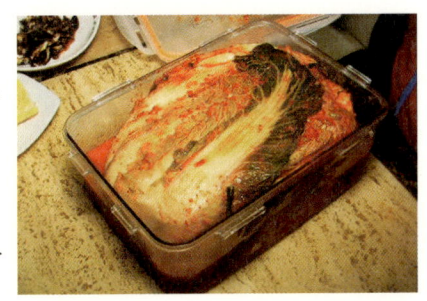
| 김치

　그런데 겉보기엔 일반 배추김치와 전혀 달라 보이지 않았다.

"그냥 배추김치 아니에요. 약김치 입니다."

　남우영 씨는 김치의 중요한 재료 중 하나를 바닷가에서 얻는다고 한다. 물통을 들고 걸어가는 남우영 씨. 갑자기 소매를 걷기 시작하더니 성큼성큼 바다로 들어가 물통에 바닷물을 담기 시작한다.

"이 바닷물은 김치 담글 때 사용할 거예요. 배추 절일 때 그냥 소금으로 담그면 미네랄 성분이 약해서 안되거든요. 그래서 소금 절임 대신에 바닷물 절임하고 있어요."

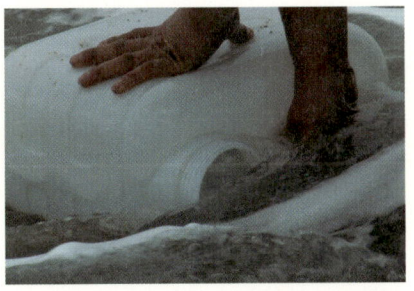
| 바닷물 뜨는 주인공

235

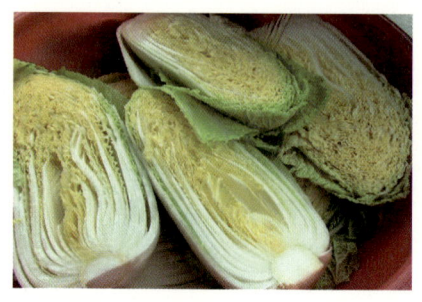
| 바닷물로 배추 절이는 모습

이 바닷물을 가지고 정수 필터를 거쳐 불순물을 제거 한 뒤 소금 대신 사용한다는 것이다. 바닷물에는 천일염과 똑같이 미네랄이 풍부해 건강에도 좋다고 한다.

배추를 절이는 과정은 일반 김치와 동일하다. 차이점이 있다면 배추를 절이는 시간이라 한다. 바닷물은 일반적으로 배추를 절이는 소금물 염도의 4분의 1 수준이기 때문에 좀 더 많은 시간 동안 절여야 한다는 것이다.

"이렇게 해서 열 두 시간 절여요. 소금으로 절였을 때와 다르게 숨이 거의 안 죽어요. 발효 되면서 숨이 죽게 돼요."

바닷물에 절이는 김치는 아삭하게 씹히는 맛을 유지한다는데. 과연 일반 소금에 절인 배추와는 효능에 어떤 차이가 있을까?

"김치가 소금의 삼투압 기능에 의해서 수분을 빼서 절여지는 것이거든요. 소금 양이 많이 들어갔느냐, 함량이 높으냐 낮으냐 부분이지 영양학적으로 크게 차이가 나지 않습니다. 단지 단점이 저농도에서 김치를 담그게 되면 숙성이 빨라지는데 나트륨이 적으면 저장성이 떨어지는 단점이 있습니다."

박형래 교수 / 서울과학기술대학교 식품영양학과

바닷물에 절여 소금기가 적은 배추는 맛있게 발효되기 위해 양념의 배합이 무엇보다 중요하다고 한다.

"이게 다 육수 재료들이거든요. 이건 뽕잎 말린 거, 이것도 초여름에 따서 말린 당두충 찻잎, 가을에 따서 말린 개똥쑥, 한겨울에 채취하는 갈대뿌리 입니다."

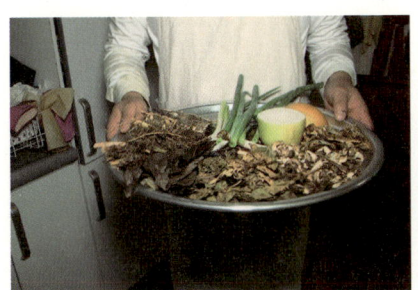
| 준비 재료

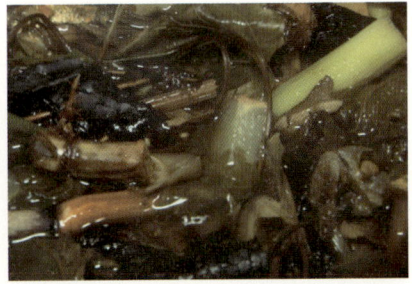
| 육수

| 뽕잎 가루

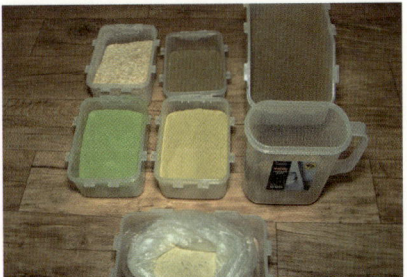
| 기타 가루들

김치에 들어가는 육수 재료만 무려 열 가지. 마치 보약을 달이듯 약한 불에 2시간 정도 푹 우려내면 김치에 들어가는 특별한 물이 완성된다.

"김치 양념은요. 고춧가루에다 아까 만든 찹쌀 풀하고 육수를 섞어 줄 거고요. 여기에 꼭 넣는 게 뽕잎가루거든요."

김치 양념에 사용하는 재료는 뽕잎과 더불어 엉겅퀴, 구절초, 키토산, 명주풀까지, 대부분 야생초로 만든 가루였다. 야생초는 다양한 효능도 효능이지만, 김치가 잘 발효되도록 도움을 준다고 한다.
남우영 씨는 어머니의 당뇨와 고혈압에 도움이 되는 야생초들만 골라서 채취하고 있었다.

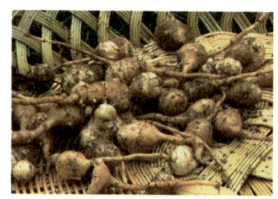
| 야생초들

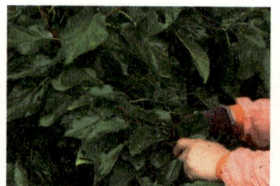
| 말리는곳

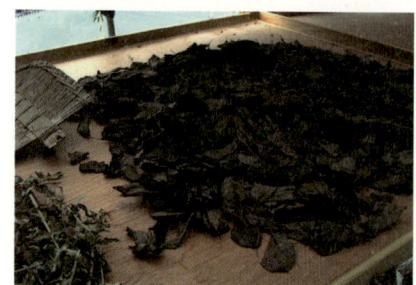
| 핵심재료

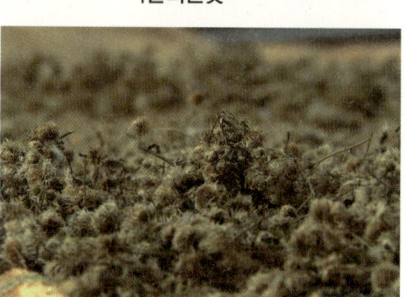

당뇨에 좋다고 알려진 돼지감자부터 항암 효과에 탁월하다는 개똥쑥, 그리고 야생 뽕잎까지 모두 그가 직접 구한 것들이다.

이렇게 채취한 야생초는 생으로 사용하지 않고 그늘에 말려서 양념장에 섞어 사용한다.

그렇다면, 그가 사용하는 다양한 야생초들은 어머니의 건강에 어떤 도움을 준 것일까?

"개똥쑥에 들어있는 아르테미신은 항암효과가 뛰어나다고 알려져 있고 돼지감자와 엉겅퀴에 들어있는 이눌린 성분은 콜레스테롤 수치를 낮춰주고 혈당 상승을 억제해서 고혈압, 당뇨에 효과가 있습니다."

김소형 한의사

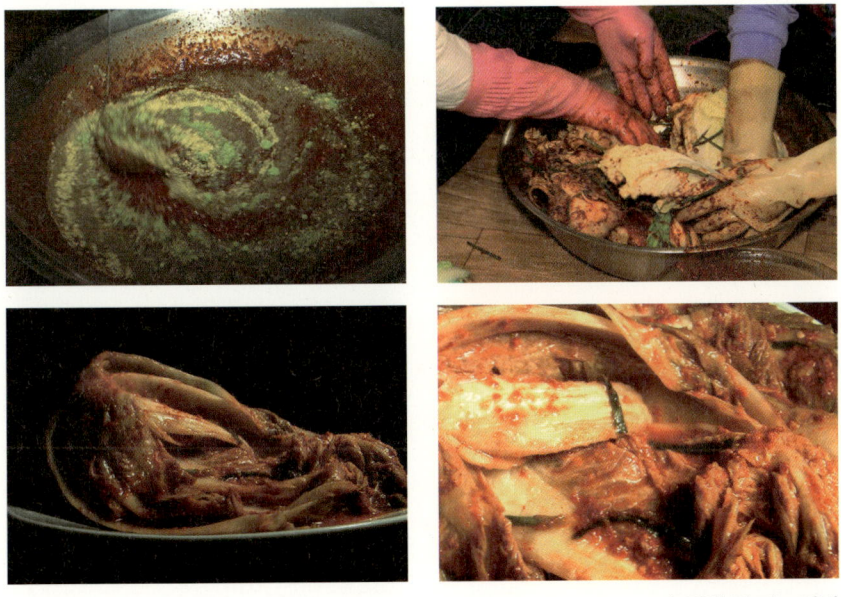

| 김치 만드는 과정

남우영 씨가 어머니의 건강을 되살리기 위해 만들기 시작한 특별한 김치, 그 숨은 비법은 바로 이 양념에 있었다. 소금 대신 젓갈을 쓰고, 설탕과 조미료 대신 야생초 가루를 넣어주는 것이 남다른 노하우였던 것이다.

"재료가 총 서른두 가지 들어갑니다. 제가 이 김치를 만든 것이 결국 어머니 건강회복을 위해서 만든 거 거든요. 어머니 고혈압, 당뇨 치료하려고 하니까 많은 재료가 사용됩니다."

각종 야생초부터 직접 만든 진액까지. 아들의 마음이 담긴 무려 서른두 가지의 특별한 재료! 많은 재료가 들어가다 보니 처음에는 제대로 발효되지 않아 썩기도 하고, 버리는 경우도 많았다. 여러 번의 우여곡절 끝에 지금의 김치가 만들어진 것이다.

"유산균에는 신맛이 나거든요. 신맛하고 야생초의 쓴맛과 합쳐지면서 짠맛과 단맛으로 바뀌는 거예요. 그러니까 설탕, 소금을 넣어서 만들어진 짠맛, 단맛이 아니라 발효과정에서 만들어진 천연의 짠맛 단맛이 되거든요."

한 평생 경상도식 짠 김치를 드셨던 그의 어머니. 처음에는 아들의 효자 김치가 입에 맞지 않았다고 한다.

"처음에는 싱거웠어요. 원래 짜게 먹던 사람이 싱거우니까 이래서 안 된다고 했더니, 배추 절일 때 소금을 한 움큼 넣었더라고요. 그걸 알고 나서는 엄청 혼냈죠. 건강해지고 난 후부터는 주변에서 자네는 효자아들 둬서 좋겠다고 하니 그런가 보다 하고 사는 거죠."

효자 아들이 담근 김치는 3일 동안 숙성해서 먹는다고 한다. 김치의 염도가 낮기 때문에, 잡균이 사라지는데 시간이 걸리기 때문이다.
이렇게 아들이 만든 김치로 식이요법을 시작하면서 점점 건강을 되찾았다는 어머니. 이제는 다른 김치는 못 먹을 만큼 아들의 김치에 익숙해졌다.

"나, 이 김치 없이는 밥 못 먹어요. 이 김치 있어야 돼. 모든 소화가 잘 되고 지금은 속이 아픈 게 속도 하나도 안 아프고. 아무거나 먹어도 괜찮으니까, 아, 이 김치가 약인가 보다 생각하죠."

그런데, 2007년에 김치를 많이 먹게 되면 성인병에 걸릴 위험이 높아진다는 흥미로운 연구결과가 있었다. 그 이유는 바로, 배추를 절일 때 사용하는 소금의 나트륨 때문인데 몸 속에 나트륨 성분이 많아지면 혈관이 축소되면서 혈압이 높아지는 등 건강에 악영향을 끼친다는 것이다.

그렇다면 남우영 씨가 담근 김치는 괜찮은 걸까? 우리는 시중에 판매하는 김치와 남우영 씨가 담근 김치의 염도를 측정해 봤다.
그런데 그 결과가 놀라웠다. 남우영 씨 김치의 염도는 0.53%. 일반 김치 2.19%에 비해 4분의 1 수준이었다.
3년 전 사표까지 내고 내려오게 할 만큼 심각했던 어머니의 건강 상태.

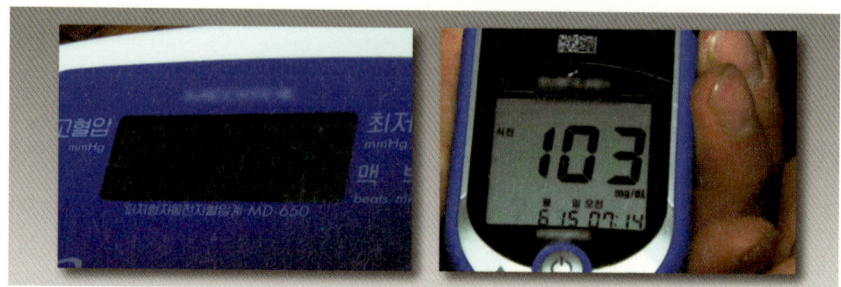
| 상태측정

지금은 약을 먹지 않을 만큼 건강하다고 자부했다. 정말 그럴까?

남우영 씨 어머니의 당뇨 수치와 혈압을 측정해 본 결과, 혈당은 예전에 비해 절반 정도 감소해 정상이었고, 혈압 역시 정상이었다.

"암환자 특히 회복 중에 있는 암환자나 또는 만성질환 고혈압, 당뇨병 성인질환을 가지고 있는 분들이 나트륨 성분 때문에 김치를 피하는 경우가 많습니다.
그런데 김치를 저염으로 담그게 되면 김치에 포함된 유산균으로 아주 좋은 효과를 볼 수 있고 유산균의 여러 가지 작용에 항암작용, 항산화 작용이 있기 때문에 저염 김치를 드시는 건 권장 할만 합니다."

오한진 가정의학과 전문의

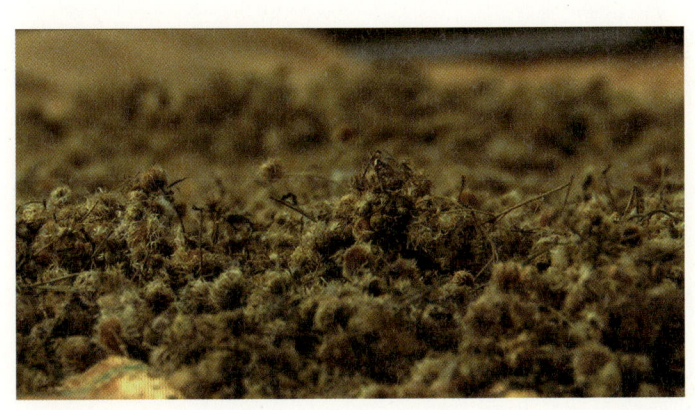

히카마

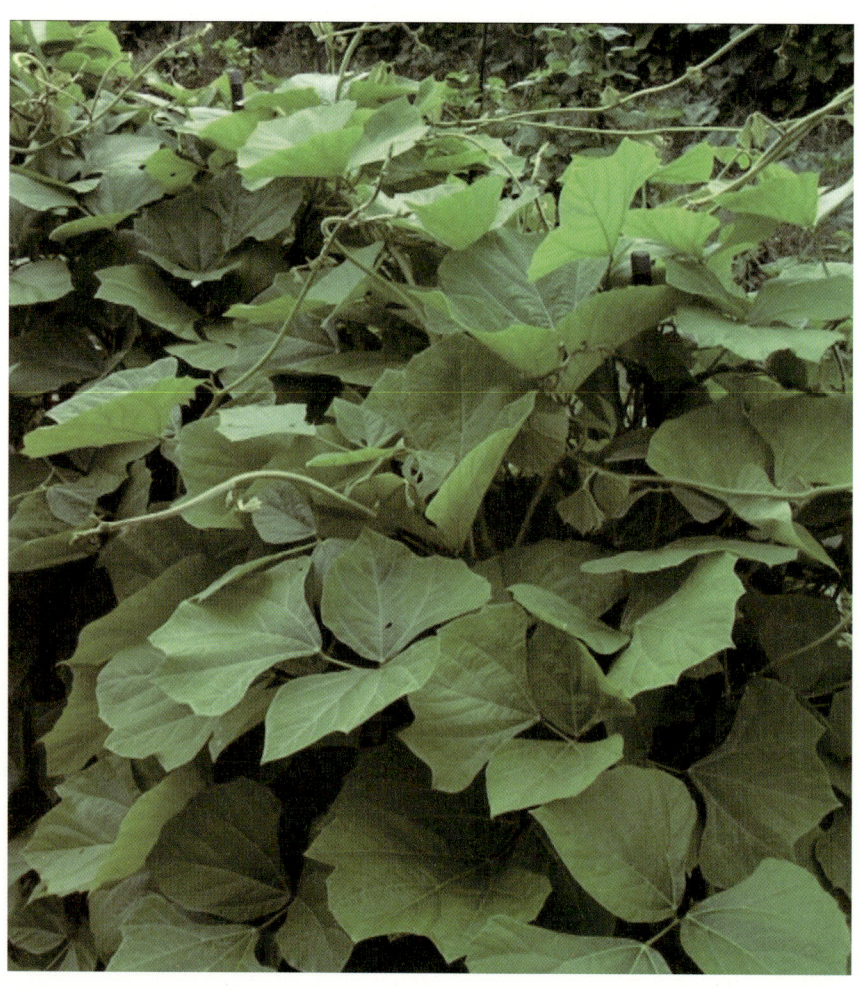

히카마

멕시코산 슈퍼푸드로 당뇨를 잡다

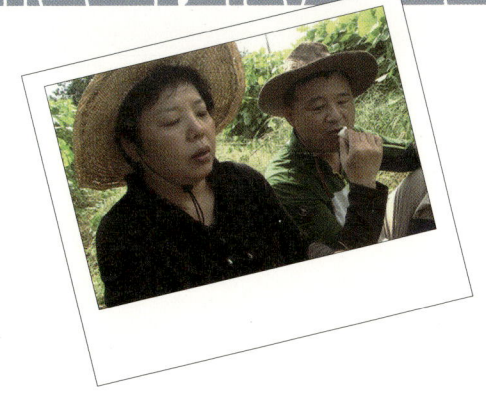

전라남도 순천. 이곳에 금슬 좋기로 소문난 한 부부가 있다. 유난히 남편을 살뜰하게 챙기는 아내. 남편과 함께 운동을 하고, 산책을 하는 평범한 일상이 아내에게는 더 없이 귀한 시간이라는데. 여기에는 남다른 사연이 있다고 한다.

"신랑이 좀 아팠었거든요. 지금은 건강이 회복되면서 남편의 소중함을 다시금 깨달아 가는 중이죠. 더 잘해주려고 하고 가까이 붙어 있으려고 해요. 남편 없이는 못살아요."

50세가 넘는 중년의 나이가 될 때까지 별 다른 병치레 없이 건강했다던 남편, 배홍렬 씨. 그에게 어느 날, 예상치 못한 질병이 찾아왔다고 한다.

"제가 당뇨 처방약 받은 것인데 일반 당뇨가 아니라, 급성 당뇨약입니다."

 지난 해 말부터 그에게 갑자기 찾아온 이상 증상들! 구토와 설사가 계속되면서 체중이 감소했고, 탈수 증상으로 찾은 병원에서 혈당 수치가 무려 500mg/dL가 넘어 급성 당뇨 진단을 받았다.

 "급성당뇨는 치료를 하지 않았거나 모르는 상태에서 어떠한 계기로 인해 당뇨가 악화돼서 혈당이 급격하게 올라가는 상황입니다. 제 때 치료하지 않으면 탈수가 심해지고 피가 진해지고 혈압도 떨어지고 혼수상태가 올 수 있습니다. 혈액순환이 원활해지지 않고 심할 경우에는 사망까지 할 수 있습니다."

강철민 내과전문의

 탈수증상에 저체온증까지 찾아와 몸 상태가 더 악화됐다는 배홍렬 씨. 부모님도 당뇨를 앓았기 때문에 당뇨병에 대해 늘 조심했지만, 이렇게 예고 없이 병이 찾아올 줄은 생각지 못했다고 한다.

 "당뇨라는 것이 유전성이 강하기 때문에 어찌될지 몰라서 열심히 운동도 했는데 어느 날 순간적으로 고혈당이 와버리니까 참으로 눈물이 나고 안타까웠습니다. 누구에게 말할 수도 없고, 부모님의 전철을 밟았다는 생각에 마음이 아팠습니다."

20년 넘도록 결혼 생활 동안 누구보다 성실했고, 건강했던 남편이 한 순간에 당뇨병 환자가 됐다는 현실에 아내 역시 큰 충격을 받았다.

"입술이 하얗게 타고, 얼굴은 초를 다툴 정도로 수분이 완전 증발해서 쭈글쭈글해지고…. 정말 마른하늘에 날벼락이죠. 온 가족이 비상이 걸렸었어요."

남편이 아프면서부터 가장 바빠진 건 아내였다고 한다. 그때부터 몸에 좋은 것들을 알아보려 약초 시장을 다니기도 하고, 산에도 다녀봤다는데. 그렇게 해서 찾아낸 건강비결이 바로 이 정체불명의 가루!

"이것이 밭에서 나는 신비의 슈퍼푸드인데 이걸로 우리 신랑 당뇨를 잡았어요."

도대체 급성당뇨를 잡은 밭에서 난다는 신비의 슈퍼푸드는 무엇일까? 우리는 부부가 농사를 짓고 있다는 밭에서 그 실체를 찾아보았다.

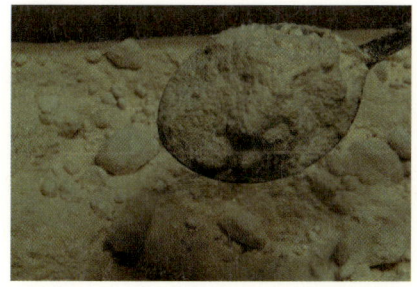
| 히카마 가루

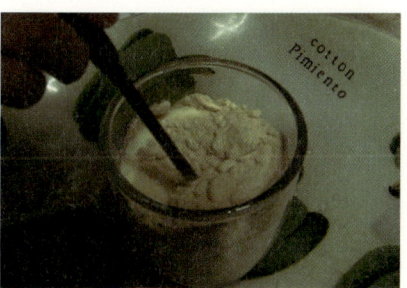
| 물에 가루 타는 모습

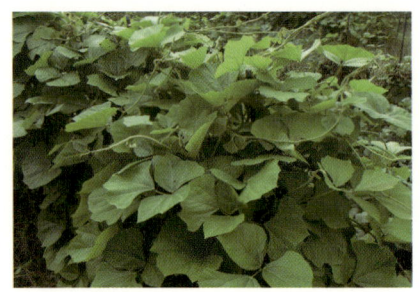

| 히카마 넝쿨

가을 수확 철 외에는 볼 수 없는 작물이라는 이 슈퍼푸드의 이파리는 얼핏 보기에 콩잎 같지만, 자세히 보면 줄기가 벽이나 기둥에 감겨서 타고 올라가는 덩굴 식물이다.

그 생김새는 덩굴식물의 대표주자인 칡넝쿨과 매우 닮았다.

그런데 배홍렬 씨 부부는 이 넝쿨 식물의 잎과 줄기를 수시로 잘라 주고 있었다.

"제가 중요하게 생각하는 것은 잎이 아니라 뿌리 거든요. 잎을 잘라주면 뿌리가 크게 크기 때문에 잎을 잘라내요. 잎은 신경을 안 써요."

잎과 줄기를 잘라내야 땅 속에 있는 뿌리가 더 많이 클 수 있다는 것이다.

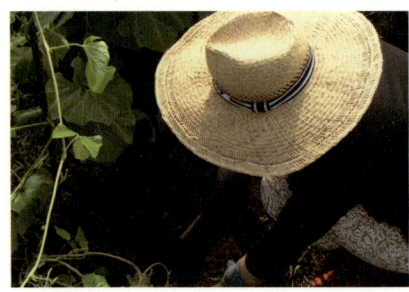

| 히카마 캐는 사례자

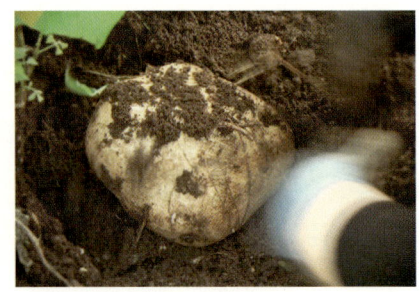

| 땅 속에서 뿌리가 보인다.

그렇다면 땅속에 그 실체를 감추고 있는 뿌리는 무엇일까?

모양은 감자 같지만 그 크기가 한 눈에 보기에도 어마어마한데.

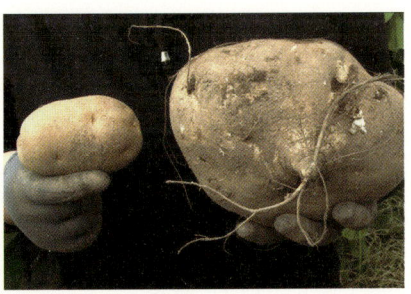

| 감자와 크기비교

감자보다도 5배 이상 크고, 생김새도 뿌리채소인 칡이나 우엉과는 사뭇 달라 보인다. 대체 이 생소한 작물은 무엇일까?

"세계적인 푸드, 멕시코 감자 히카마입니다."

북아메리카에 위치한 열정의 나라 멕시코! 아열대성 기후에 고산지대가 많아 예로부터 다양한 작물이 생산되었다. 그 중 멕시코의 대표 작물 히카마는 고대 잉카인들이 먹던 식품 중 하나로, 얌빈이라고도 불린다. 히카마의 가장 큰 특징은 잎에서는 콩이 열리고 이 콩이 땅으로 떨어져 씨앗이 되어 커다란 뿌리로 자란다는 것이다.

그렇다면 이런 아열대작물이 우리나라에서 어떻게 재배가 가능했을까?

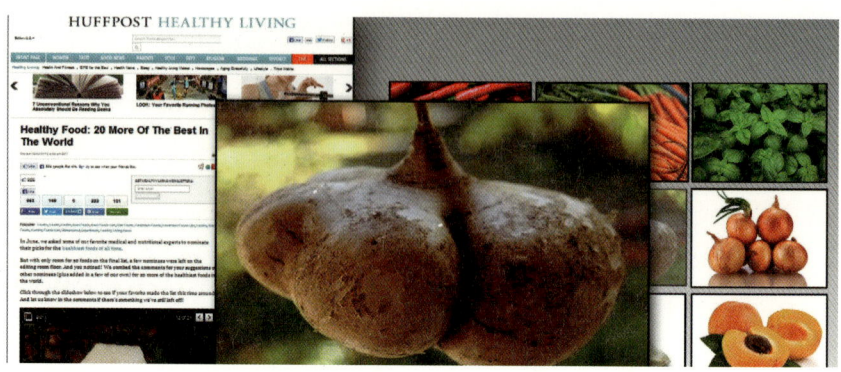

| 허핑턴포스트에서 히카마 소개

"일찍이 멕시코에서 동남아로 넘어와서 캄보디아나 베트남에서 재배를 많이 했는데. 이게 아열대성 작물이다 보니 한국에서는 재배가 안 됐습니다. 그러다가 차츰 국내 기후 변화로 온난화가 와서 한국에서도 재배하고 있습니다."

권중배 박사 / 경북농업기술센터

히카마는 세계 최대 인터넷 신문인 미국 허핑턴포스트에서 선정한 세계 20대 건강식품으로 선정되면서 세계적인 이목을 끌기 시작했다.

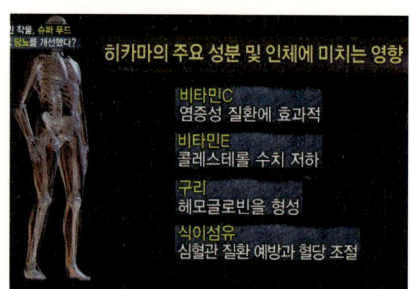

| 히카마의 주요성분 및 인체에 미치는 영향

수퍼푸드 히카마! 그 속에는 남다른 성분이 존재하고 있었다. 콜레스테롤 수치를 낮춰주는 비타민 E와 헤모글로빈을 형성하는 구리 등이 월등히 많다는 것이다.

하지만 영양성분이 뛰어난 슈퍼푸드라 해도 섭취 시 반드시 주의해야 할 것이 있다.

"히카마의 콩에는 강력한 살충 성분인 로테마인 성분이 있기 때문에 먹으면 안 됩니다."

권중배 박사 / 경북농업기술센터

오로지 뿌리만 식용이 가능한 히카마. 수분이 풍부한 히카마는 큰 힘을 들이지 않고도 겉껍질을 쉽게 벗길 수 있다. 뽀얀 속살이 특징인 히카마는 감자나 고구마처럼 익히지 않고 생으로 먹을 때 좋은 효능을 낸다고 한다.

히카마는 속살의 생김새도 맛도 배와 흡사하다.

"이게 단 맛이 나요. 물도 많고. 일반 감자는 전분이 나오는데 이건 안 그래요. 히카마 밭에 오면 물도 안 가지고 와요."

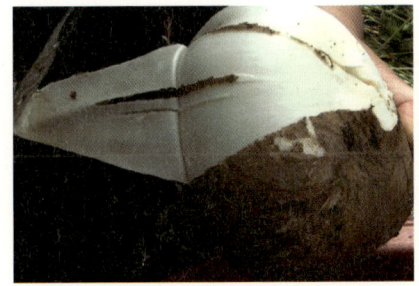 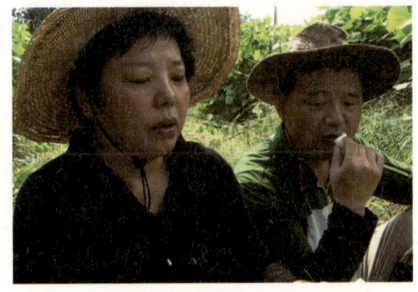

| 히카마 껍질을 벗겨서 먹는 부부

배홍렬 씨가 우리나라에서는 희귀한 멕시코 작물을 키우고 먹게 된 계기는 아내의 권유 때문이었다.

"친구를 통해서 히카마를 알게 됐고 히카마 재배 교육이 있다고 해서 순천에서 대전도 가고 서울도 가서 많이 들어봤어요. 그리고 보니까 '아차, 우리 아저씨가 몸이 안 좋은데 한 번 먹여 봐야겠다'고 다짐했죠."

처음에는 아내가 구해다 준 히카마 분말을 먹었다는 배홍렬 씨. 그런데 차츰 급성 당뇨 증세가 사라지는 걸 느꼈다고 한다.

"제가 원래 건강식품 잘 안 먹는데 몸이 안 좋다 보니까 아내가 소개해 주니 먹어봤는데, 효과를 많이 보니 믿음이 딱 가는 거예요."

그 후 올해부터는 직접 히카마를 키워먹는다는 부부. 가을이 딱 제철이라 맛과 영양이 최상이라고 한다.

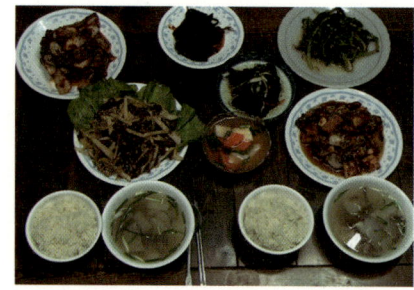
| 히카마 밥상

슈퍼푸드 히카마 잘 먹는 법

건강식품을 잘 챙겨먹지 않는 남편을 위해, 흔히 먹는 반찬으로 만들어 밥상에 올린다는 아내. 그 전에 무나 오이 같은 채소를 쓰던 것을 히카마로 바꿨다고 한다.

"물김치도 되고 깍두기 해도 되고. 뭐든지 무 속처럼 배추김치에 양념해 넣어도 되고, 또 육회에 넣어도 맛있어요."

이렇게 히카마 밥상을 차려 먹은 지 8개월 째 히카마를 먹고 나서부터 배홍렬 씨는 일상의 활력을 되찾았다.

"히카마를 먹고 제가 일주일 후부터 변화를 느꼈는데 제일 먼저 변화 나타난 게 소변, 대변 잘 보는 것, 혈당 수치 저하되는 게 동시에 같이 나타나더라고요. 그래서 히카마만 먹어도 충분하겠구나 하는 생각이 들더라고요. 두 달 전부터는 병원에서 약을 타다 놓은 지 40일 됐는데 안 먹어요."

히카마를 먹고 나서 당뇨약을 끊었다는 배홍렬 씨. 정말 부부의 믿음대

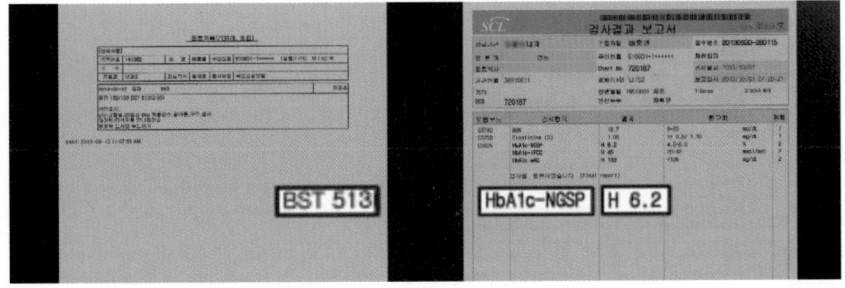

| 검사 결과

로 배홍렬씨는 건강을 되찾은 것일까?

병원 검사 결과, 513mg/dL까지 올랐던 식후혈당이 히카마를 먹기 시작하면서부터는 현재 133mg/dL으로 안정적인 수치를 보이는 것을 확인할 수 있었다.

"거의 정상에 가깝습니다 저희가 정상 혈당을 4~6%을 정상으로 하는데 6.5%부터 당뇨거든요. 이 환자는 6.2% 나왔기 때문에 굉장히 좋아진 것이죠."

강철민 내과전문의

고혈당을 정상수치로 회복시켜 줬다는 배홍렬씨의 건강비법, 히카마! 멕시코의 한 대학 연구 논문에 따르면 히카마에는 다당류 성분 중 하나인 프락토 올리고당이 풍부하다고 한다. 흔히 올리고당이나 당 성분은 당뇨 환자에게 좋지 않다고 알려져 있는데, 프락토 올리고당은 괜찮은 것일까?

"올리고당은 설탕과 달리 아주 저칼로리에다가 장 속에 있는 유익균의 먹이가 돼서 유익균이 성장하고 왕성하게 활동하는 걸 도와 면역력 좋아지게 하고 콜레스테롤 저하, 비타민 합성에 도움을 줘서 건강을 증진시키는 역할을 합니다."

이왕림 교수 / 고려대학교병원 통합의학센터

해외와 국내 대학의 여러 논문에는 히카마에는 프락토 올리고당과 더불어 천연 인슐린으로 불리는 이눌린이 당뇨에 도움을 준다는 게 증명돼 있는데, 이런 성분들은 일반 감자보다 히카마에 5배 이상 많은 것으로 밝혀졌다.

"히카마라고 하는 것에는 이눌린과 프락토 올리고당이 많이 들어있는데 당 조절에 직접적으로 관여하는 호르몬 분비를 증가시키고 오래 작용하게 해서 혈당조절에 직접적 도움이 됩니다. 또 히카마의 프락토 올리고당 성분이 위에서 장을 활성시켜 소화가 천천히 되게 하기 때문에 도움이 될 수 있습니다."

박민선 교수 / 서울대학교 의과대학 가정의학과

토사자

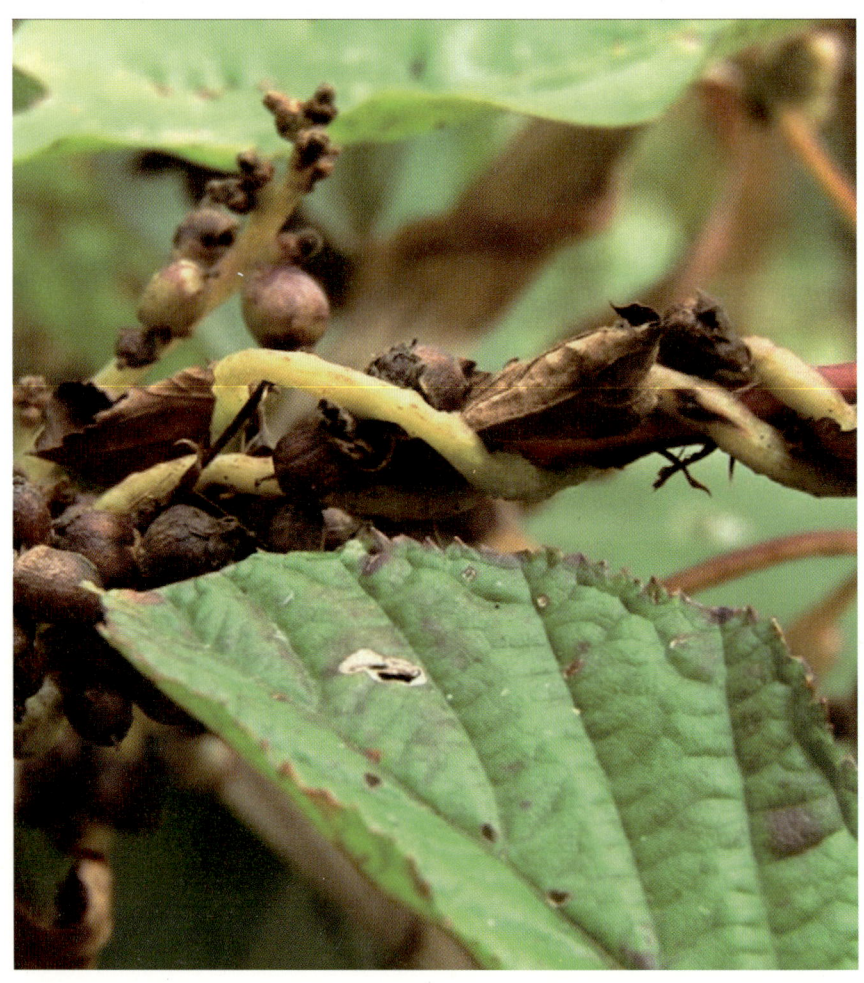

토사자

이름도 특이한 열매로 당뇨를 잡다

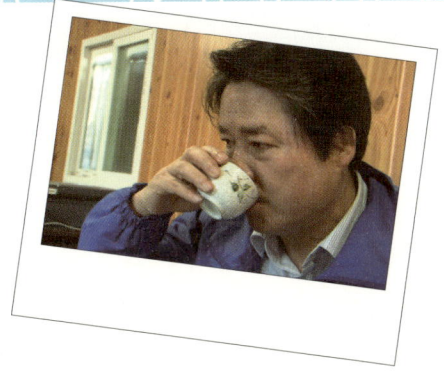

고대 중국 황실에서부터 전해져 오는 불로장생의 명약으로 사용돼 온 신비의 열매들.

한의학에서는 몸의 기운을 돋우는 대표적인 5가지 약재로 불리며 이를 오자라고 한다. 또한 예로부터 남성의 기운을 북돋워주는 열매 중 '자'가 붙는 다섯 종류를 가리켜 '오자'라 불렀다.

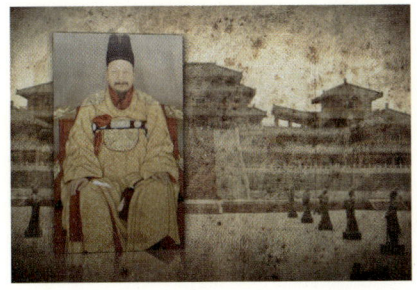
| 중국 황실

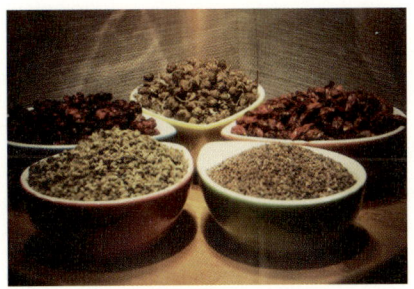
| 오자

"오자환은 원래 오자 연종환에서 출발한 건데요. 최초에 기록된 문헌은 중국의서인 〈단계심법〉에서 기록됐는데 이후 의학인문이나 〈동의보감〉에서 오히려 연종환을 기록하고 있습니다. 오자는 모두 씨앗으로 구성되어 있는데요. 이 씨앗은 남자의 신장을 보하는 작용을 합니다. 오자는 남자의 정력에 도움이 되는 대표적인 약재인데요. 정력뿐만 아니라 남자의 불임에도 도움이 되고 또 안색을 좋게 하고 체력을 증강시키고 모발을 검게 하는 효능도 기록하고 있습니다."

한동하 한의사

그 오자 중, 토사자라는 특이한 이름의 씨앗으로 병을 극복했다는 김경섭 씨. 그는 틈틈이 시간이 날 때 마다 토사자를 찾아 산을 헤매고 다닌다.

산에 오를 때면 사람들의 발길이 닿지 않는 곳에 가서 토사자가 자라는 곳을 확인한다고 하는데.

"여기 있네요."

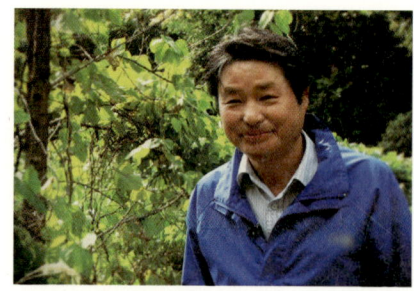
| 토사자를 찾는 주인공

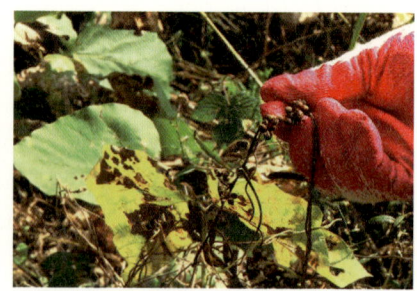
| 토사자

그는 3~4년 전 지인의 소개로 토사자를 알게 되었다.

"제가 입원 중에 지인의 소개로 이 토사자가 건강에 좋다는 이야기를 듣고 다려서 마셨는데, 갑자기 어느 날 병원에 진찰을 받으러 갔더니 당뇨가 없대요. 그래서 약을 끊었어요. 그래서 이게 상당히 좋구나 생각했죠."

중요한 수술을 목전에 두고, 혈액 검사 도중 알게 된 당뇨병! 수술 이후 빠른 회복을 위해 더욱 철저히 혈당 조절을 해야 됐는데, 이때, 토사자 물이 많은 도움이 됐다는 것이다.

"처음에 당뇨라고 생각하니깐 당뇨약을 먹어야 하고 음식 조절을 해야 하니깐 그것들로 많은 스트레스를 받았죠. 그런데 지금은 음식 같은 건 신경 안 쓰고 있으니깐 굉장히 편한 거죠. 그거 하나만으로도 스트레스로부터 해방이죠."

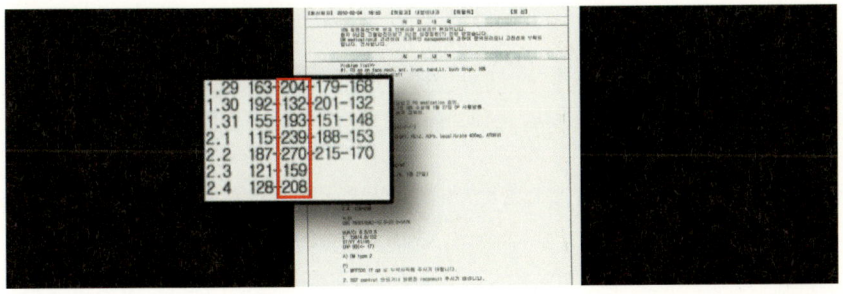

| 진단서

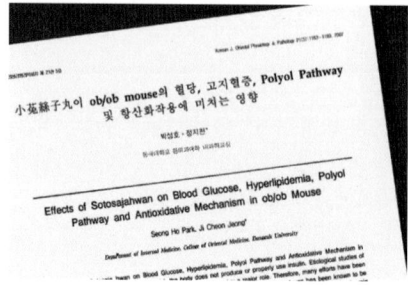 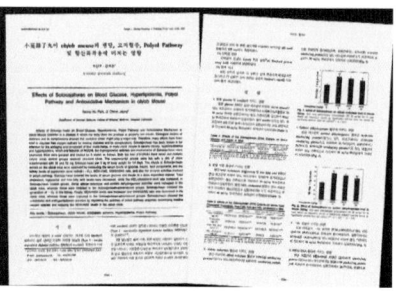

| 소토사자환 설명 겸 당뇨 효과 논문 : 소 토사자 환이 ob/ob mouse에 혈당, 고지혈증, 폴리올 패스웨이 및 항산화 작용에 미치는 영향 _ 동국대학교 한의과대학 내과학교실

예로부터 신장에 좋다고 알려진 토사자. 현대인의 난치병으로 알려진 당뇨에도 도움이 되는 것일까?

한 대학에서 토사자를 위주로 연자육, 복령이 들어간 소 토사자 환을 비만 쥐에 투여해 혈당과 고지혈증 변화를 관찰했다고 한다.

"유전적 고혈당 비만 쥐는 정상 쥐에 비해서 혈당이 높아져 있고 인슐린 농도도 높아져 있고 콜레스테롤도 증가 되어 있는 상태입니다. 그런데 소 토자사 환을 투여하니깐 그런 것들이 유의성 있게 감소된 것으로 나타났습니다. 특히 당뇨병 상태에서 나타나는 비정상적인 당 대사 과정이 있습니다. 그것을 폴리올 패스웨이라고 하는 과정인데요. 이것은 인산화 과정이 없이 바로 포도당을 이용하는 대사 경로입니다. 그렇게 되면 신경 합병증 같은 각종 당뇨병성 합병증이 진행됩니다."

정지천교수 / 동국대학교 한의과대학

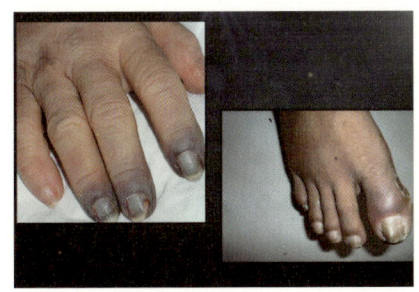
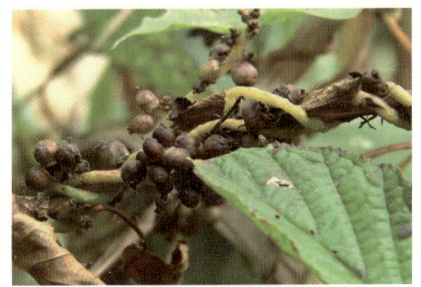

| 소 토사자 환으로 인해 당뇨합병증 예방

　당뇨 환자는 산화 과정 없이 포도당을 에너지원으로 이용하게 된다. 그로 인해 세포 내에 과당이 축적되어 망막병증 등 각종 당뇨 합병증이 생기는데. 소 토사자 환은 이런 작용을 억제하여 당뇨 합병증 예방에 직접적인 도움을 준다고 한다.

　"당뇨병 이외에도 콜레스테롤을 떨어뜨려주기 때문에 고지혈증에도 효과가 있고요, 대사증후군이나 비만에도 처방될 수 있습니다."

　　　　　　　　　　정지천 교수 / 동국대학교 한의과대학

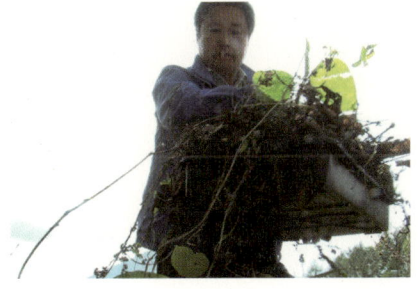
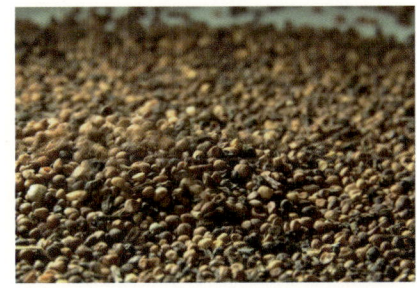

| 토사자 채취

흔히 잡초라고 불리는 토사자는 산이나 밭에서 볼 수 있는데 김경섭 씨는 야생의 기운을 품고 자라는 토사자를 기르기 위해 자연과 가까운 상태로 직접 경작까지 하고 있다고 한다.

"혈당 조절을 하는데 큰 힘이 됐고 매일 몸이 둔해져서 바깥 일상생활을 안 하는 지경이었는데…. 지금은 보시다시피 많이 정신적으로도 맑아져 있고 의욕도 있고 그런 게 도움이 됐다고 생각해요."

그는 전초를 이용하지 않고 씨앗인 토사자로만 차를 끓인다. 그렇게 하면 메밀차와 비슷한 구수한 맛을 즐길 수 있다고 한다.
이렇게 토사자 차를 꾸준히 마시고 실제로 당뇨 진단을 받은 지 6~7개월 만에 전문의 상의하여 당뇨약을 중단했다. 당뇨약을 끊고 3년이 지난 지금도 토사자 차를 꾸준히 마시면서 적절한 혈당 수치를 유지하고 있었다.

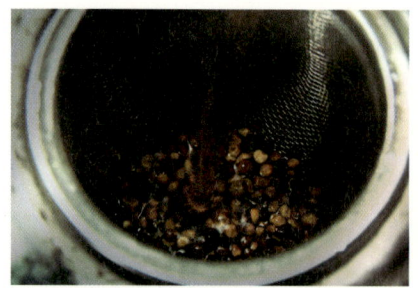
| 씨앗으로 차를 끓이고

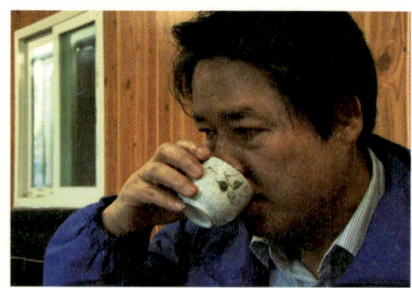
| 마신다.

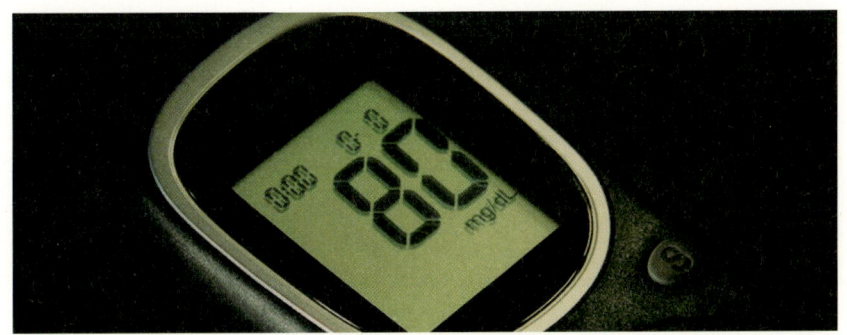

| 당뇨 혈당 측정 (공복혈당 80) 정상 공복혈당 100 이하

"그것으로 기분도 좋아지고 아침에 일어나면 정력이 좋아졌다는 생각이 들어요. 그래서 활기차게 일도 할 수 있고 그런 것들이 굉장히 좋습니다."

토사자 물을 늘 곁에 두고 마신다는 김경섭 씨. 그런데 과연 이렇게 매일 먹어도 되는 것일까?

"토사자는 신장을 따듯하게 하는 약재입니다. 그렇기 때문에 몸에 열이 많으신 분이나 너무 지나치게 장복하시는 경우는 열을 더욱더 조장시켜서 종기가 생기거나 열로 인한 증상들이 생길 수 있습니다. 장기적으로 음이 허약하신 분들은 토사자만을 장기적으로 복용하실 때는 성기능이 저하될 수 있는 그런 부작용이 있습니다."

김현경 한의사

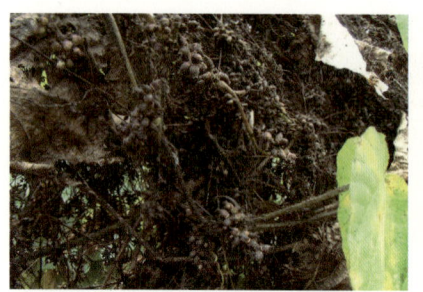 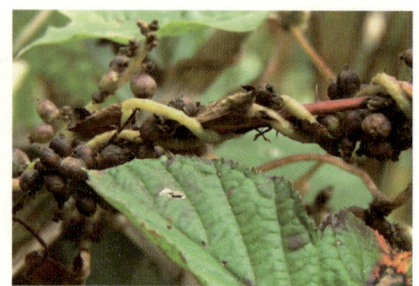

| 죽어 있는 칡에 붙어 있는 토사자

> **토사자가 무엇일까?**
> 겨우살이와 함께 전기생 식물인 토사자.

"일반 식물들은 뿌리에서 영양분을 흡수하는데 이건 100% 다른 식물에 붙어서 사는 기생식물입니다. 콩이나 칡이나 다른 식물에 붙어서 거기서 온갖 영양분과 수분을 섭취해서 살 수 있는 전기생 식물이라고 이야기 합니다."

조원제팀장 / 영동군농업기술센터

새삼이라고도 불리는 토사자는 싹을 틔울 때만 뿌리가 있을 뿐 칡이나 다른 식물에 붙으면 뿌리가 퇴화되기 때문에 칭칭 감아 올린 줄기로 영양분과 수분, 그리고 생장 호르몬까지 흡수한다. 그래서 생명력이 강한 칡도 죽게 만든다는 것이다.

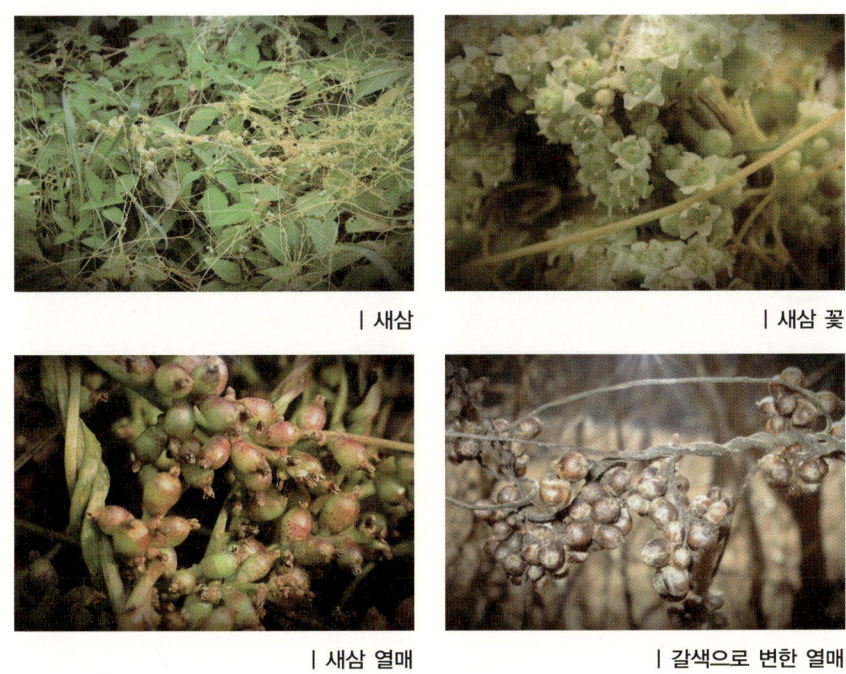

| 새삼 | 새삼 꽃
| 새삼 열매 | 갈색으로 변한 열매

새삼은 종자로 번식하며 8월에 백색 꽃이 피고, 11월에 갈색으로 무르익게 된다. 새삼은 잎, 줄기까지 전초를 먹는 약재로 11월에 채취하는 씨앗을 토사자라 부른다.

중국 최초의 약물학 전문 서적인 〈신농본초경〉에는 새삼을 삼의 한 종류로 일컬으며 땅에는 인삼이, 바다에는 해삼이 있다면 하늘에는 새삼

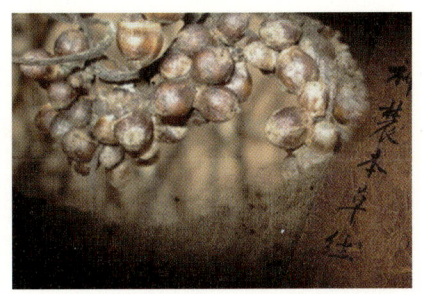

| 〈신농본초경〉에 기록된 토사자 기록

265

이 있다고 기록할 정도로 귀하게 여겼다

"토사자는 새삼의 씨앗으로 성질은 평하면서 맛은 달고 맵습니다. 보통 신이 허하거나 차서 오는 신허의 증상에 많이 사용하는데요, 시력 저하나 요통, 무릎이 차면서 아픈 증상에 사용하고 있습니다. 특히 남성의 성기능을 향상시키는 효능이 매우 큰 것으로 알려져 있습니다."

김현경 한의사

토사자, 이름의 유래
토끼 (토)자가 들어간 토사자의 이름에는
두 가지 이야기가 전해져 온다.

"토사자는 허리가 부러진 토끼가 새삼의 씨앗을 먹고 나은 데서 연유해 토끼 토(兎)자와 그 풀이 실처럼 엉켜 있다 하여 실 사(絲)자와 씨앗 자(籽)자를 합쳐 토사자(兎絲籽)라는 이름이 붙었다는 얘기가 전해집니다. 또한 도교의 불로장수의 비법을 전하는 〈포박자〉에서는 새삼의 첫 뿌리 모양이 토끼를 닮았다 하여 이 같은 명칭이 생겼다고 기록하고 있습니다."

김달래 한의사학 박사

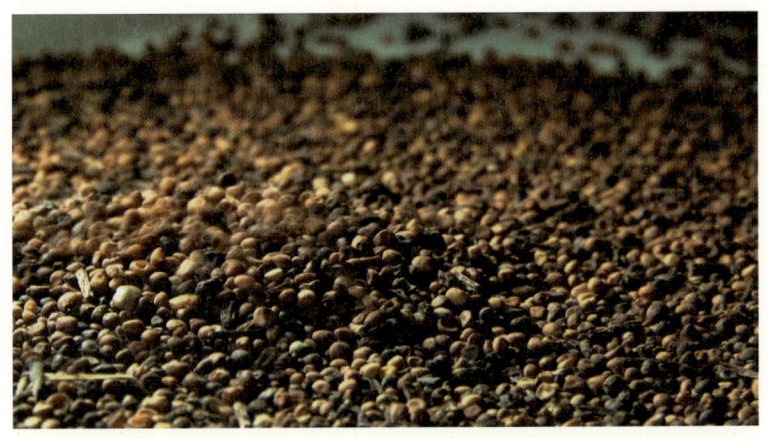

아마란스 씨앗

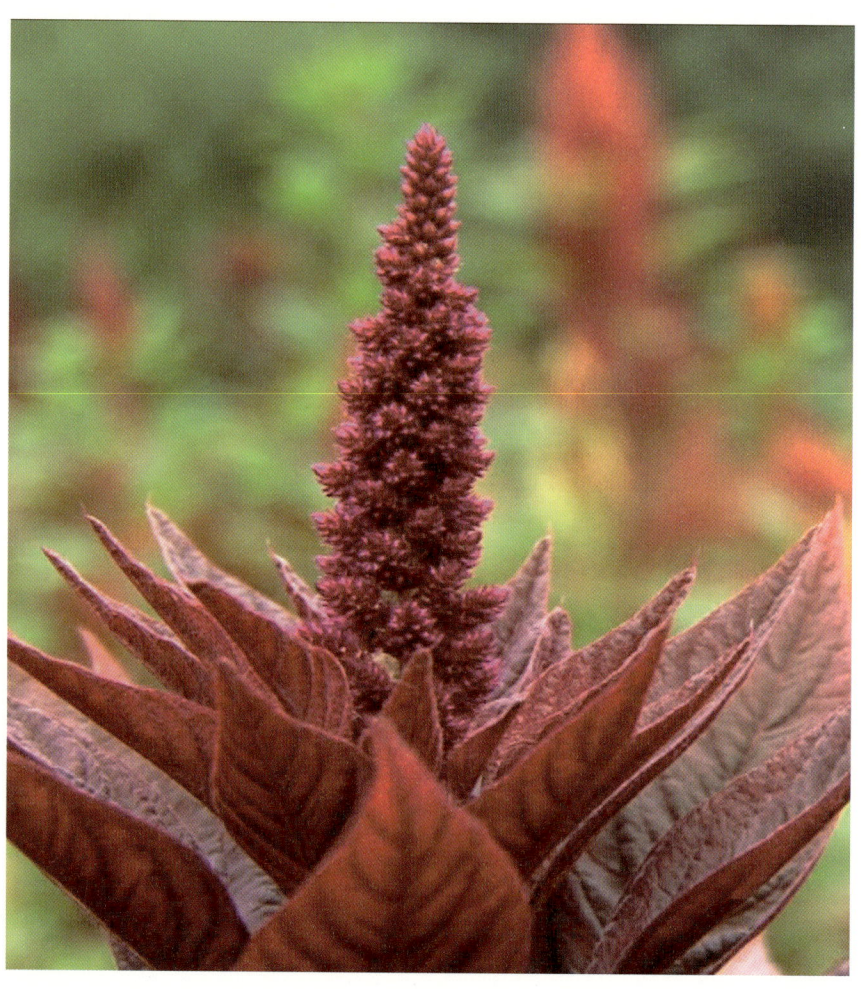

신이 내린 작물, 아마란스로 당뇨를 극복하다

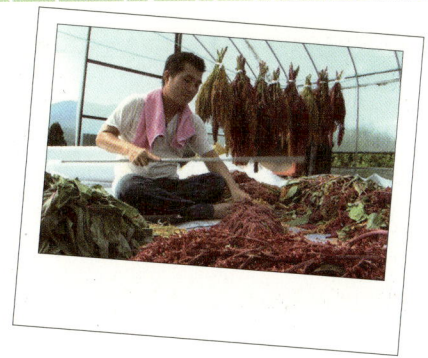

강원도 원주시, 이곳에 신이 내린 작물이라 불리는 식물로 건강을 지키는 주인공, 노성균 씨가 있다. 하나 밖에 없는 딸과 많은 시간을 보내고 있다는 그는, 불과 3년 전 까지만 해도 이런 소소한 일상은 꿈도 꾸지 못했다고 한다.

"제가 학창시절 운동선수를 할 만큼 남들보다 건강한 사람이었는데 8년 전에 당뇨가 심각했습니다. 당뇨 수치가 370~80mg/dL을 왔다 갔다 할 정도로 굉장히 높았죠."

2005년 건강검진 결과 당 수치가 384mg/dL에 이를 만큼 심각한 당뇨병 환자였다는 노성균 씨. 직장생활 중 매일 같이 이어지는 야근과 잦은 술자리가 원인이었다고 한다.

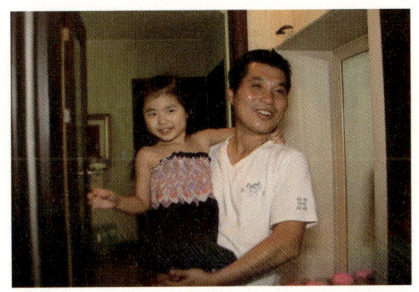

| 딸과 놀고있는 주인공

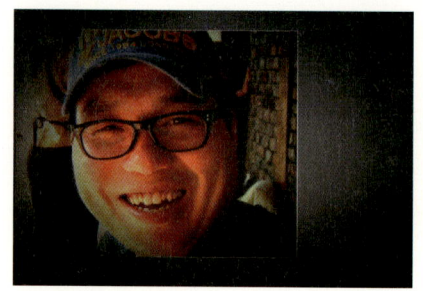
| 과거사진

30대 초반의 젊은 나이에 얻게 된 당뇨병. 예고 없이 찾아온 질병은 그의 모든 것을 빼앗아갔다.

"사실 당뇨병을 얻음으로써 생활의 활력을 많이 잃었고, 안정된 직장, 제 가족간의 유대관계, 정신적인 건강 등 이런 것들을 당뇨가 다 빼앗아 갔다고 할 수 있겠죠."

일순간에 뒤바뀐 일상. 당 수치는 점점 올라갔고, 합병증 역시 심각해졌다. 손발이 붓기 시작하더니 매일 밤 잦은 소변으로 잠을 이루지 못하는 지경까지 이르렀다. 그 고통의 시간을 함께 해오며 마음고생이 심했다는 그의 아내.

"현미밥이 좋다고 해서 현미밥도 해 주게 되고, 차가 좋다고 하면 그것도 사서 끓여 주고 했습니다. 그런데 딱히 호전되지 않더라고요. 차라리 제가 아프면 직접 집에서 알아서 챙겨 먹을 텐데 그게 안 되니까 제일 마음 아팠던 것 같아요."

다시는 돌아올 것 같지 않았다는 평범한 일상. 그러나 당뇨 진단을 받은 지 5년 만에 다시 웃음을 되찾았다는 그의 가족들. 진단 당시 380mg/

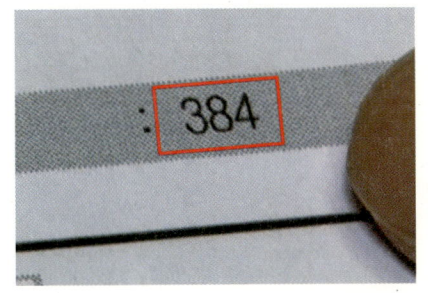 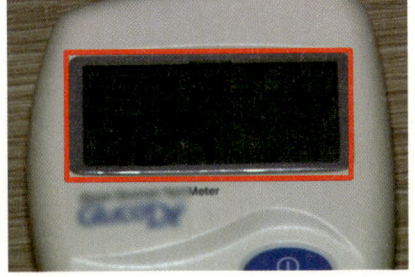

| 과거 당 수치 진단서 | 현재 당 수치 124mg/dL

dL에 이르렀던 공복혈당이 이제는 120mg/dL내외로 정상범위를 유지되고 있었다.

그렇다면 그는 어떻게 당뇨 질환을 극복한 것일까? 가족들이 즐겨먹는다는 특별한 간식, 이 간식 속에 그 비법이 숨겨져 있다는데.

"이게 바로 제 건강을 지켜 준 쿠키입니다."

달콤한 쿠키가 건강을 지켜줬다? 일반적으로 당뇨환자들은 당도가 높은 간식을 피하기 마련인데, 어떻게 이 쿠키가 그의 당뇨를 극복하게 한 것일까?

"여기 검은 알갱이들 보이시죠? 이 알갱이들이 제 당뇨를 극복하게 해 준 씨앗입니다."

| 쿠키

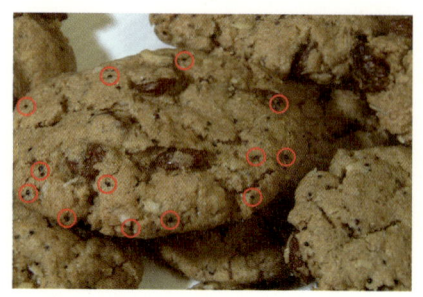 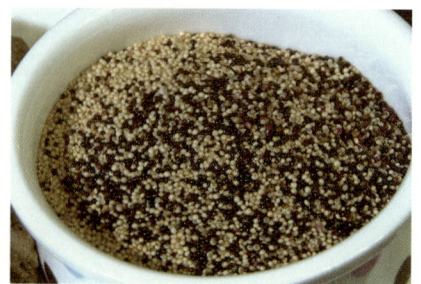

| 쿠키에 들어있는 씨앗들

정말 그의 말처럼 쿠키에는 깨처럼 보이는 작은 씨앗 알갱이들이 들어있었다. 과연 쿠키 속에 든 씨앗의 정체는 무엇일까?

그 씨앗을 볼 수 있다는 곳에는 알록달록한 정체 불명의 풀들이 무성하게 자라있었다.

"이게 바로 신이 내린 작물이라고 불리는 아마란스입니다."
이름도 생소한 아마란스는 그리스어로 '지지 않는 꽃'이라는 뜻을 가지고 있다.

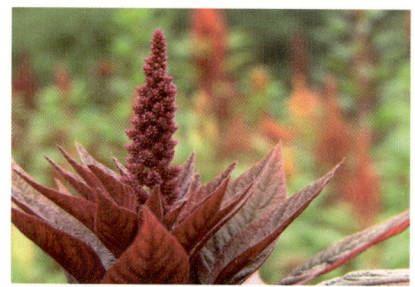 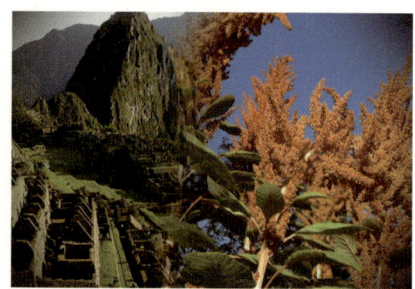

| 아마란스 | 고대 잉카제국

아마란스 씨앗

고대 제국 아즈텍과 잉카 시대에는 단순히 식물의 의미를 넘어 주술적인 용도로도 이용했고 곡식으로도 섭취했다고 한다.

"아마란스는 탄수화물 함량은 낮지만 단백질 함량은 높습니다. 특히 아미노산 중에서도 인체에 매우 중요한 라이신 함량이 높고 무기질 성분 중 칼슘 마그네슘 철분 함량이 가장 높은 성분 중 하나입니다."

류종원 교수 / 상지대학교 친환경식물학부

아마란스에서 가장 주목할 성분은 단백질 함량! 단백질 성분이 풍부한 콩과 밀보다도 1.5배나 높은 것으로 알려져 있다. 본래 고산지대에서 자라는 식물인 만큼 우리나라의 강원도 지역에서 재배하기에 적합하다.

그런데 이 식물에서 씨앗은 어떻게 얻는 것일까?

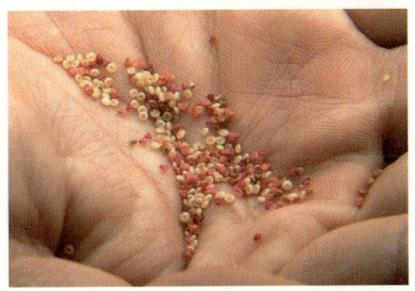
| 주요 작물과 단백질 비교

"지금 꽃밖에 안보이시죠? 이 안에 비밀이 있습니다."

아마란스 꽃을 손으로 비비자 후드득 떨어지는 작은 씨앗들.

| 손바닥으로 비빈 아마란스 씨앗

이것이 그의 당뇨를 극복하게 해준 아마란스 씨앗이다. 아마란스는 수백 개의 작은 꽃이 한 줄기에 피는데, 꽃마다 이렇게 작은 씨앗을 품고 있다. 지금은 무성하게 자라나는 아마란스지만, 이렇게 재배하기까지 우여곡절도 많았다고 한다.

　"사실 양약이든 한약이든 민간요법이든 당뇨에 좋다는 게 많은데, 제가 웬만한 건 다 먹어봤거든요. 그런데 제 몸에는 잘 맞지가 않더라고요. 먹으면서 고칠 수 있는 방법이 없을까 생각하다가 백방으로 알아보던 중 아마란스를 알게 돼서 찾다 보니까 우리나라는 정보가 전혀 없는, 전무후무한 상태더라고요. 그래서 산지로 씨앗을 구하러 날아갔죠.'

　당뇨를 고쳐야겠다는 절박한 심정에 그는 직장까지 그만두고 씨앗을 구하기 위해 페루까지 찾아갔다고 한다. 씨앗을 구해 왔지만 아무런 정보도 없이 시작을 하여 수많은 시행착오를 겪었다. 하지만 결국 지금은 이

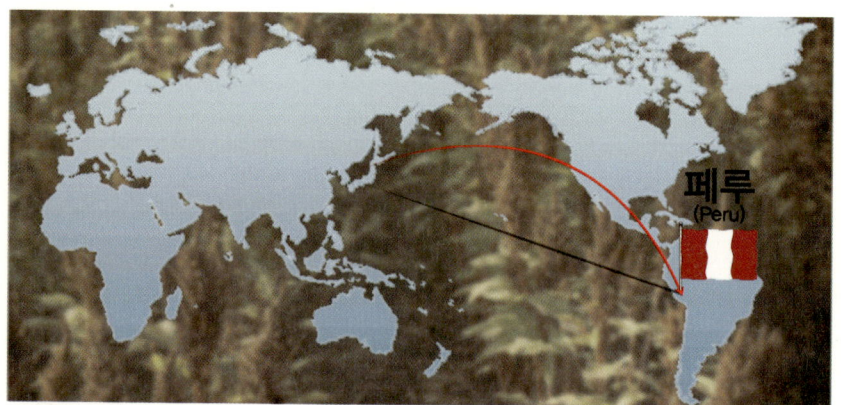

| 페루 지도

렇게 아마란스도 잘 키우고 건강도 되찾게 되었다.

"한 4개월 정도 먹다 보니까 몸에 반응이 오더라고요. 그래서 몸이 좋아지는 것을 느꼈거든요. 당뇨도 좋아졌지만 또 하나의 효과를 봤다면 제가 90kg이상 나가는 몸이었거든요. 1년 정도 먹다 보니까 다이어트 효과도 있더라고요. 제가 살이 많이 빠졌습니다. 20kg가 넘게 빠졌죠."

꾸준히 아마란스 씨앗을 섭취하면서 당뇨는 물론 비만까지 극복했다는 노성균 씨. 그는 페루에서 구해온 한 줌의 아마란스 씨앗으로 건강은 물론 가족들과의 행복한 일상까지 덤으로 얻었다. 그가 자신의 몸으로 효과를 톡톡히 본 이후부터는 가족 모두에게도 먹이고 있다.

"저희는 그냥 이렇게 바로 먹어도 곡물이라 상관없어요. 그리고 저희는 약을 하나도 안 뿌리거든요."

그는 자신뿐 아니라 가족들의 건강을 위해서라도 몸에 좋은 농사법을 공부하고 터득해 가고 있다. 올 봄에 파종하고 여름에 꽃을 피운 아마란스는 매년 8월이면 이렇게 씨앗을 수확하느라 가족 모두가 분주해진다.

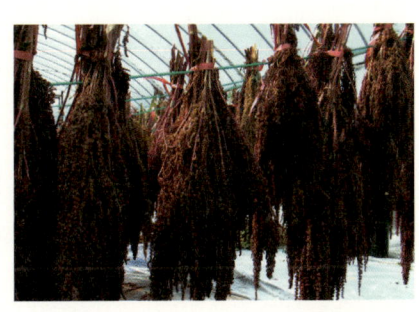
| 건조중인 아마란스

"전통적 방법으로 건조시키고 있는 겁니다."

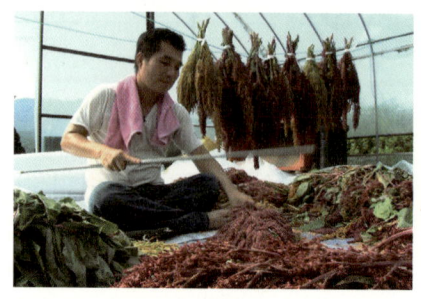
| 아마란스 털고있는 주인공

꽃이 피고 씨앗이 생기면 꽃 이삭이 시들기 직전에 줄기를 통째로 잘라 저장고로 옮긴다.

꽃이 건조되면서 씨앗이 저절로 분리되기 때문에 거꾸로 매달아 두기만 해도 씨앗을 얻을 수 있다. 이 과정에서 떨어지지 않은 씨앗은 직접 일일이 손으로 털어 수확해야 한다. 그리고 꽃가루와 씨앗을 하나하나 분리하는 과정을 거쳐야 아마란스 씨앗을 얻을 수 있다.

여러 번 손이 가야만 얻을 수 있는 아마란스 씨앗! 하지만 고된 노동이라기보다 즐거운 작업과정이라고, 그는 말한다.

"힘들지만 식물이 자라는 모습을 보면 굉장히 뿌듯하고요. 이제 수확할 시기가 되다 보니 보람을 느끼고 있습니다. 아마란스가 모든 것을 내어줘서 저나 저희 가족이 건강을 되찾은 것에 감사할 따름입니다."

그렇다면 그렇게 정성스럽게 수확한 아마란스 씨앗은 생으로 먹는 것 말고 또 어떻게 활용할까?

노성균 씨 가족이 늘 챙겨 먹는 것은 아마란스 씨앗밥. 다른 잡곡처럼 함께 넣어 밥을 하기 때문에 간단히 먹을 수 있다. 그리고 또 다른 비법.

"아마란스 잎을 말려서 가루로 낸 다음에 만든 차예요. 잎에도 영양성분이 많이 들어있어요. 저희는 이걸로 밥 물을 맞추거든요. 다른 곡물을 전혀 안 넣으니까 저희는 잎으로 만든 차로 밥물을 맞추는 거예요."

씨앗뿐 아니라 잎까지 모두 이용할 수 있다는 아마란스

잎을 우려낸 물로 밥물을 맞추면 향은 물론 밥 맛까지 한층 살아난다고 한다.

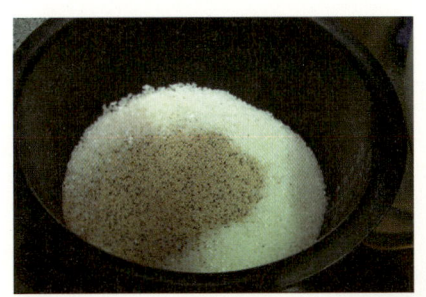
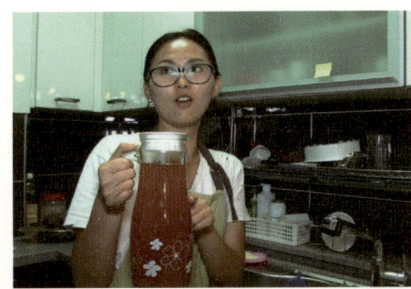
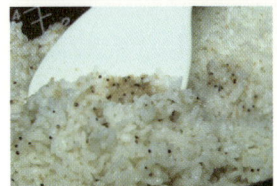
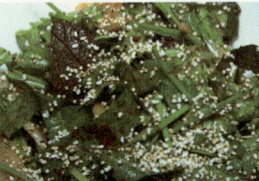
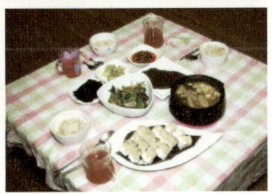

| 여러가지 방법으로 차려진 밥상

"아마란스만 씹을 땐 톡톡 터지는 맛이 나다 보니까 더 많이 먹을 수 있고, 저희 아이 같은 경우는 아마란스만 따로 줘도 쉽게 먹더라고요."

뿐만 아니라 살짝 볶은 아마란스 씨앗은 고소한 맛을 내기 때문에 참깨처럼 반찬이나 국에 넣어 즐긴다고 한다.

이렇게 완성된 아마란스 건강밥상.

톡톡 터지는 독특한 식감의 아마란스 씨앗, 먹는 재미는 물론 영양까지 골고루 섭취할 수 있는 훌륭한 식재료가 된다고 한다.

"아마란스 잎이랑 씨가 들어가서 보통의 된장찌개 보다는 향이 약간 독특하고 달라요. 정말 맛있어요."

이렇게 아마란스 씨앗으로 건강을 되찾았다는 노성균 씨. 그렇다면 정말 아마란스 씨앗이 그의 당뇨 극복에 큰 도움을 준 것일까?

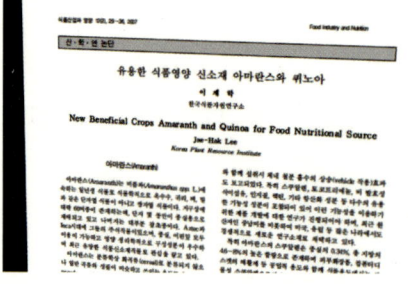
| 아마란스의 효능에 대해 연구한 논문

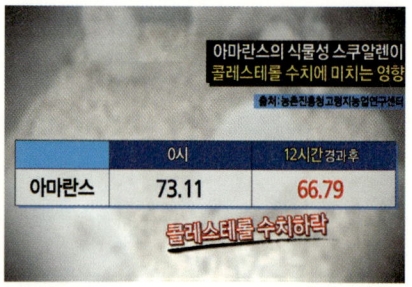
| 식물성 스쿠알렌이 콜레스테롤 수치에 미치는 영향

그 효능을 확인하기 위해 몇 년 전부터 아마란스 씨앗을 연구하고 있는 한 연구센터를 찾았다.

"아마란스가 가장 큰 기능성 중 하나가 스쿠알렌입니다. 스쿠알렌은 항산화 작용, 항암작용, 세포 재생 등의 여러 가지 효능을 가지고 있는데요. 아마란스에 있는 식물성 스쿠알렌은 총 콜레스테롤을 낮추고 혈당을 낮추는 학계의 보고가 있습니다."

홍수영 연구사 / 농촌 진흥청 국립식량과학원

실제로 아마란스 씨앗 추출물인 스쿠알렌 성분이 실험 쥐의 혈액 속 콜레스테롤 수치를 낮춘다는 연구결과도 주목할 만했다.

"아직은 우리에게 생소한 작물이기 때문에 우리가 어떻게 이용하는지 잘 모르고 있습니다. 식품으로 이용하는 등의 여러 가지 방법을 연구 한다면 우리 국민들이 쉽게 이용할 수 있는 작물이 되리라 기대됩니다."

홍수영 연구사 / 농촌 진흥청 국립식량과학원

황칠

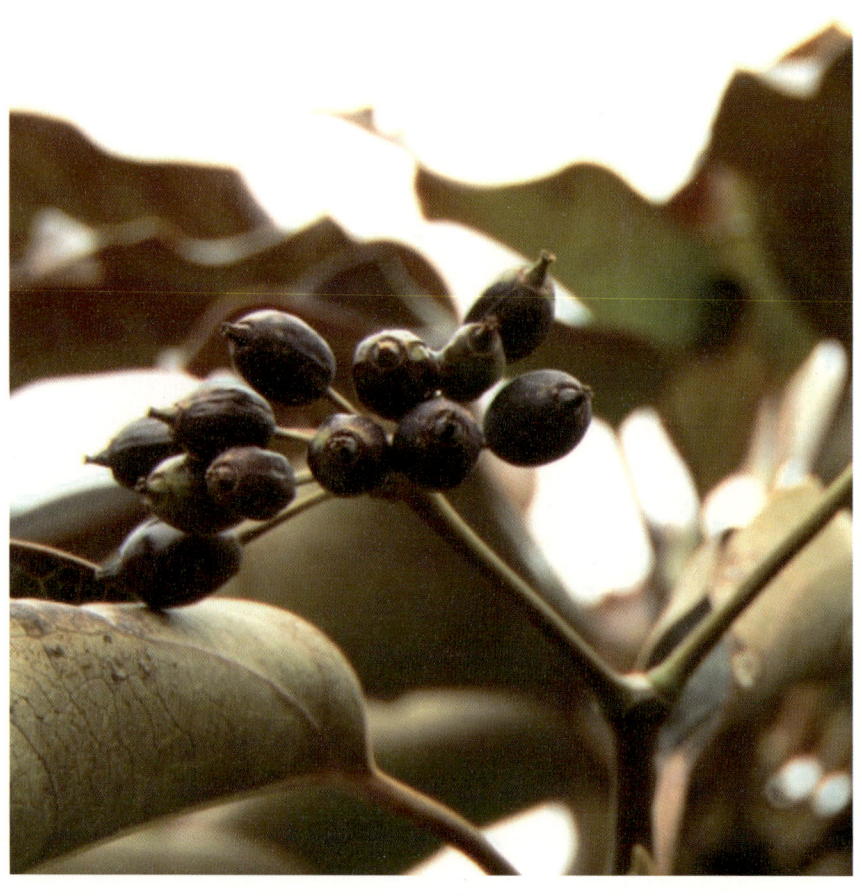

당뇨의 명약,
황칠로 건강을
되찾다

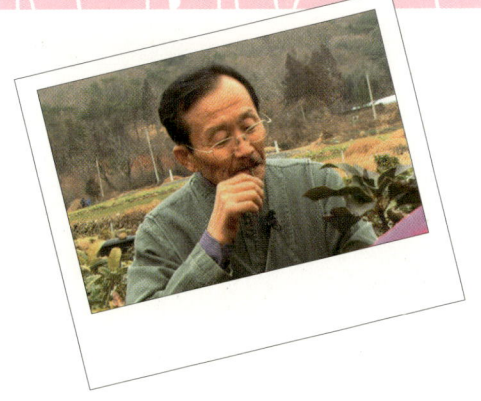

해상 왕 장보고의 기개가 살아 숨 쉬는 곳 완도! 이곳에 장보고가 황금보다 귀하게 여긴 나무가 있다는데.

"잎이 손바닥처럼 생겨서 진이 나오는데, 그 진이 아주 귀하다고 그러거든요."

그런데 그 귀하다는 나무에서 뭔가를 채취하고 있는 한 남자가 있었다.

"이 나무가 귀하게 내 준 액. 수액을 황칠이라고 하거든요. 지금 그 칠

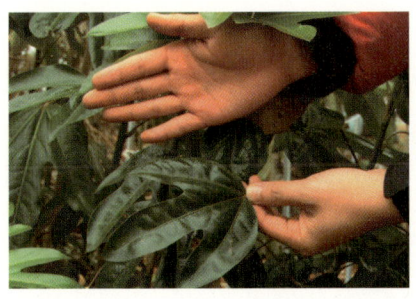
| 손바닥 모양의 잎

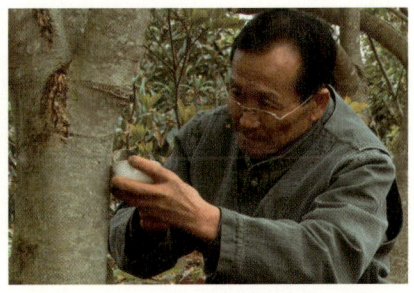
| 진액 채취하는 주인공

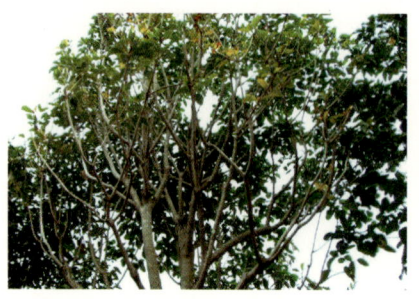
| 황칠나무

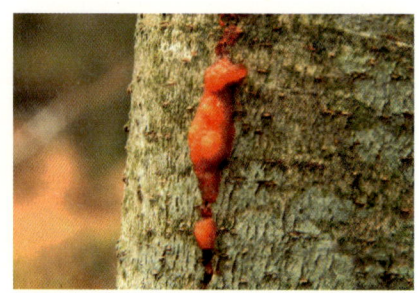
| 황칠수액

을 얻고 있습니다. 보다시피 누런 액이 나온다고 해서 황칠나무라고 합니다."

보통 15년 생 황칠나무 한 그루에서 일 년 동안 뽑아낼 수 있는 수액의 양은 고작 물 한 방울 정도인 0.03g이다. 그 만큼 귀한 약재라는 것인데.

"눈물방울 보다 더 적은 것을 수없이 모아가지고 고이는 거라서……. 황금보다 더 귀한 것이 바로 이 황칠이라고 했어요."

덴드로 파낙스! 만병통치란 뜻을 지닌 황칠나무의 학명이 말해주듯, 생약으로서의 효능이 뛰어나다는 황칠나무. 진시황이 불로초라고도 불렀다는 황금빛 수액, 황칠. 우리나라에서도 궁중의학에만 비법이 전수될 정도로 그 효능이 탁월하다고 한다.

"당뇨를 앓았는데 상처가 낫질 않고 약도 잘 듣지 않았어요. 이걸 먹은 후로는 상처도 잘 낫고 당 수치가 떨어지고.. 그래서 저희는 기회가 닿는

대로 소량씩 채집해서 먹습니다. 이게 이렇게 양은 적어도 대단한 약입니다."

20년 전 간경화 합병증으로 당뇨병까지 얻어 힘든 시기를 보내야 했던 박석용 씨. 작은 상처도 쉽게 아물지 않아 썩은 이로 입안에 늘 염증을 달고 살았다.

"심할 때 내가 도저히 치아를 관리 할 수조차 없게끔 되어서 지금은 이렇게 틀니가 돼 버렸어요. 치아치료를 못하니까. 치아 없으면 노인으로 봐요. 당이 그렇게 심했어요."

그때 그에게 기적처럼 나타난 황칠나무. 우연히 무인도에 들어갔다가 황칠나무의 향에 매료 돼 묘한 기운을 얻게 됐다는데.

그 후 본격적으로 황칠나무를 연구하며 수시로 황칠을 먹어 왔다. 그랬더니 한때 당 수치가 500mg/dL을 넘나들 정도로 심각했던 그의 상태가

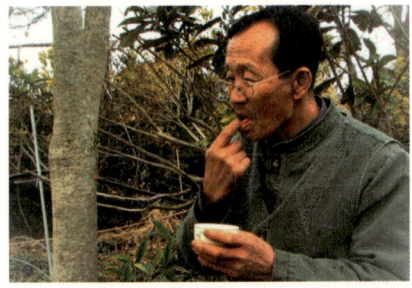
| 황칠 묻혀서 먹는 주인공

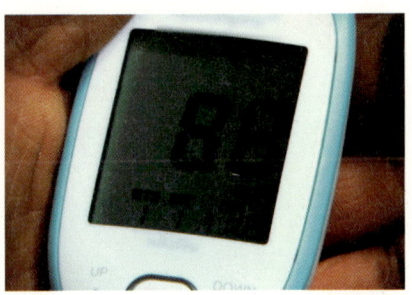
| 당 수치 결과

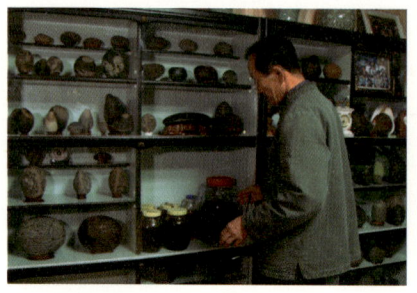
| 장식장 황칠액

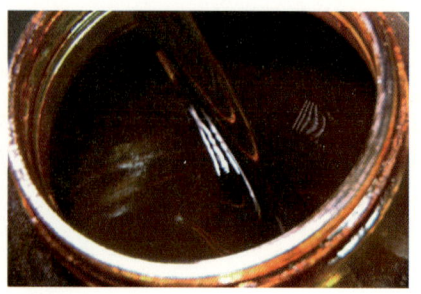
| 황칠액 젓는

이제 안정적인 당 수치를 보이게 되었다고 한다.

"황칠은 우리 몸에서 열이 많이 생기게 돼서 수분이나 진액이 줄어드는 만성 소모성 질환에 좋은데요. 대개 혈액이 끈적여서 생기는 고혈압이나 고지혈증, 그리고 당뇨 등의 질환을 개선하고 예방하는 효과가 탁월합니다. 다만 황칠의 성질이 차기 때문에 몸이 차고 마른 사람이 장복하면 부작용이 있으니까 그 점은 주의해야 하겠습니다."

이병삼 한의사

"내가 20년 동안 모아온 황칠이에요. 이게 저희 집 보물입니다."

귀한 만큼 그 몸값도 상상을 초월하는데 황칠 1kg당 천 만원인 시세를 감안했을 때 이 한 병 값은 대략 이천 만원 이상인 셈이다.
그런데 그 맛은 어떨까?

"굉장히 써요. 쓰면서 몸에 전율이 와요. 전기처럼. 그게 이 특징이에

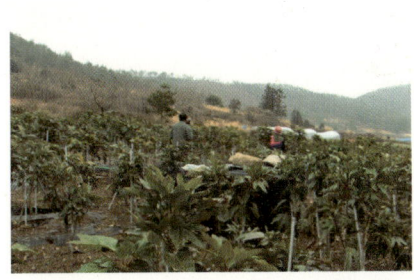
| 황칠 농장

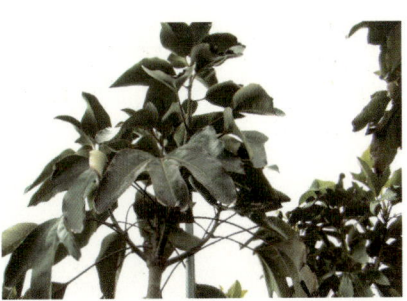
| 황칠 묘목

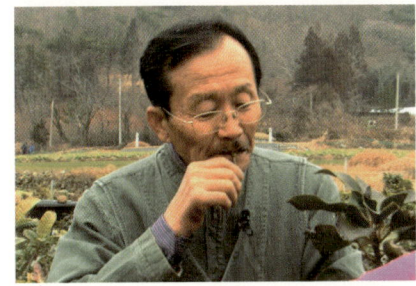
| 잎사귀 따 먹는 박석용 씨

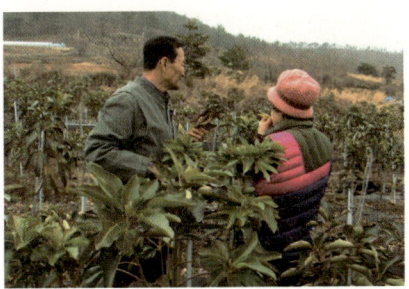
| 열매 먹는 부부

요."

그에게 황칠은 생명수와도 다름없는 천연 보약이었다.

"이제 젊은이 못지않게 농장에서 일도 하고 결국은 황칠이 준 혜택이라고 봐요. 이걸 발견하지 못했으면 나는 진작 여기 지구에 머물지 못했다는 그런 생각도 들거든요."

황칠의 효능을 몸소 체험한 박석용 씨는 그때부터 황칠 전도사가 됐다. 직접 황칠 묘목을 키우며 황칠나무를 연구하고 있는 그는 황칠 진액뿐만

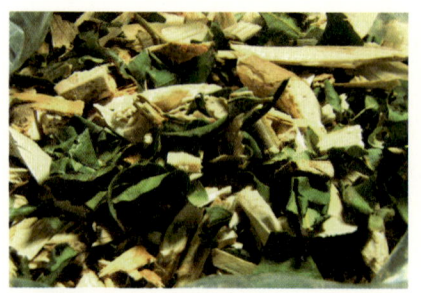
| 마른 잎

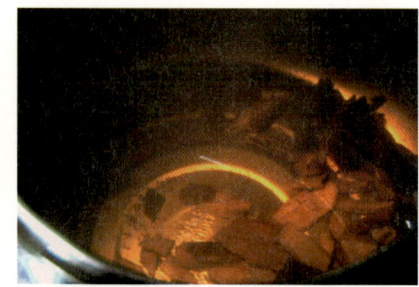
| 주전자 넣고

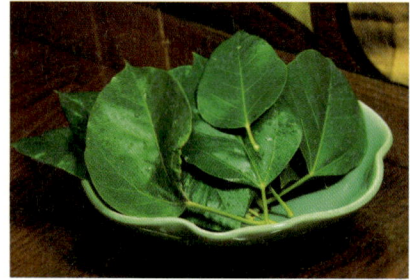
| 잎 씻고 쌈

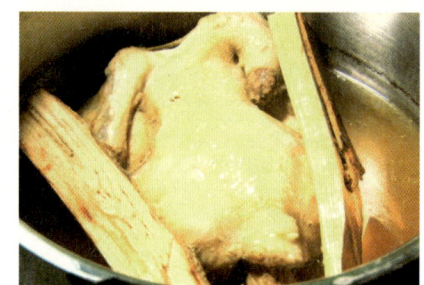
| 닭 백숙

아니라 새순과 열매 역시도 좋은 약재라고 말한다.

"입안에 고추의 캡사이신 성분처럼 확 번지면서 좀 달면서도 환한 맛이 나요."

산삼과 같은 두릅나무과의 황칠 열매는 그 향도 산삼과 비슷해 입 냄새를 제거 해 주는 효능이 있다고 한다.

틈나는 대로 밭으로 나와 부인과 함께 새순을 뜯어 먹는다는 박석용 씨.

"저뿐만이 아니에요. 우리 안사람도 그래요. 세 차례나 혈관이 터지고 구안와사가 오고 혈압에……. 지금 일흔 바라보고 있는데 건강해졌어요."

그렇다면 황칠 전도사의 밥상은 어떤 것일까 궁금하다.

황칠 잎과 줄기를 건조 시켜 우려 낸 차를 물처럼 활용하고 있는 박석용 씨 부부.

"밥 말아 먹을 때도 이 물에다 말아 먹고 커피도 이 물에다가 타 먹고 그냥 우리 일상생활이 전부 이거예요. 그냥 물은 안 먹어요."

80도의 은근한 불에 우려 낸 황칠차는 마음을 진정시키는 효과가 있고, 손바닥 모양을 갖추기 전의 새순은 쌈으로 활용하면 입맛을 돋운다고 한다. 또한 당뇨 때문에 육류를 피했던 그에게 황칠나무는 육류를 맘껏 즐길 수 있게 만들어주었다.

"백숙이 잘 삶아졌네. 황칠 넣은 향이 이렇게 풍겨와요."

황칠 나뭇가지는 닭과 함께 삶으면 기름기를 제거하는 역할까지 한다.

"닭 삶은 물을 내가 원래 안 먹었는데 황칠을 넣어서 하면 맛있어요. 담백하면서 싫지 않고 닭 삶은 냄새 그런 게 전혀 안나요. 황칠이 해로운 걸 흡수 해 버리는 것 같아요."

박석용 씨의 밥상에서 황칠이 빠지지 않는 또 한가지의 이유가 있다. 황칠을 활용한 음식은 쉽게 부패 되지 않는다는 것이다. 그 이유가 무엇일까?

"예전에는 음식 재료에 같이 넣어서 활용을 했습니다. 황칠 수액이나 황칠 끓인 물을 가지고 조리를 하면 황칠의 방부 효과와 안식 효과 때문에 음식을 오랫동안 신선하게 보존할 수 있고 그 향에 의해서 진정되는 효과도 같이 더불어 얻을 수가 있습니다."

이병삼 한의사

박석용 씨에게 황칠나무는 자신의 건강을 지켜주는 수호신과도 같은 의미를 지닌다.

"나같이 저승으로 갈 사람을 건강을 지켜주는 이 나무. 이 나무가 최고의 보약나무 입니다. 최고!"

Chapter 07
통풍

약쑥

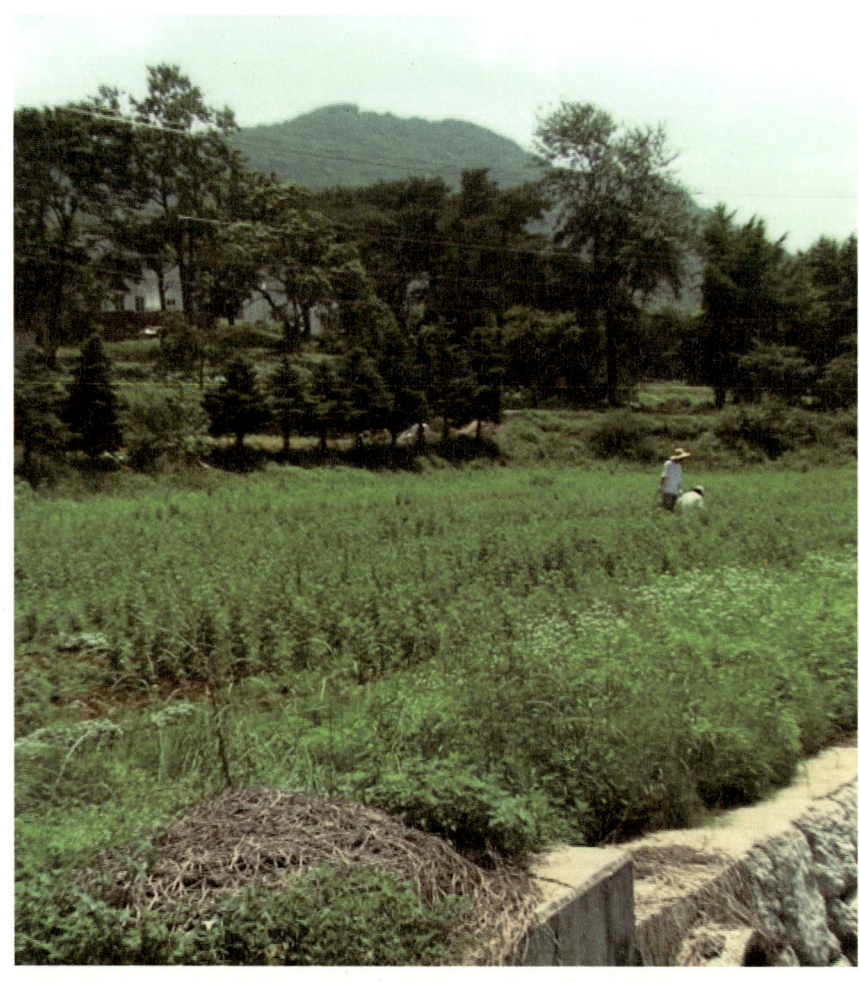

강화에서만 나는 특산물로 통풍을 고치다

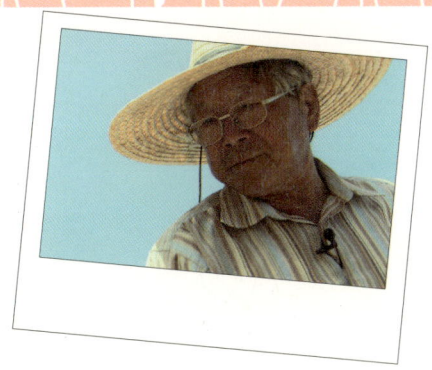

단군의 개국부터 역사를 함께 해 온 신령스러운 섬 강화도. 이곳에 강화에서만 나는 신비한 약초를 먹고 병을 치유했다는 한 남자가 있다.

"제가 아파서 농사도 못 지었어요. 통증이 너무나 심해가지고요. 그런데 지금은 건강이 회복되어서 참 좋습니다. 행복하게 일도 하고 즐거운 시간을 보내고 있습니다."

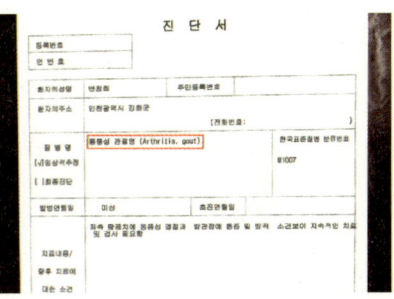

| 진단서

한 때 통풍으로 전신에 심각한 통증을 호소했다는 변창희 씨.

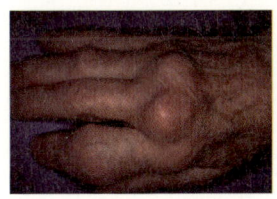 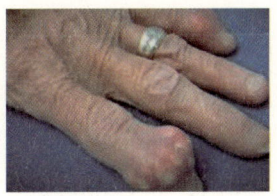 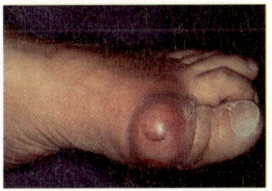

| 통풍 증상

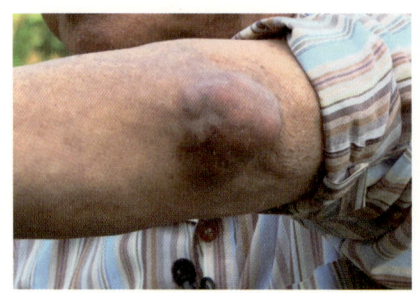 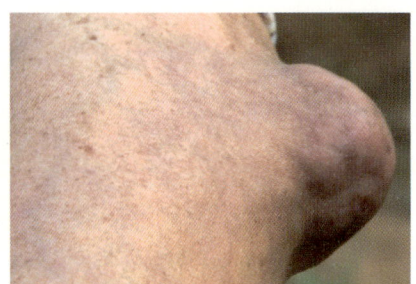

| 팔꿈치 요산 자국

"이 통풍이라는 건 제가 40여 년 동안 겪어왔는데 여자분들이 순산할 때 느끼는 통증보다 더 심한 통증을 느끼는데, 정말 못 견딜 정도입니다. 통풍이라는 병이."

그가 처음 통풍 진단을 받은 것은 40여 년 전. 몸에 요산이 쌓이면서 신체 관절에 염증이 생기면서 시작됐다는데, 가벼운 바람에도 극심한 통증을 느낄 정도였다고 한다.

"송곳 있죠. 송곳. 그걸로 쑤시는 것 같아요. 우선 저리니까. 다리를 딛지를 못하니까. 움직이지를 못하겠고……. 아, 심합니다."

처음 오른발부터 찾아온 통증은 예고 없이 들이 닥치기 일쑤였다. 걸음조차 힘들어 기어 다닐 정도로 힘든 시간을 보내야 했던 변창희 씨.

아직도 통풍의 흔적이 그의 몸에 고스란히 남아 있다. 통풍으로 일상생활이 불가능 해 결국 도시 생활을 접고 한적한 강화도로 옮겨 온 그는 이곳에서 뜻밖의 선물을 만났다.

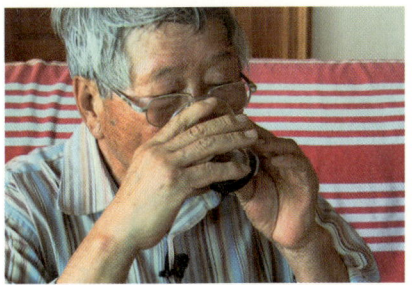

| 쑥 즙먹는 사례자

"지금은 여기 와서 약을 먹고 나서는 더 커지지도 않고, 적어지지도 않고 그냥 이대로 있습니다."

40년 동안 그를 괴롭혔던 통풍을 다스린 그 특별한 약은 과연 무엇일까?

8년 전부터 하루도 거르지 않고 매일 두 잔씩 먹고 있다는 그만의 건강식. 여든을 바라보는 나이에 건강한 생활을 유지할 수 있었던 것 역시 바로 이 액체 덕분이라고 한다

"이것을 먹고 제가 통풍이 나아졌습니다. 이 약이 통풍에 최고로 좋습니다. 이거 한 8년 먹었는데요. 이 약을 먹음으로써 제 병이 완치 됐습니다."

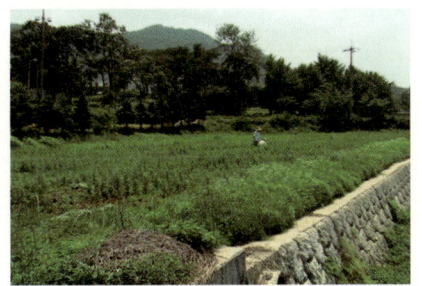

| 약쑥 밭

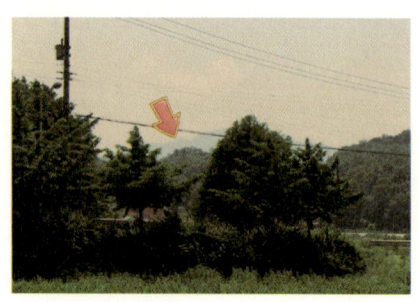
| 멀리 보이는 마니산

거의 반평생 동안 그를 괴롭혀 온 통풍을 잡은 신비의 검은 액체. 과연 그 액체의 정체는 무엇일까?

"제가 통풍으로 오랜 세월 고생했는데, 통풍을 낫게 해 준 곳이 바로 이곳입니다."

어느 농촌에서나 흔히 볼 수 있는 평범한 경작지! 대체 이 밭에 어떤 비밀이 숨겨져 있는 것일까?

"이게 바로 강화에서 나는 약입니다. 단군신화 보면 곰이 이거 먹고 사람 됐다는 그 약쑥이에요. 저기가 마니산이에요. 희뿌옇게 보이죠. 저 끝자락 저게 마니산인데 첨성단이라고 있잖아요. 단군한테 제사 지내던 곳이요. 단군신화에 보면 곰이 이걸 쑥뜸으로 뜨고, 마늘도 먹고 그래서 사람 됐다는 것 아닙니까."

강화 약쑥은 다른 지역의 쑥보다 약성이 강해 예로부터 이 고장 사람들에겐 약으로 대접 받았다.

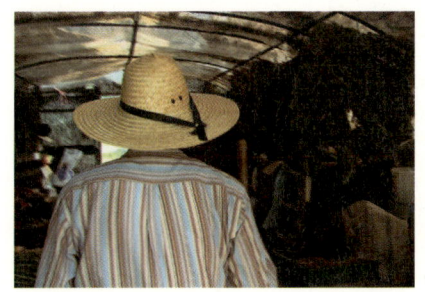 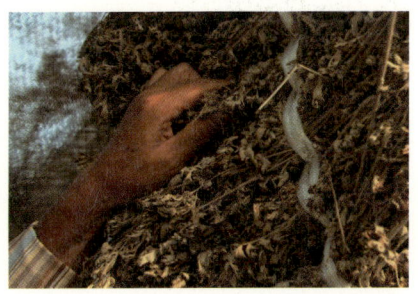

| 하우스 내에서 건조하는 약쑥

"강화 약쑥은 다른 식물들도 마찬가지지만 단오 날 아침 이슬이 마르기 전에 캐서 먹어야 돼요. 단오가 지나가면 식물들이 살아 남으려고 독성을 뿜기 시작하거든요. 독성이 있는 약쑥을 달여먹거나 뜸을 뜨면 오히려 안 좋은 해가 있으니까요."

강화를 대표하는 약쑥은 약성이 강한 만큼 그 성질을 중화 시켜야만 진정한 강화약쑥으로 탄생 된다고 한다.

"이 쑥이라는 건 햇빛에 말리면 안되고 그늘 진 곳에서 3년을 숙성시켜 추출을 해야 쑥의 효과 있는 거지, 그냥 먹으면 효과가 적습니다."

〈맹자〉 이루편 기록에 따르면 '칠년지병 구삼년지애', 즉 7년간 앓는 만성질환에는 3년 묵은 약쑥을 구해야 한다고 했다.

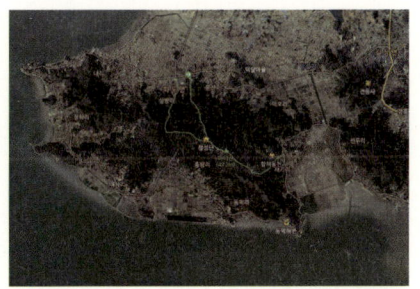

| 강화도 위성사진

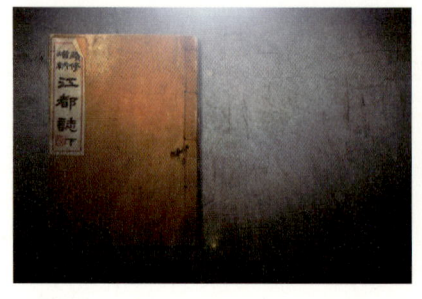
| 고문헌

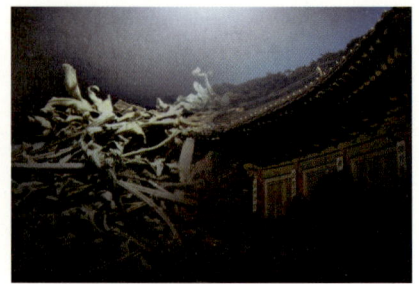
| 전등사

그런데 국내 서식하는 40여종의 쑥 중에서도 왜 유독 강화도에서 서식하는 약쑥을 최고로 꼽는 것일까? 그 해답은 바로 강화도의 자연 환경에 담겨 있다.

소금기가 많고 척박하고 물 빠짐이 좋은 토양은 쑥이 더욱 끈질긴 생명력을 지니게 하고, 미네랄을 품은 해풍과 바다안개 역시 강화약쑥의 약성을 돕는데 큰 역할을 한다.

"강화도 지역의 해안은 아무래도 조수 간만의 차이 때문에 안개 끼는 일 수가 많습니다. 때문에 대기 중의 습기라든지 여러 가지 성분을 함유할 수 있는 여건이 되고, 지질학적으로 화강암이라든지 이런 층이 넓게 발달해 있기 때문에 배수가 잘 되는 조건이라고 봅니다."

옥한석 교수 / 강원대학교 지리교육학과

조선시대 강화도의 행정 사례집인 〈강도지〉에 따르면 강화 약쑥은 약 저장고인 약애고에 3년 동안 발효시켜 임금에게 진상할 정도로 최고의

진상품으로 여겼다고 한다

"약용 쑥은 바람이 많이 불고 거친 환경에 자랐을 때 약효가 더 강해진다고 하기 때문에, 바닷가에서 자란 약쑥들을 주로 약용으로 많이 사용해 옵니다."

김달래 한의사

만병을 다스린다는 강화 약쑥! 그리고 그 약쑥으로 통풍을 이겨냈다는 변창희 씨.

과연 변창희 씨의 주장대로 그는 강화 약쑥으로 통풍이 완치된 것일까?

검사 결과, 변창희 씨의 팔과 다리 관절에는 여전히 요산이 쌓여 있는 상태였는데.

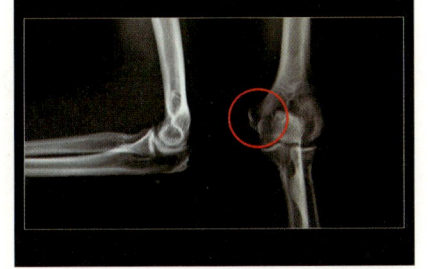

| 사례자 엑스레이 사진

"통풍은 완치가 되는 병이 아니고 조절을 하는 병이죠. 통풍에 의해 관절염이 안 왔다는 것은 약쑥에 의해서 염증을 가라 앉히는 효과가 있어서 관절염이 안 왔을 수도 있지만, 통증이 없다고 요산 수치가 정상으로 된 것은 아니기 때문에 통풍을 악화시키는 음주, 음식 같은 것도 조절하는 생활요법이 같이 병행 되어야 될 것으로 생각됩니다."

성낙천 내과 전문의

개다래

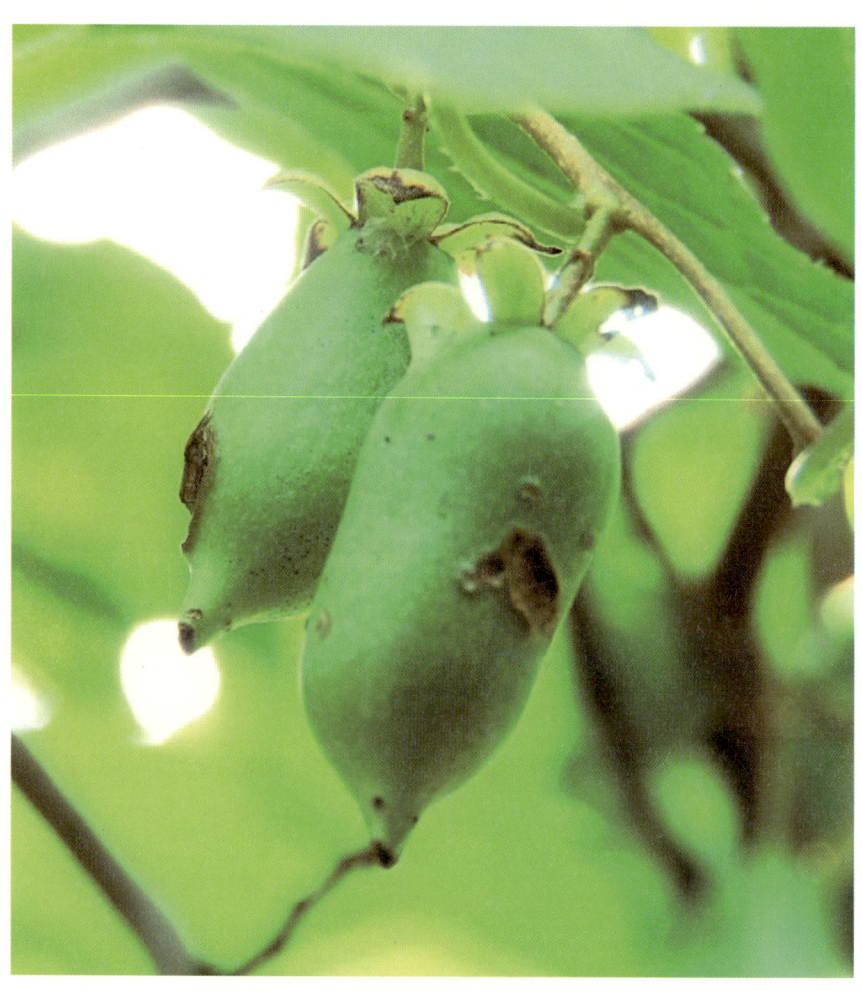

벌레 품고 사는 개다래 열매의 정체!

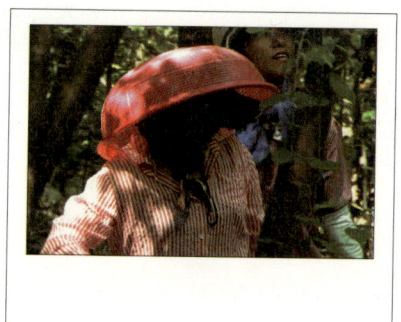

전라남도 담양군. 녹음이 짙게 깔린 이곳에 뭔가를 찾아 산속을 헤매는 두 여인이 있다. 이들은 무엇을 애타게 찾는 것일까?

"요즘 한창 철인 아주 좋은 것, 바로 개다래입니다."

개다래는 깊은 산속의 나무 밑이나 계곡에서 볼 수 있는데, 흔히 열매를 약용으로 사용한다. 그런데 이름이 왜 개다래일까?

"다래는 달고 맛있는데 얘는 쓰고 맵고 맛도 없어서 쓸모 없다고 개다

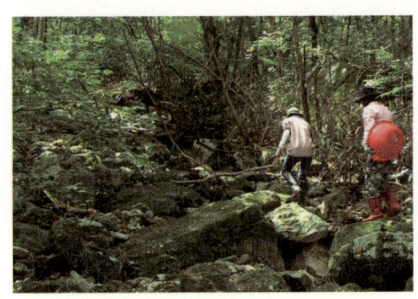
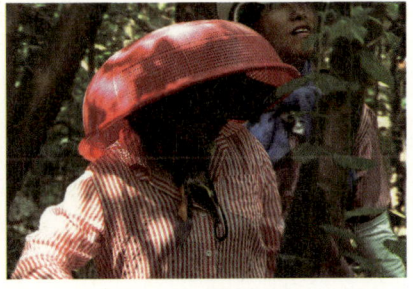

| 산속을 헤매는 두 여인

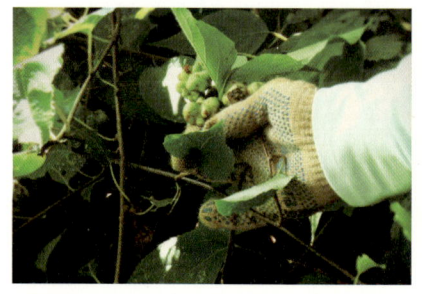 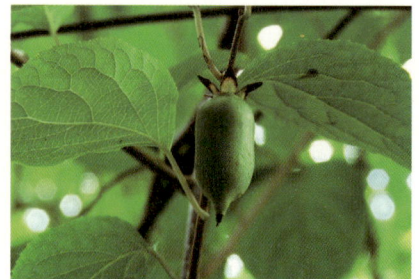

| 개다래

래로 불려진 거예요."

 일반적으로 다래라 하면, 길이가 짧고 통통하게 생긴 참다래나 쥐다래를 떠올리기 쉬운데, 개다래의 경우 끝이 뾰족하게 생긴 게 특징이다.

 흔히 '개'라는 이름이 붙으면 본래의 식물보다 못하다는 뜻을 지니고 있다. 그러나 최근에는 천대받던 작물들의 숨겨진 효능들이 밝혀지면서 오히려 더 각광받고 있다.

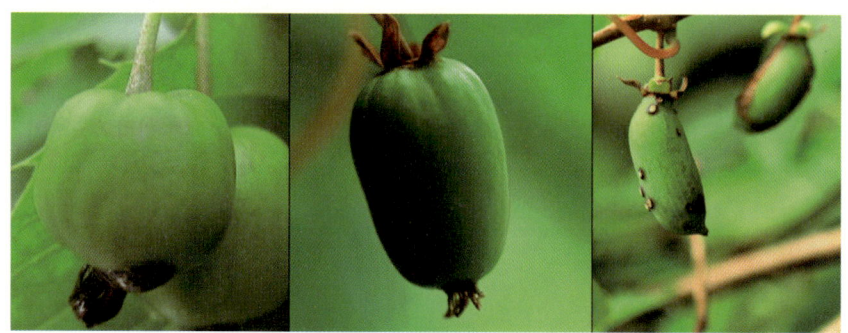

| 왼쪽부터 참다래, 쥐다래, 개다래 모양 비교

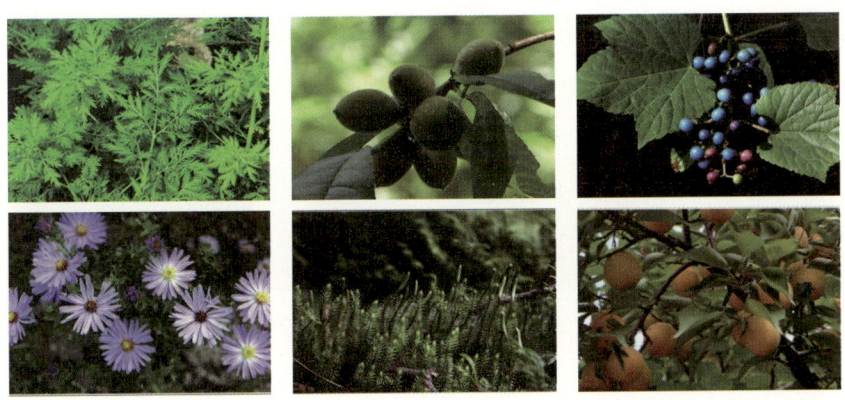

| '개' 자가 들어가는 다양한 식물들

지금부터 9월 말까지만 채취가 가능하다는 개다래. 그런데 이들이 수확하는 개다래 열매가 뭔가 이상했다. 예쁘고 잘 익은 개다래는 제쳐두고 울퉁불퉁 못생긴 개다래만을 골라 수확하고 있었던 것이다. 도대체 이유가 뭘까?

"두 개 다 같은 개다래인데 이것은 벌레가 들어가 알을 까서 이렇게 모양이 변한 거예요. 똑같은 건데 안에 벌레가 들어있어요."

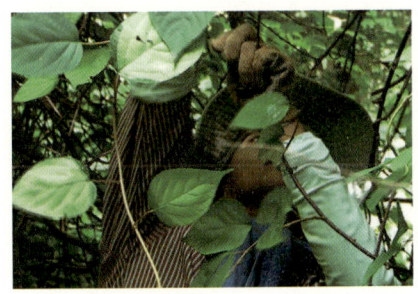 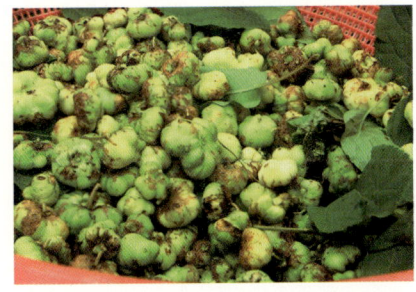

| 개다래 채취하는 모습

301

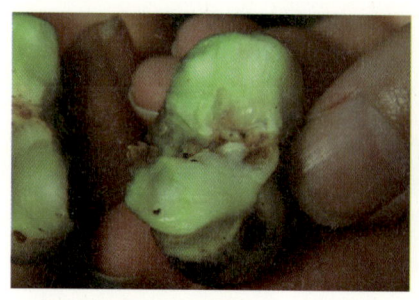
| 개다래를 반으로 쪼갠 모습

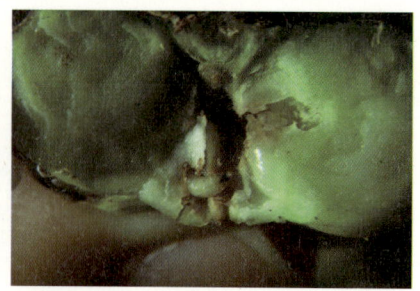
| 유충이 들어있다

열매를 반으로 쪼개 보니, 놀랍게도 열매 안에는 작은 애벌레가 있었다.

도대체 이 벌레의 정체는 무엇일까?

"개다래 씨방에 풀잠자리 벌레가 들어가서 알을 까고 거기서 서로 공생하는 관계에서 기형이 돼서 울퉁불퉁하게 된 것을 충영이라고도 하고요. 목천요라고도 합니다."

배흥섭교수 / 단국대 평생교육원 약용식물관리과

꽃이 피고 나면 특유의 향으로 인해 풀잠자리가 날아든다는 개다래. 이때 풀잠자리가 꽃 속에 알을 낳게 되는데, 이 과정을 통해 개다래 열매 속에서 유충이 자라게 되고, 열매의 형태도 점점 변형되기 시작한다는 것이다.

"이것이 이렇게 못 생겼어도, 몸에 좋은 거라서 벌레 먹은 충영만 먹죠."

못생겼지만 유충이 들어있어 몸에는 더 없이 좋다는 충영!

그 맛은 엄청 쓰고 맵기까지 하다고 한다. 그래서 먹는 방법이 따로 있다는데.

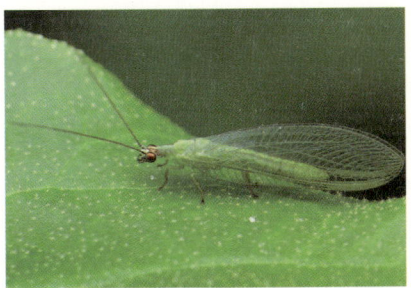
| 풀잠자리 성충

"이건 그냥 먹으면 안돼요. 생으로 먹으면 화기가 있어서…. 먹는 방법이 따로 있어요."

보통 다래의 경우 맛이 달고 좋아 생으로 먹을 수 있는 것에 비해, 입안이 얼얼할 정도로 매운 맛을 갖고 있는 충영은 그냥 먹을 수가 없다. 먹는 방법의 하나는 깨끗이 세척 후 찜통에 넣어 찌는 거라고.

"찌는 이유는, 알을 까놨잖아요. 그대로 놔두면 벌레가 돼서 나갈 수도 있고 해서 쪄서 말리고……. 좋은 효과 얻으려고 쪄서 말려 먹는 게 좋아요."

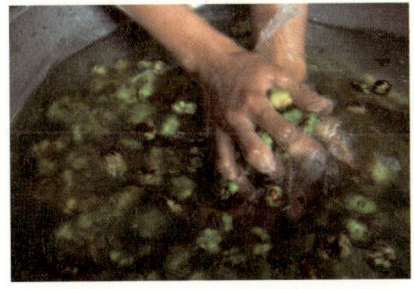
| 깨끗이 씻은 후

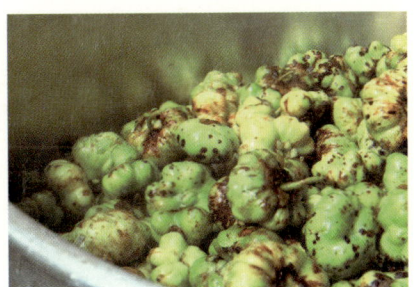
| 찜통에 찐다

303

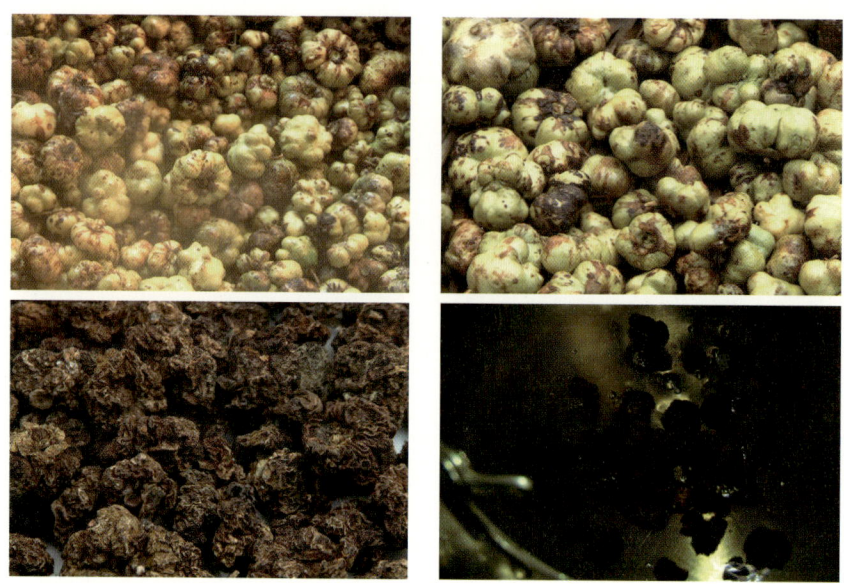
| 개다래 차 만드는 과정

한 번 쪄낸 충영은 매운맛은 없어지고 풀 잠자리 유충은 그대로 남아있어 약성이 더 좋아진다고 한다. 이렇게 찐 충영을 바람이 잘 통하는 곳에서 열흘 가량 바싹 말려 준다고 한다. 채취부터 건조작업까지 온갖 정성을 들여 만들어진 충영. 가장 손쉽게 먹는 방법은 물에 끓여 차로 마시는 것이라고 한다.

"손으로 한 움큼 정도 잡고 넣어 30분에서 1시간 끓여서, 약초는 건지고 물만 따라 드시면 돼요. 끓여먹으면 약간 쓰지만, 먹을 만 하고 쓴 걸 못 먹을 때 대추, 감초 넣으면 훨씬 부드럽고 맛있어요."

그런데 정말 벌레에 의해 열매의 모양이 바뀐 충영. 그 약성에도 차이가 있는 것일까?

"일반 개다래하고 충영은 약성 차이가 나는데, 일반 개다래는 신장 쪽에 효능이 있고 충영은 혈액순환을 개선하는 효과와 요산을 녹여주는 효과가 있어서 통풍에 굉장히 좋은 효과가 있습니다."

배흥섭교수 / 단국대 평생교육원 약용식물관리과

충영으로 통풍을 극복한 방극채 사례자

경기도 안양시. 이곳에 충영을 꾸준히 먹기 시작하면서부터 통풍을 치료했다는 사례자가 있다.

"잠을 자고 난 새벽녘에 갑자기 못 일어나는 거죠. 전날에 발을 다쳤나… 아무리 생각해도 다친 적은 없고, 병원 가서 검사했는데 통풍 진단을 받았어요. 그 아픔은 말로 표현하기 어렵지만 데굴데굴 구르고 바늘로 콕콕 찌르는 것처럼, 통증이 아주 심했어요."

지금으로부터 10여 년 전에 건강하던 그에게 소리 없이 찾아온 질환이 바로 통풍이라고 한다. 바람만 스쳐도 아픔을 느낀다는 통풍.

통풍이란 혈액 내에 요산의 농도가 높아지면서 관절의 연골, 힘줄 주위 조직에 요산이 쌓여 관절에 심한 염증 및 변형을 일으키는 질환이다.

"통풍을 조절 안하고 오래 두면 만성 신부전으로 돼서 투석하는 경우, 고지혈증, 고혈압, 심근경색 같은 것들이 많이 발생할 수 있습니다. 최근 논문에도 통풍 환자분들에게 혈압, 심근경색 비율이 많이 올라간다는 보고 많이 나오고 있습니다."

서영일 류마티스전문의

어느 날 갑자기 예고도 없이 찾아온 통풍으로 극심한 통증을 호소해야만 했다는 방극채 씨.

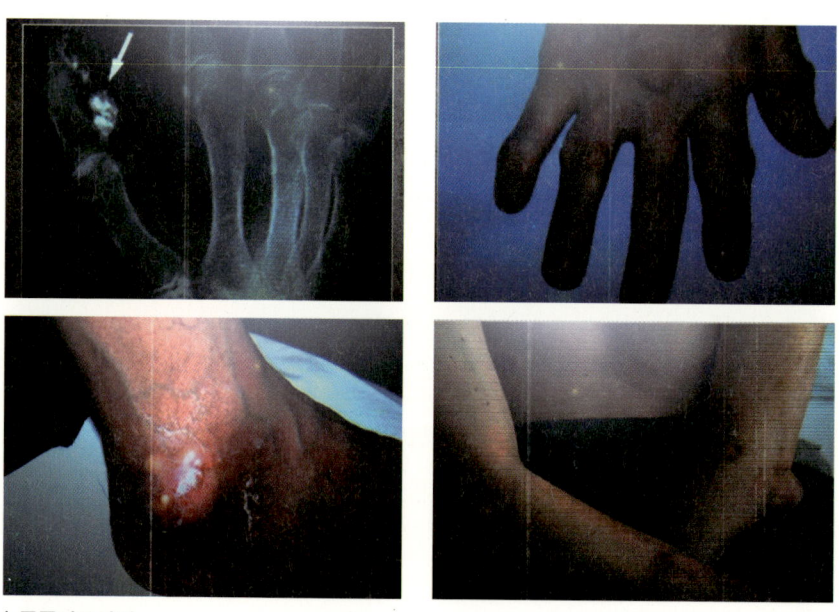

| 통풍자료사진

"점점 3~4년 동안 주기적으로 통풍이 왔는데, 간격이 점점 빨라져서 1년 만에, 6개월, 3개월, 1달 만에 통풍 왔어요. 악화된 이후로는 약을 먹어도 호전되지 않는 상황이었어요."

처음 통풍이 발병할 당시, 그 상태가 심각해 깁스까지 해야 했다는데. 병원치료만 의존할 수 없어 대체 요법을 찾던 그가 마침내 찾은 것이 개다래였다고 한다. 그리고 2년 동안 벌레 먹은 충영으로 만든 이 발효액을 꾸준히 마셔오고 있다고 하는데.

"내가 충영 발효액을 먹기 시작한 후부터 혈액순환이 잘 된 것 같고, 숙면을 취한다든가 사회 생활할 때도 활기차게 할 수 있는 요인이 됐다고 생각이 돼요."

지인으로부터 충영이 통풍에 좋다는 말을 전해 듣고 먹기 시작했다는 방극채 씨. 여러 번의 시행 착오 끝에, 자신만의 충영 발효액 담그는 법을 완성했다고 한다.

"충영 20kg에 설탕을 1:1.2 정도, 이걸 1년 정도 발효시킨 다음에 충영을 따로 분리시키고 원액만 따로 먹고 있어요."

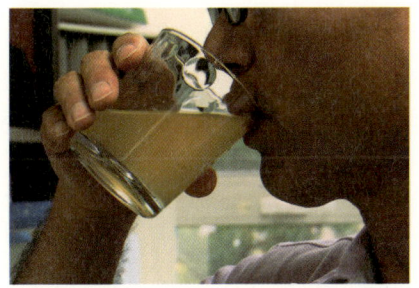

| 개다래 발효액

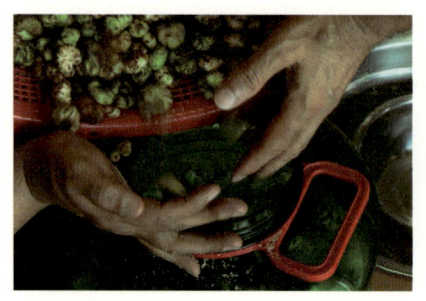 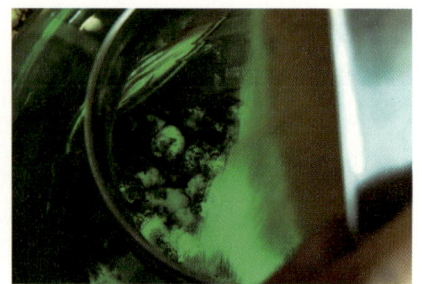

| 효소 담그는 모습

 6개월 정도 발효가 되면, 충영 특유의 쓴맛이 강하게 남아있기 때문에 1년 이상 발효시켜 먹는 것을 원칙으로 한다는데.
 그는 2년 동안 어떤 약물치료도 받지 않고, 오로지 이 충영 발효액만을 먹어왔다고 한다.

"2년 전에 통풍이 마지막으로 왔을 때는 3개월, 1달 간격으로 왔어요. 충영을 먹고 난 뒤부터는 통풍이 오지 않았어요. 지금까지 한 번도 오지 않았어요."

 정말 그는 십여 년 동안 자신을 괴롭혀오던 통풍의 고통으로부터 벗어난 것일까?

 혈중 요산수치 검사를 통해 그의 현재 상태를 알아보았다.

"오늘 검사는 보통 통풍 때 나타나는 혈중 요산수치 검사했는데요, 2010년도 8.6mg/dL이었는데, 지금도 8.6mg/dL으로 나와서 요산수

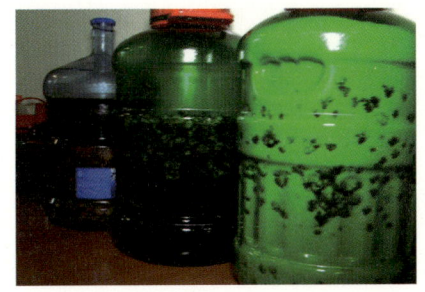 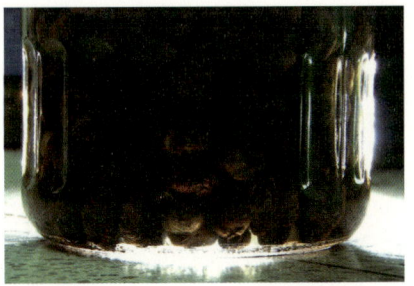

| 개다래 효소 병들

치는 변화가 없습니다."

서영일 류마티스전문의

요산수치에 아무런 변화가 없다? 혈중 요산 수치가 7mg/dL이상이면 통풍질환으로 진단하는데, 현재 방극채 씨의 상태는 여전히 통풍이 진행 중이라는 것이다. 그런데 통증이 전혀 없다는 방극채 씨, 그는 어떻게 통증을 느끼지 않는 것일까?

"현재 간헐기 통풍으로 보입니다. 대부분 급성 통풍 발작이 온 다음에는 만성으로 진행되기 전의 1~2년 정도를 간헐기 통풍으로 보는데, 이때는 증상이 없는 경우도 많습니다."

서영일 류마티스전문의

간헐기 통풍으로, 호전된 것이 아니다?

간헐적 통풍은 만성통풍으로 발전되기 전 잠시 휴식기를 말하는데, 그 시기에는 통증이 없다는 것이다. 이는 적절한 식이조절이 이뤄지지 않을 경우 반드시 재발하는 질환이라는 의미가 된다.

그렇다면 그가 지난 2년 동안 믿고 먹어 왔다는 충영은 그의 통풍에 전혀 도움이 되지 않았던 것일까?

그런데 중국의 고대의서인 〈중약대사전〉에는 개다래의 약성에 대한 기록이 나와있었다. 뿐만 아니라 한 대학에서 실시한 실험 결과에서 새로운 사실을 확인할 수 있었는데. 개다래에서 추출한 물질을 실험용 쥐에 투여한 후, 6시간 후의 요산수치 변화를 실험한 것인데, 그 결과는 놀라웠다고 한다.

"민간에서 개다래라는 것이 통풍 효과가 있는지, 통풍에 동물모델을 만들어서 실험해 보았습니다. 6시간 동안의 소변과 혈중의 요산 농

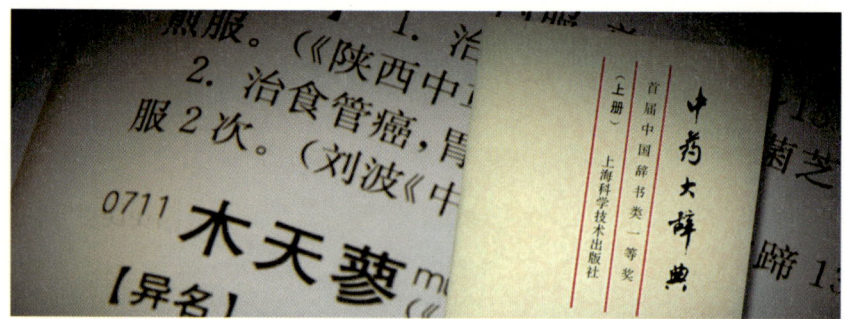

| 〈중약대사전〉에 기록된 개다래

도를 측정한 결과 소변에서 요산농도가 떨어진 걸 확인할 수 있었고, 지속적으로 음용하면 개선되리라 생각됩니다."

정성현 교수 / 경희대학교 약학대

실험결과, 개다래에서 추출한 지용성 성분의 물질이 항 통풍 효과를 가져 온다는 것이다.

그리고 최근 충영의 통풍 억제 효과에 관한 연구가 다각도로 진행 중이며, 그에 따른 유효한 결과들이 계속해서 발표되고 있었다.

"충영은 통풍을 치료하는 효과가 다래보다 뛰어납니다. 벌레가 내뿜는 마타타미산이라든가, 아미노산이 요산치를 낮추는 효과가 있어요. 아미노산중에서 트리토판과 글루탐산이 요산배출 원활하게 해주고 마타타미애시트라는 개다래산이 요산을 녹여주는 작용을 하기 때문에 통풍에 굉장히 효과 있습니다."

배흥섭 교수 / 단국대 평생교육원 약용식물관리과

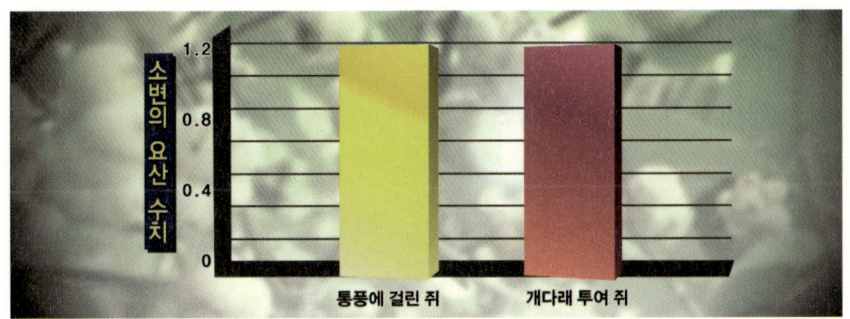

| 개다래의 항통풍실험

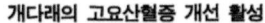

| 개다래 통풍 억제 효과에 관한 논문들

주목할 만한 점은 면역력 증강에 효과가 있다는 트립토판과 중앙신경계로부터 암모니아를 운반, 배출시켜주는 글루탐산이 요산을 체외로 배출시키는데 도움을 준다는 것이다.

특히 신장을 튼튼하게 하고 통풍에 효과적일 수 있다는 충영. 수많은 연구 결과와 논문들이 통풍 질환에 도움을 줄 수 있다고 하는데. 그런데 그는 왜 여전히 요산 수치가 높은 것일까?

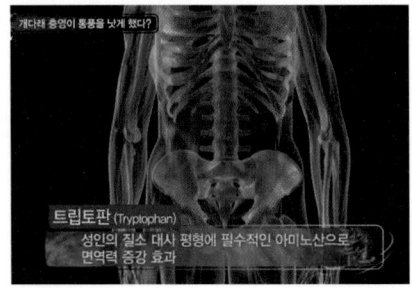

| 트립토판

우리는 그의 일상을 자세히 관찰해보았다. 우선 통풍환자들이 가장 신경을 써야 하는 식습관, 그런데 그는 아무렇지 않게 고기를 먹고 있었다.

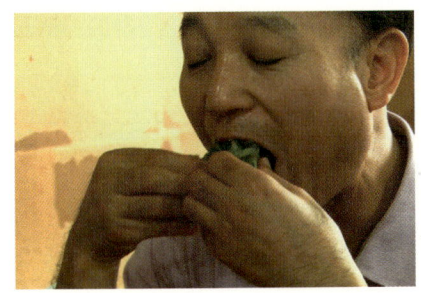 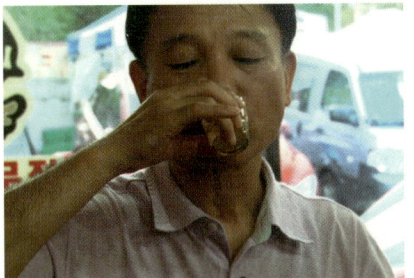

| 식습관에 구애받지 않는 주인공

　소위 너무 잘 먹어서 발병한다고 하여 일명 '황제병'으로 알려진 통풍. 고지방 음식의 과도한 섭취가 통풍의 주된 원인이라 알려져 있는데, 특히 음주와 육류 섭취를 즐기는 중장년 남성의 통풍 발병이 높다. 그런데 방극채 씨는 통풍환자가 피해야 하는 대표적인 음식 중의 하나인 기름진 고기를 거리낌 없이 섭취하고 있었다. 거기에, 술까지 먹고 있었는데.

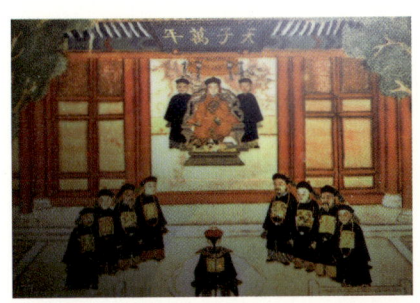 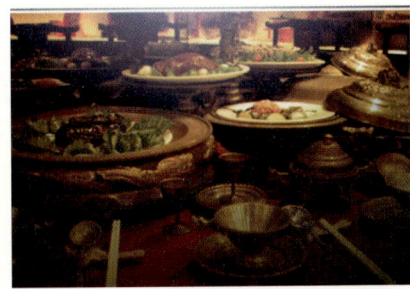

| 통풍은 황제병이라고도 한다.

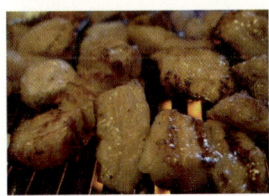 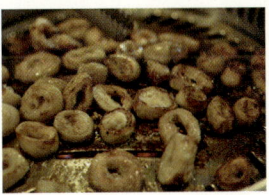 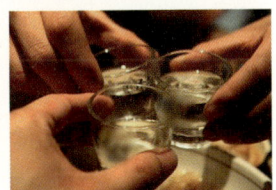

| 요산을 높이는 음식들(기름진 고기와 술)

"충영 발효액을 먹고 난 후부터는 사회생활도 적극적으로 하고, 술도 먹고 고기도 먹고, 지금은 가리는 음식이 거의 없어요."

극심했던 통풍 때문에 한 때는 고기도 먹지 않고, 나름의 식이요법을 지켜왔다는 방극채 씨. 그러나 충영 발효액을 먹기 시작하면서부터 예전과 다르지 않은 식습관으로도 일상생활이 가능해졌다고 한다. 고기와 술을 금해야 하는 통풍! 과연 충영의 효과만을 믿고 이렇게 건강관리를 해도 괜찮은 것일까?

"개다래의 항 통풍 효과는 다각도의 연구를 통해 입증되고 있는 것은 사실입니다. 그러나 통풍의 경우, 무엇보다 식이 조절이 중요한 질환입니다. 때문에 육류와 같은 기름진 음식을 과도하게 드실 경우, 요산 수치가 올라갈 수 있을 뿐 아니라 합병증을 유발할 수도 있기 때문에 식이조절과 더불어 생활 속 관리가 꼭 필요하다고 하겠습니다."

변정수 가정의학과 전문의

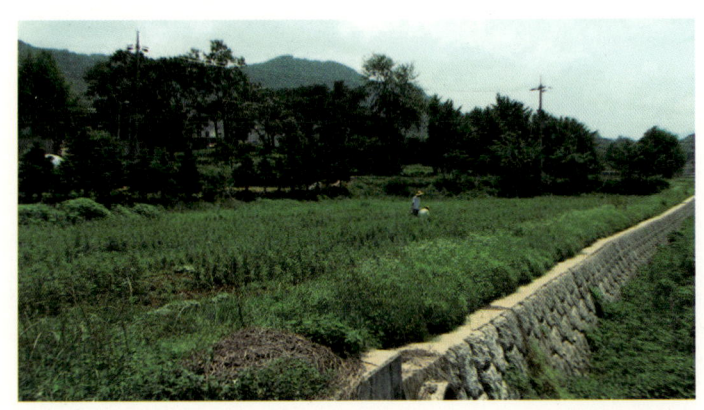

어성초 잎

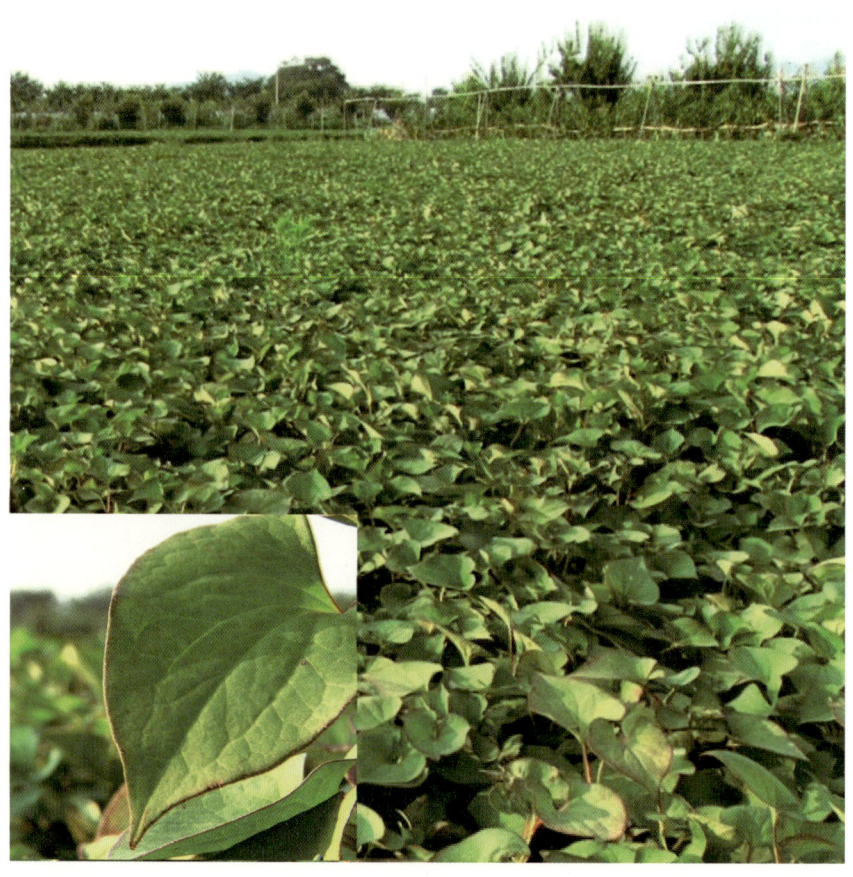

비린내 나는 잎으로
새 삶을 찾다

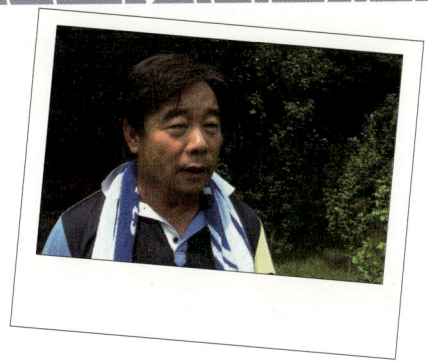

건강을 지켜주는 특별한 '잎'이 있다는 대구광역시. 이곳에 특별한 잎으로 제 2의 삶을 사는 김원수 씨를 만날 수 있었다. 건장한 체구의 그가 한 때는 걷는 것조차 힘들었다는데.

"제가 손가락, 팔꿈치, 다리, 관절이 아파서 완전 죽을 골병에 들었었습니다. 이렇게 살면 뭐하겠나, 죽어버리는 게 낫지 않나 하는 심정도 있었습니다. 바람만 스쳐도 아픈 것, 손가락만 살짝 대도 깜짝깜짝 놀랄 정도의 통증. 통풍은 안 아픈 사람은 모릅니다."

죽고 싶은 생각이 들 만큼 엄청난 고통을 줬다는 통풍. 뼈를 삭이는 듯 아픈 통증이 무려 10년 가까이 계속됐다는 김원수 씨.

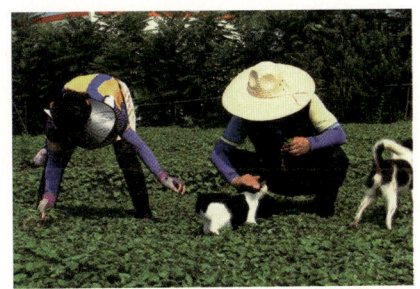

| 김원수 사례자

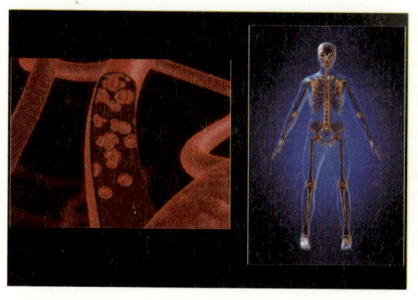
| 통풍이란

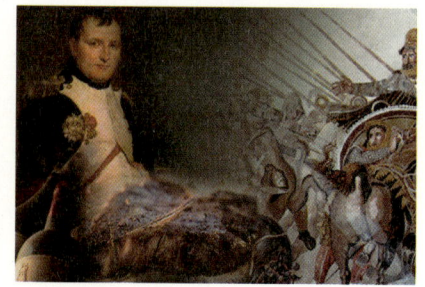
| 나폴레옹

통풍이란 음식을 섭취할 때 생기는 퓨린이란 성분이 소변으로 배출되지 않고 혈액에 남아, 관절과 뼈에 염증을 일으키는 질병이다.

나폴레옹과 알렉산더 대왕 역시 통풍으로 고생한 기록이 있는데, 고기와 술이 통풍의 원인이기 때문에 예전에는 왕과 귀족들이 많이 걸렸다고 한다.

"통풍을 적절히 치료하지 않으면 심할 경우 관절염으로 인한 관절 변형, 요로결석 요산에 의한 심부전 같은 합병증이 생기는데요. 특히 요산에 의한 심부전 같은 경우는 사망에 이를 정도의 심한 합병증으로 볼 수 있습니다."

이주형 소화기내과 전문의

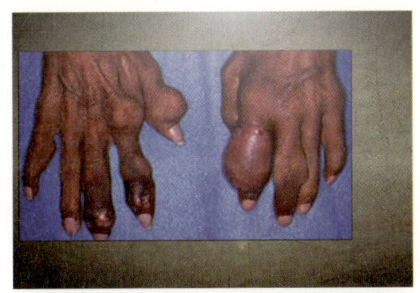
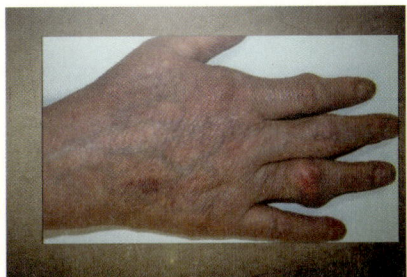
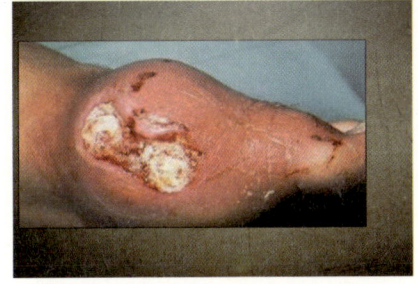
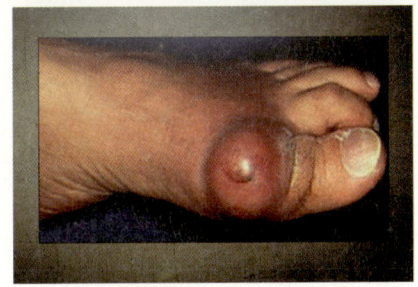

| 통풍 증상 사진

통풍이 심해지면 관절염과 뼈의 변형이 생긴다. 이렇게 위험한 질병이지만 고기 섭취량이 늘면서, 국내 통풍환자는 23만 명으로 매년 13%가 늘고 있는 추세다.

"내가 고기도 많이 먹고 막창에 소주도 많이 먹었는데 지금도 몸무게는 많이 나가지만, 그 당시에 94kg 나왔습니다. 검사를 해보니까 요산 수치가 더 내려가면 잘못하면 신장 혈액투석을 해야 한다고……. 혈액투석 직전까지 갔어요. 내가 그 이야기를 듣고 정신이 없었어요. 깜짝 놀랐어요."

30대의 젊은 나이에 사업이 번창하며 승승장구 했다는 김원수 씨. 하지만 어느 날 찾아온 통풍 때문에 일을 못하게 된 것은 물론, 방에서 부엌까지 걸어가는 것도 힘겨울 만큼 상태는 점점 심각해졌다. 남편의 고통을 옆에서 지켜본 아내는 그 당시의 고통을 생생히 기억하고 있다.

"그 고통은 말할 수도 없어요. 대신 아파 줄 수도 없고……. 제가 대신 아플 수 있다면 반반 나눠서 아프면 좋겠는데, 대신 아파 줄 수 없으니까 그걸 이루 표현할 수 없어요. 심지어는 한 번씩 이랬어요. 내 손가락을 잘랐으면 좋겠다. 내 다리를 잘랐으면 좋겠다 이렇게 말씀할 때도 많았어요."

그의 고통은 진통제를 한 번에 21알을 삼켜야 겨우 진정될 만큼 극심했다고 한다. 그런 남편을 지켜보던 아내는 통풍을 없애기 위해 가장 먼저 식단을 바꾸기로 결심했다. 아내가 차려주는 채식 밥상에 남편을 되살려준 비결이 숨어 있다는데.

"채소도 많이 먹지만, 건강을 찾아준 것은 밥입니다."

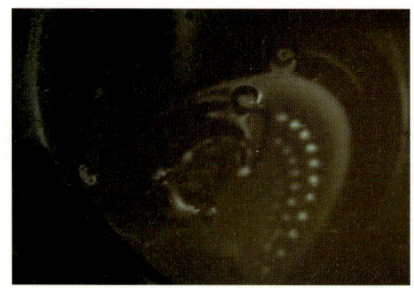
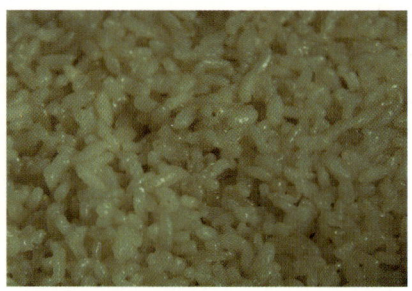

| 갈색 물로 지은 밥

밥이 건강 비결이라는 아내. 비결은 밥물에 있다고 한다. 갈색 빛을 띠는 이 수상한 물로 밥을 한다는 것!

"밥을 하면 밥맛이 찰기가 있고 밥 김이 일어날 때 구수한 맛이 일어나요. 남편 건강을 챙겨줬으니까 불로장생 물이죠."

남편의 건강을 찾아줬다는 불로장생의 물. 완성된 밥은 갈색 밥물 때문인지 노르스름한 색과 윤기를 띠고 있었다. 매 끼니 이 노란 밥을 먹는다는 부부. 뿐만 아니라 밥을 지을 때 쓰던 갈색 물을 수시로 마신다고 한다. 도대체 이 갈색 물의 정체는 뭘까?

"통풍을 낫게 해준 잎으로 끓인 것입니다. 이 잎으로 밥도 해 먹고 된장국도 끓이고 물도 마시고 아주 물맛도 좋습니다. 궁금하죠? 보물이 나는 밭이 있습니다."

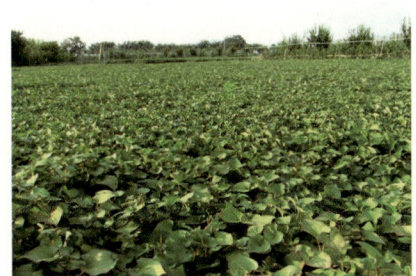

| 어성초 밭

보물이 나는 밭. 그 밭에는 온통 푸른 잎이 무성했는데.

"아~ 향기 좋다. 이 잎이 하늘에서 내려준 생명의 은인입니다. 향기가 아주 좋습니다. 한 번 맡아보세요."

그런데 향기가 좋다던 그 잎에서는 비린내가 났다. 비린내가 나는 잎이라니!

"일반 사람들이 맡으면 생선 비린내 난다고 하는데, 저는 맡으면 향긋합니다. 이게 바로 어성초라는 것입니다."

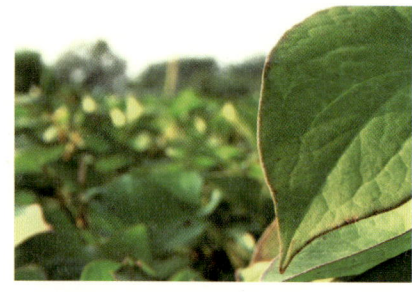

| 어성초 잎

생선 비린내가 난다는 어성초?

비린내 때문에 물고기 '어'자를 써서 이름 붙여졌다는 어성초.

잎은 심장모양의 타원형으로 생겼고, 따뜻한 기후를 좋아해 남부 지방에 주로 분포하고 있다. 일본 히로시마에 원자탄이 투하됐을 때, 쑥과 더불어 살아난 강인한 풀로 해독 작용이 있다고 한다.

섬유질과 칼슘이 현미보다 2배 이상 풍부하고 식물 잎에서는 보기 드문 비타민 B도 포함돼 있다.

"'물고기 비린내가 나는 식물'이라고 해서 어성초라고 하는데요. 데카노일아세트알데히드라는 게 어성초에서 비린내를 나게 하는 주요

성분인데 이 성분이 바로 항염이나 항 곰팡이 역할을 하죠."

이성태 농학박사 / 경상남도 농업기술원

어성초 특유의 비린내 속에 고유한 영양성분이 존재한다는 것이다. 이 때문에 냄새가 나도 어성초 잎을 생으로 즐겨 먹는다는 김원수 씨.

식품명	어성초	현미
단백질(g)	12.8	7.2
지질(g)	4.1	2.5
섬유(g)	13.6	1.3
칼슘(mg)	98	41
철분(mg)	5.2	2.1

| 어성초와 현미의 영양성분 비교

"나는 이 비린내가 아주 좋고요. 이것 때문에 통풍이 개운하게 났어요."

그런데 김원수 씨 말고도 이 어성초 잎을 유난히 좋아하는 존재가 있다는데. 바로 고양이가 어성초 밭을 항상 맴돌며, 잎을 따먹는 일도 부지기수라고 한다.

"특이한 게 냄새 때문에 생선 비린내가 나니까 짐승들이 생선인 줄 알고 이리 온다 아닙니까?"

어성초가 좋아 농사까지 짓게 된 김원수 씨. 처음 어성초를 접하게 된 것은 친한 이웃의 권유 때문이었다.

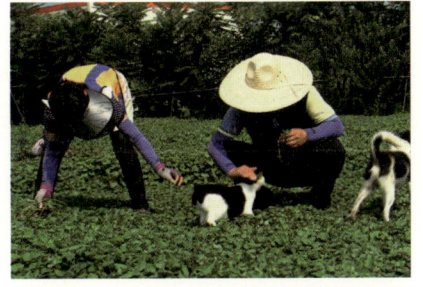

| 어성초 밭을 맴도는 고양이들

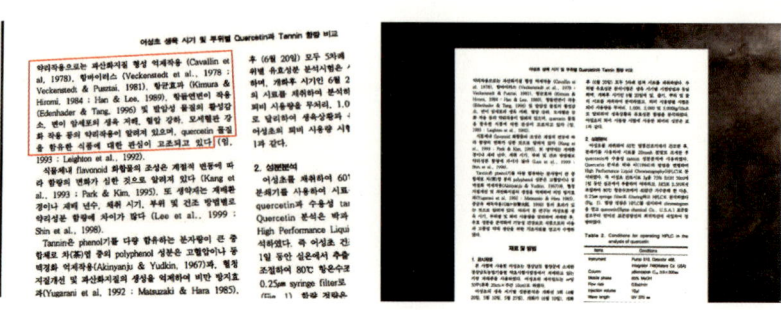

| 어성초 부위별 성분 함량 논문

"누가 어성초를 먹어보라고 하는데, 제가 이랬습니다. 병원에서 의학박사도 못 고치는데 어성초로 되겠냐 했는데……. 그 사람이 워낙 간곡하게 부탁해서 먹어보게 됐습니다."

봄부터 자라기 시작한 어성초는 8월이 되면 30cm 길이로 크게 자란다. 김원수 씨는 어성초 전체 중에서 특히, 잎을 사용한다.

"어성초는 잎, 줄기, 뿌리 사용을 다 하는데 잎은 1년에 두 번씩 수확할 수 있고 잎 부분에 더 효능이 좋다고 알고 있습니다."

경남농업기술원에서 연구한 어성초의 부위별 성분 함량을 보면, 항균작용을 하는 퀘르세틴과 탄닌 성분이 뿌리보다 잎에 많다고 입증된 바 있다.

"어성초는 일반적으로 봐서 뿌리보다 잎에 여러 가지 기능성이 있는 물질이 많고, 잎사귀 중에는 대표적인 게 플라보노이드라는 항산화 물질이 있고 탄닌이 있는데요.

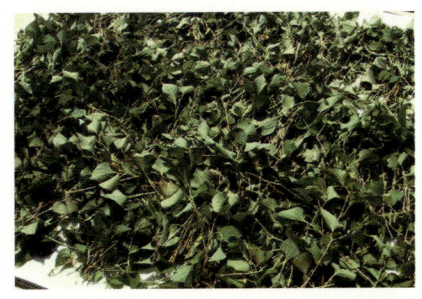
| 말린 어성초

플라보노이드에도 여러 가지가 있어요. 퀘르세틴이나 탄닌이나 루틴이나 이런 것들이 복합해서 항 산화 , 항 노화, 항암 이런 역할을 하는 것으로 밝혀져 있습니다."

성낙주 교수 / 경상대학교 식품영양학과

다양한 어성초 활용법

그렇다면, 어성초 잎은 어떻게 먹으면 좋은 것일까?

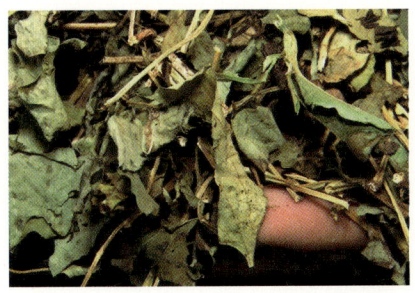
| 말린 어성초

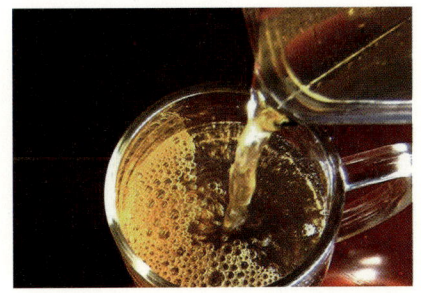
| 어성초 차

325

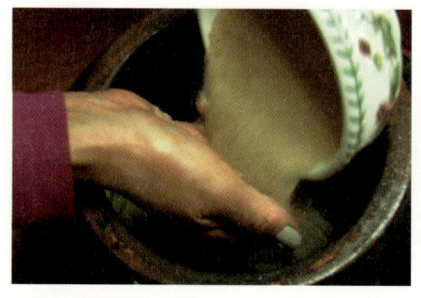 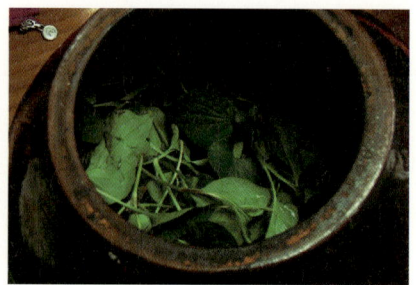

| 발효액 만드는 과정

잎을 생으로 먹는 김원수 씨와 달리, 그의 아내는 생선 비린내를 줄이기 위해 어성초 잎을 건조한다.

"처음 먹었을 때 비린내가 나고 무슨 향인지 아주 역겨운 향이 많이 났었어요. 그래서 녹즙은 먹기 힘들었는데 말려서 물로 많이 끓여먹어요."

1년 동안 일반 생수 대신 건조한 어성초 잎을 차로 끓여서 하루 2리터 이상 마셨다. 그리고 몇 년 전부터는 어성초 잎으로 발효액까지 만들어 먹는다는 김원수 씨. 어성초가 숙성되면 비린 향이 사라진다고 했다.

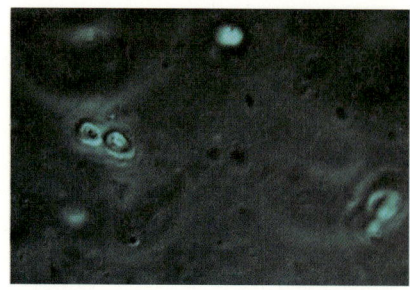

"발효액을 담으면 생선 비린내 나는 게 없어지고 향도 바뀌고 먹기도 좋고 그걸 갖고 반찬도 하는데 사용하고, 손자들 오면 물에 희석해 주면 잘 먹어요."

| 효모균

발효액을 만들 때는 항아리에 어성초를 한 겹 깔고, 그 다음 설탕을 뿌리고 다시 어성초를 한 겹 넣어 1대 1로 섞어준다. 그리고 6개월 정도 숙성시킨 후 먹는다고 한다.

그런데 어성초 잎을 발효액으로 만들면 어떤 이로운 점이 생길까? 우리는 어성초 잎으로 발효액을 만들었을 때, 생선의 비린내가 왜 없어지고, 어떤 효과가 생기는지 실험을 통해 알아보았다.

먼저 어성초 잎이 발효하면서 수많은 효모균들이 생겨난 것을 관찰할 수 있었다.

"비린내가 나는 성분을 미생물들이 미세하게 분리해 줍니다. 미생물들의 발효 과정을 통해서 이런 비린내는 사라지게 됩니다. 하지만 어성초 안에 들어있는 성분들, 항 염이나 항균이나 항 무좀균 작용은 그대로 남아있습니다. 놀라운 것은 이러한 추출액들이 효모균이나 유익한 균들을 증식시켰다는 것이죠. 좋은 균들은 증식시키고 나쁜 균은 억제시켰다는 것을 확인시켰습니다."

서범구 연구원

실제로 실험을 통해 확인해 본 결과 염증을 일으키는 세균에 어성초 잎 발효액을 넣자, 세균이 줄어드는

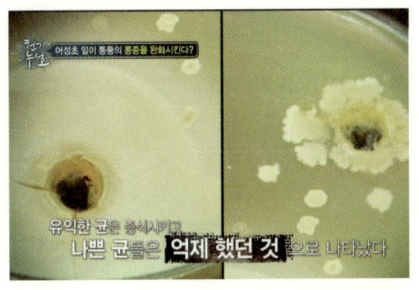

| 실험결과

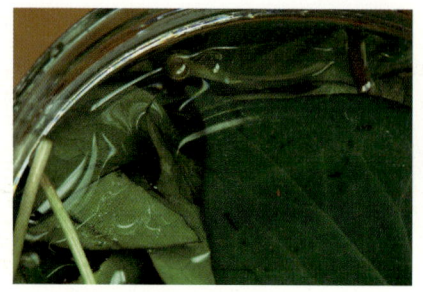
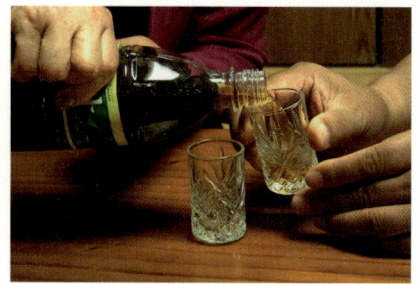

| 어성초로 담근 술

결과를 얻을 수 있었다.

어성초 잎으로 되찾은 건강

어성초 잎을 다양한 방법으로 활용하고 있는 김원수 씨.

그는 통풍 때문에 금주를 시작했지만, 어성초 잎으로 만든 담금주 만큼은 하루 한 두잔 마시고 있었다. 어성초를 다양한 방법으로 먹은 후, 그 변화는 놀라웠다고 한다.

| 완치 진단서

"5~6개월 정도 먹으니까, 제가 예전에 진통제를 많이 먹었는데 진통제를 안 먹을 만큼 통증이 안 오는 건 아니지만 지금은 부드럽게 오고요. 아, 이게 뭐가 좀 되는구나 싶어

서 열심히 먹었습니다. 1년 정도 되니까 거의 괜찮아 졌어요."

어성초를 먹은 지 1년 째 되자, 놀랍게도 통풍의 요산 수치가 떨어졌다는데. 우리는 그의 건강상태를 더 정확하게 진단하기 위해 혈액검사와 관절 초음파 검사를 실시했다.

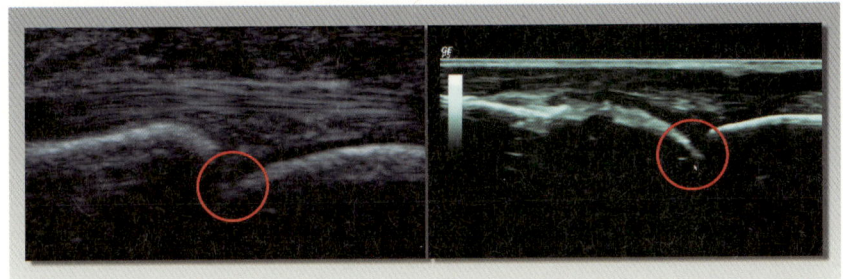

| 어성초 섭취 후 관절 초음파

"이 분 같은 경우 현재 급성 통풍은 없는 것으로 보입니다. 혈액검사에서 요산 정상수치가 7mg/dL 인데, 현재 4.38mg/dL 로 아주 안정적인 상태입니다."

이주형 소화기내과 전문의

초음파 검사를 통해 확인한 결과, 관절 상태 또한 염증 때문에 흐릿했던 부분이 선명하게 돌아왔는데. 정말 어성초 잎이 통풍을 호전시킨 것일까?

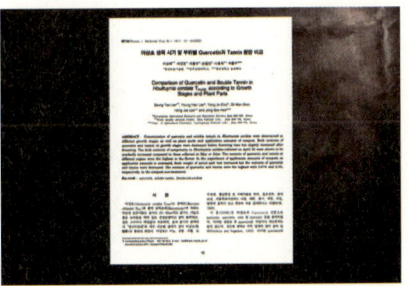

| 어성초 관련 논문

한 논문의 발표에 따르면 어성초 잎이 염증과 균을 막고, 모세혈관을 강화한다고 밝혀졌다. 어성초 담금주와 관련한 논문에는 독을 해독한다는 기록이 확인됐다.

"실제로 통풍이라고 하는 것은 우리 몸 속에 요산이 빠져나가지 못해서 작은 관절이나 큰 관절에 염증을 내는 것인데요. 어성초의 비린내가 나는 테카노일아세트알데히드 성분이 염증을 가라앉히고 모세혈관 투과성을 높여서 혈류량을 증가시켜주기 때문에 염증 해소에 상당한 효과가 있습니다. 게다가 어성초 자체가 이뇨효과가 뛰어나기 때문에 소변으로 요산을 많이 빼주기 때문에 통풍에 효과가 있는 것으로 보입니다."

김달래 한의사